U0207428

口腔医学基础与临床

●武 媛等 主编●

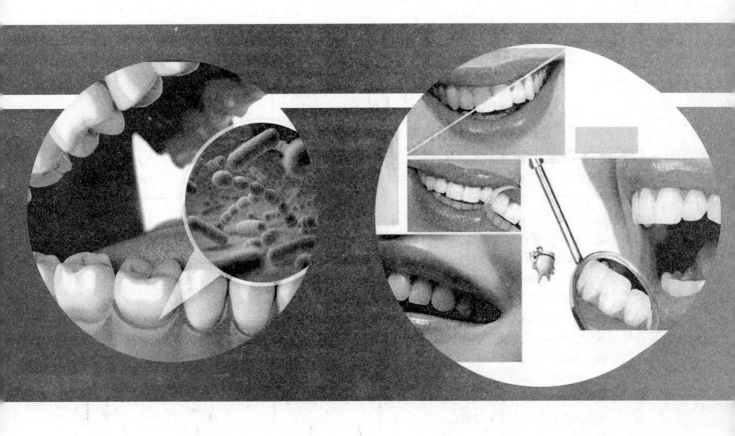

江西科学技术出版社

江西·南昌

图书在版编目（CIP）数据

口腔医学基础与临床/武媛等主编 .— 南昌：江西科学技术出版社，2019.12（2024.1 重印）
ISBN 978-7-5390-7091-9

Ⅰ．①口… Ⅱ．①武… Ⅲ．①口腔科学 Ⅳ．① R78

中国版本图书馆 CIP 数据核字（2019）第 284710 号

选题序号：ZK2019297

责任编辑：王凯勋　李智玉

口腔医学基础与临床

KOUQIANGYIXUE JICHU YU LINCHUANG

武媛等　主编

封面设计　卓弘文化

出　版	江西科学技术出版社	
社　址	南昌市蓼洲街 2 号附 1 号	
	邮编：330009　　电话：（0791）86623491　　86639342（传真）	
发　行	全国新华书店	
印　刷	三河市华东印刷有限公司	
开　本	880mm×1230mm　　1/16	
字　数	348 千字	
印　张	10.75	
版　次	2019 年 12 月第 1 版　　2024年1月第1版第2次印刷	
书　号	ISBN 978-7-5390-7091-9	
定　价	88.00 元	

赣版权登字：-03-2019-426

编　委　会

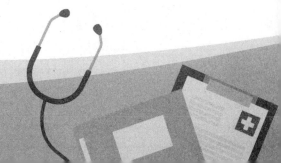

前　言

　　口腔科学是临床专业中相对独立的一门分支学科，有完整的理论体系和操作技巧。目前，我国居民口腔健康得到了一定程度的提升。随着医学科学的发展以及居民收入水平的提高，人们对口腔医疗也更加重视，其中包括口腔的种植与修复、口腔正畸以及口腔疾病的预防和护理等。在临床工作中，口腔科医师更多的是面对多种口腔疾病而非单一疾病，这种复杂性和特殊性要求口腔科从业医务人员必须具备扎实及丰富的医学基础知识、过硬的临床技能及统筹兼顾的思维能力。为适应口腔医学的发展趋势，满足口腔临床工作者的实际需求，我们特组织编写了此书。

　　本书内容包括临床口腔解剖生理与基础检查、口腔科疾病常见症状与卫生，重点阐述了龋病、牙龈疾病、牙周疾病、口腔黏膜疾病，口腔颌面部创伤、颞下颌关节疾病，口腔颌面部肿瘤，口腔正畸以及口腔种植。为使读者能更好地理解与掌握口腔医学，本书从基础出发，同时结合国内外口腔临床新理论与实践指导，倾力编著此书。

　　本书的编者均是具备丰富临床经验的专业医务工作者，但由于编写人员较多，在各章内容的深度与广度上可能不太一致，且编者水平有限，书中可能存在疏漏之处，望读者提出宝贵意见，以便再版时修正。

编　者

2019 年 12 月

目　录

第一章 临床口腔解剖生理与基础检查

第一节 口 腔

一、口腔的分区及其表面形态

在口腔内，以牙列为分界线，将口腔分为牙列内的固有口腔（proper cavity of mouth）和牙列外围的口腔前庭（vestibule of mouth）。口腔前庭由牙列、牙槽骨及牙龈与其外侧的唇、颊组织器官构成，因此，唇、颊器官的表面形态即为口腔前庭的表面形态。固有口腔由牙列、牙槽骨及牙龈与其内侧的口腔内部组织器官舌、腭、口底等构成，因此，牙及牙列、牙槽骨及牙龈、舌、腭、口底等组织器官的表面形态即为固有口腔的表面形态（图1-1）。

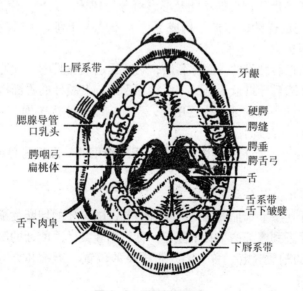

图1-1 口腔组织器官

（一）口腔前庭及其外表形态

1. 口腔前庭（vestibule of mouth） 为牙列的外围间隙，位于唇、颊与牙列、牙龈及牙槽黏膜之间，因唇、颊软组织与牙列通常处于贴合状态而呈一潜在腔隙，与牙列的形态一致，呈马蹄形。当𬌗处于息止颌位时，口腔前庭经𬌗间隙与内侧的固有口腔交通；而在正中𬌗位时，口腔前庭主要在其后部经翼下颌皱襞及最后磨牙远中面之间的空隙与固有口腔相通。

2. 外表形态 口腔前庭区域具有临床意义的体表解剖学标志有前庭沟、唇系带、颊系带、腮腺导管口等。

（1）前庭沟：前庭沟又称唇颊龈沟，呈马蹄形，为口腔前庭的上、下界，为唇、颊黏膜移行于牙槽黏膜的沟槽。前庭沟黏膜下组织松软，是口腔局部麻醉常用的穿刺及手术切口部位。

（2）上、下唇系带：上、下唇系带为前庭沟正中线上的黏膜小皱襞。上唇系带一般较下唇系带明显。制作义齿时，基托边缘应避开该结构。儿童的上唇系带较为宽大，并可能与切牙乳头直接相连。随着儿童年龄的增长，唇系带也逐渐退缩，如果持续存在，则上颌中切牙间隙不能自行消失，影响上颌恒中切牙的排列而需要手术松解。

（3）颊系带：颊系带为口腔前庭沟相当于上、下尖牙或前磨牙区的黏膜皱襞。一般上颊系带较明显，义齿基托边缘应注意避开该结构。

（4）腮腺导管口：腮腺导管开口于平对上颌第二磨牙牙冠的颊黏膜上，呈乳头状突起。挤压腮腺区可见唾液经此口流入口腔内。行腮腺造影或腮腺导管内注射治疗时，需要经此口注入造影剂或药液。

（5）磨牙后区：由磨牙后三角及磨牙后垫组成。其中，磨牙后三角位于下颌第三磨牙的后方。磨牙后垫为覆盖于磨牙后三角表面的软组织，下颌第三磨牙冠周炎时，磨牙后垫常显红肿。

（6）翼下颌皱襞：为伸延于上颌结节后内方与磨牙后垫后方之间的黏膜皱襞，其深面为翼下颌韧带。该皱襞是下牙槽神经阻滞麻醉的重要参考标志，也是翼下颌间隙及咽旁间隙口内切口的标志。

（7）颊脂垫尖：大张口时，平对上、下颌后牙𬌗面的颊黏膜上有一三角形隆起的脂肪组织，称颊脂垫。其尖称颊脂垫尖，为下牙槽神经阻滞麻醉进针点的重要标志。颊脂垫的位置有时不恒定，该尖可偏上或偏下，甚或远离翼下颌皱襞，此时的麻醉穿刺点应做相应的调整。

（二）固有口腔及其外表形态

1. 固有口腔（proper cavity of mouth） 是口腔的主要部分，其范围上为硬腭和软腭，下为舌和口底，前界和两侧界为上、下牙弓，后界为咽门。

2. 固有口腔的外表形态 主要为牙冠、腭、舌及口底的外形。

（1）牙冠、牙列或牙弓：在固有口腔内只能见到牙的牙冠。不同部位及不同功能的牙有不同的牙冠外形，根据部位可分为前牙、后牙；根据功能及形态可分为切牙、尖牙、前磨牙和磨牙。上、下颌牙分别在上、下颌牙槽骨上排列成连续的弓形，构成上、下牙弓或牙列。牙冠的外表形态除构成牙冠的五面外，还有沟、窝、点隙等标志。

①唇面或颊面：前牙靠近唇黏膜的一面称唇面，后牙靠近颊黏膜的一面称颊面。

②舌面或腭面：下前牙或后牙靠近舌侧的一面均称舌面，上颌牙的舌面接近腭，故亦称腭面。

③近中面与远中面：面向中线的牙面称近中面，背向中线的称远中面，每个牙均有一个近中面和一个远中面。近、远中面统称为邻接面。

④𬌗面（occlusal surface）：上下颌牙相对而发生咀嚼作用的一面称为𬌗面。前牙无𬌗面，但有较狭窄的嵴，称为切嵴。

⑤牙尖：牙冠上突出成尖的部分称牙尖。

⑥切端结节：初萌切牙切缘上圆形的隆突称切端结节，随着牙的切磨逐渐消失。

⑦舌面隆突：前牙舌面近颈缘部的半月形隆起，称舌面隆突，系前牙的解剖特征之一。

⑧嵴：牙冠上细长形的釉质隆起，称为嵴。根据嵴的位置、形状和方向，可分为轴嵴、边缘嵴、三角嵴、横嵴、斜嵴和颈嵴。

⑨沟：牙面上细长的线形凹陷称为沟，系牙体发育时生长叶与生长叶交界的部位，如颊沟、舌沟。发育沟处的釉质因钙化不全而不能密合者称裂沟。

⑩点隙：为发育沟的汇合处或沟的末端处的凹陷。该处釉质若钙化不全，则成为点隙裂。裂沟和点隙裂均是龋的好发部位。

⑪窝：牙冠面上不规则的凹陷称为窝。如前牙舌面的舌窝，后牙𬌗面的中央窝和三角窝。

（2）牙槽突、龈沟与龈乳头

①牙槽突（alveolar process）：颌骨上与牙齿相连接的骨性突起部分。上颌牙牙槽突向下、下颌牙牙槽突向上。牙根位于牙槽突内，拔除牙根后所见到的窝，即原有牙根所占据的部位称为牙槽窝。牙槽突骨质疏松，承接牙的咀嚼𬌗力，改建活跃。失牙后因失去生理性咀嚼力刺激而呈进行性萎缩，牙槽突变低甚至消失，不利于活动义齿固位。

②龈沟（gingival sulcus）：是牙龈的游离龈部分与牙根颈部间的沟状空隙。正常的龈沟深度不超过2mm。

③龈乳头（gingival papilla）：位于两邻牙颈部之间的间隙内，呈乳头状突起的牙龈，是龈炎最容易出血的部位。长期的牙结石沉积将导致龈乳头退缩，退缩的龈乳头将不再生长，邻牙间隙暴露，常出现水平性食物嵌塞。

（3）硬腭与软腭：硬腭位于口腔顶部，呈穹隆状，将口腔与鼻腔分隔。软腭为硬腭向后的延续部分，末端为向下悬垂的腭垂。腭裂将导致患者鼻漏气和过高鼻音，语音含混，呈"腭裂语音"，严重影响患者的语言交流。腭部的解剖标志：

①切牙乳头或腭乳头：为一黏膜隆起，位于腭中缝前端，左右上颌中切牙间的腭侧，其深面为切牙孔，鼻腭神经、血管经此孔穿出向两侧分布于硬腭前1/3。因此，切牙乳头是鼻腭神经局部麻醉的表面标志。切牙乳头组织致密，神经丰富，鼻腭神经阻滞麻醉时，应从切牙乳头之侧缘刺入黏膜。

②腭皱襞：为腭中缝前部向两侧略呈波纹状的黏膜皱襞。

③腭大孔：位于硬腭后缘前方约0.5cm处，上颌第三磨牙腭侧，约相当于腭中缝至龈缘连线的中、外1/3交界处。肉眼观察此处黏膜稍显凹陷，其深面为腭大孔，腭前神经及腭大血管经此孔向前分布于硬腭后2/3，该黏膜凹陷为腭大孔麻醉的表面标志。

④腭小凹：软腭前端中线两侧的黏膜，左右各有一对称的凹陷，称腭小凹，可作为全口义齿基托后缘的参考标志。

⑤舌腭弓、咽腭弓：软腭后部向两侧外下形成前后两条弓形皱襞，前方者向下移行于舌，形成舌腭弓；后方者移行于咽侧壁，形成咽腭弓。两弓之间的三角形凹陷称扁桃体窝，容纳腭扁桃体。软腭后缘、舌腭弓和舌根共同围成咽门。

（4）口底

①舌系带（frenulum of tongue）：舌腹部黏膜返折与舌下区的黏膜相延续在中线形成的带状结构。

新生儿出生时，常见舌系带附着于舌膜前部，常误诊为舌系带过短，因担心影响儿童的吮吸、咀嚼及言语功能而行舌系带矫正术。现已不主张新生儿即行舌系带矫正。

经过大量的病例和多年观察，新生儿时附着靠前的舌系带，不会影响儿童的吮吸、咀嚼及言语功能。而且，随着儿童舌体的生长，舌系带附着相对后移，真性的舌系带过短很少。很多家长把儿童在牙牙学语时的发音不准，误认为是舌系带过短所致，担心延误孩子的语言学习，强烈要求行舌系带矫正手术。实际上，其中的绝大多数儿童均不必手术。儿童的语言发育要等到5岁左右才发育完善，在这之前有部分发音不准属正常现象，5岁以后发音不准需积极诊治。儿童早期发音不准，大多数都不是舌系带过短所致。只有当儿童发音时，"2"这个音（卷舌音）发不准，其他的非卷舌音都能准确发音，查体见卷舌时舌尖不能触及腭部，舌前伸不能伸出下唇，舌前伸后舌尖被紧张的舌系带拉出一深沟，只有符合这些情况时，才能确诊为真性的舌系带过短。只有影响卷舌音，才需行舌系带矫正手术。

②舌下肉阜（sublingual caruncle）：为舌系带移行为口底黏膜的两侧的一对丘形隆起。其顶部有下颌下腺导管和舌下腺大管的共同开口，可经此管行下颌下腺造影术。

二、口腔的组织器官

（一）唇（lips）

分上唇和下唇。上、下唇联合处形成口角，上、下唇之间称口裂，上唇上面与鼻底相连，两侧以鼻唇沟为界。

唇部组织分皮肤、肌和黏膜三层，故外伤或手术时应分层缝合，恢复其正常解剖结构（图1-2），才不致影响其外貌和功能。唇表面为皮肤，上居中央有一浅凹称为人中。唇部皮肤有丰富的汗腺、皮脂腺和毛囊，为疖痈好发部位；唇的口腔面为黏膜，在黏膜下有许多小黏液腺，当其导管受到外伤而引起阻塞时，容易形成黏液腺囊肿；唇部皮肤与黏膜之间为口轮匝肌。唇部皮肤向黏膜的移行部称为唇红缘，常呈弓背形，外伤缝合或唇裂修复手术时，应注意唇红缘对合整齐，以免造成畸形。唇黏膜显露于外面的部分称为唇红，在内侧黏膜下有唇动脉，进行唇部手术时，压迫此血管可以止血。唇红正中稍厚呈珠状略突向前下的部分称为唇珠。

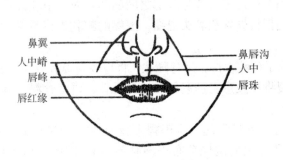

图1-2　唇鼻表面形态

（二）颊（cheeks）

位于面部两侧，形成口腔前庭外侧壁，上界为颧骨颧弓，下达下颌骨下缘，前达鼻唇沟、口角，后以咬肌前缘为界。主要由皮肤、浅层表情肌、颊脂垫体、颊肌和黏膜所构成。颊脂体与颞后及颞下脂体联为一体，当感染时，可通过相连的蜂窝组织互相扩散。

颊黏膜偏后区域，有时可见黏膜下有颗粒状黄白色斑点，称为皮脂腺迷路，有时也可见于唇红部，无临床意义。

（三）牙（tooth）

牙又称牙体，由牙冠、牙根和牙颈三部分组成。由釉质覆盖，显露于口腔的部分为牙冠；由牙骨质所覆盖，埋于牙槽窝内的部分为牙根；牙冠和牙根交界为牙颈部（图1-3）。

牙体内有一与牙体外形大致相似、内含牙髓的腔，称牙髓腔。冠部的称髓室，根部的称根管，根管末端的开口称根尖孔。

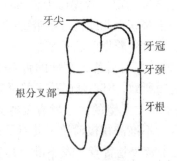

图1-3　牙体结构

1. 牙冠的形态　每个牙行使的功能不同，其牙冠的形态也各异。临床上将牙冠分为唇（颊）面、舌（腭）面、近中面、远中面及咬合面（又称𬌗面）5个面。以两中切牙之间为中线，靠近中线侧为近中面，远离中线侧为远中面。前牙的咬合面由唇、舌面相交形成切缘，主要用以切割食物；后牙咬合面有尖、窝等结构，主要用以研磨食物；尖牙有尖锐的牙尖，用以撕裂食物。

2. 牙根的数目和形态　牙因咀嚼力的大小和功能不同，牙根数目和大小也不相同。上、下前牙和第一、第二前磨牙为单根牙，但上颌第一前磨牙多为双根，其余磨牙均为多根牙。上颌第一、第二磨牙为三根，即近中颊侧根、远中颊侧根及腭侧根；下颌第一、二磨牙为双根，即近中根和远中根；有时下颌第一磨牙为三根，即远中根再分为颊、舌根。上、下第三磨牙的牙根变异较多，常呈融合根。

所有牙根近根尖部多弯向远中面。有的牙根呈圆锥形，如上颌切牙和尖牙；有的牙根呈扁平形，如下颌切牙和前磨牙；有的多根牙分叉大，如第一磨牙和乳磨牙；有的分叉小，如第二磨牙。了解牙根的数目和形态，对牙髓病的治疗和拔牙手术有很重要的临床意义。

3. 牙的组织结构　牙体组织由釉质、牙本质、牙骨质三种钙化的硬组织和牙髓腔内的牙髓软组织组成。

（1）釉质（enamel）：位于牙冠表面，呈乳白色，有光泽，当釉质有严重磨耗时，则透出牙本质呈淡黄色。釉质是一种半透明的钙化组织，其中含无机盐 96%，主要为磷酸钙及碳酸钙，水分及有机物约占 4%，为人体中最硬的组织。

（2）牙本质（dentin）：构成牙的主体，色淡黄而有光泽，含无机盐 70%，有机物含量比釉质多，约占 30%，硬度比釉质低。在牙本质中有成牙本质细胞胞质突起，是痛觉感受器，受到刺激时有酸痛感。

（3）牙骨质（cementum）：是覆盖于牙根表面的一层钙化结缔组织，色淡黄，含无机盐 55%，构成和硬度与骨相似，但无哈弗斯管。牙骨质借牙周膜将牙体固定于牙槽窝内。当牙根表面受到损伤时，牙骨质可新生而有修复功能。

（4）牙髓（pulp）：是位于髓腔内的疏松结缔组织，其四周为钙化的牙本质。牙髓中有血管、淋巴管、神经、成纤维细胞和成牙本质细胞，其主要功能为营养牙体组织，并形成继发牙本质。牙髓神经为无髓鞘纤维，对外界刺激异常敏感，稍受刺激即可引起剧烈疼痛，而无定位能力。牙髓的血管由狭窄的根尖孔进出，一旦发炎，髓腔内的压力增高，容易造成血液循环障碍，牙髓逐渐坏死，牙本质和釉质则得不到营养，因而牙变色失去光泽，牙体变脆，受力稍大较易崩裂。

4. 牙周组织　牙周组织包括牙槽骨、牙周膜及牙龈，是牙的支持组织。

（1）牙槽骨（alveolar bone）：是颌骨包围牙根的部分，骨质较疏松，且富于弹性，是支持牙的重要组织。牙根位于牙槽骨内，牙根和牙根之间的骨板，称为牙槽中隔。两牙之间的牙槽骨称为牙槽间隔。牙槽骨的游离缘称为牙槽嵴。当牙脱落后，牙槽骨即逐渐萎缩。

（2）牙周膜（periodontal membrane）：是连接牙根与牙槽骨之间的结缔组织。其纤维一端埋于牙骨质，另一端埋于牙槽骨和牙颈部之牙龈内，将牙固定于牙槽窝内，牙周膜还可以调节牙所承受的咀嚼压力。牙周膜内有纤维结缔组织、神经、血管和淋巴，牙周膜在感受咬合力、缓冲咬合力，以及将咬合力调控为生理性压力、维持牙的稳定性方面，起着极其重要的作用。

（3）牙龈（gingiva）：是口腔黏膜覆盖于牙颈部及牙槽骨的部分，呈粉红色，坚韧而有弹性。牙龈与牙颈部紧密相连，未附着的部分称为游离龈。游离龈与牙之间的空隙为龈沟，正常的龈沟深度不超过 2mm，龈沟过深则为病理现象。两牙之间突起的牙龈，称为龈乳头，在炎症或食物阻塞时，龈乳头肿胀或萎缩。

（四）咬合关系、殆与牙弓关系

咀嚼时，下颌骨做不同方向的运动，上、下颌牙发生各种不同方向的接触，这种互相接触的关系称为咬合关系（occluding relation）。临床上，常以正中殆作为判断咬合关系是否正常的基准。在正中殆时，上下切牙间中线应位于同一矢状面上；上颌牙超出下颌牙的外侧，即上前牙覆盖于下前牙的唇侧，覆盖度不超过 3mm，上后牙的颊尖覆盖于下后牙的颊侧。嘱患者做吞咽运动，边吞咽边咬合，即能求得牙的正中殆。

牙弓关系异常可表现为殆关系的异常，如反殆（俗称地包天）。反殆可分前牙反殆、后牙反殆，即在正中殆位时，下前牙或下后牙覆盖在上前牙或上后牙的唇侧或颊侧。此种反殆的咬合关系在乳牙列或恒牙列均可出现，应尽早矫治。开殆指在正中殆位及非正中殆位时，上下牙弓的部分牙不能咬合接触。通常以前牙开殆多见。颌骨发生骨折时，常可见多数牙开殆。深覆殆是指上前牙牙冠盖过下前牙牙冠长度 1/3 以上者，因其程度不同分为三度。其中，Ⅰ度指上前牙牙冠盖过下前牙牙冠长度 1/3 ～ 1/2；Ⅱ度为盖过 1/2 ～ 2/3；Ⅲ度为上前牙牙冠完全盖过下前牙牙冠，甚至咬及下前牙唇侧龈组织。锁殆是指后牙咬合关系异常，常见为正锁殆，即上颌后牙的舌面与下颌后牙的颊面相接触，而殆面无咬合关系；反锁殆是指上颌后牙的颊面与下颌后牙的舌面相接触而殆面无接触，较少见。

颌骨的病变，如发育异常、肿瘤、骨折等，常使牙排列紊乱，破坏正常的咬合关系，影响咀嚼功能。临床上常以牙列和咬合关系的变化作为颌骨疾病诊断和治疗的参考，特别对颌骨骨折的诊断、复位和固定，咬合关系是最重要的依据。

（五）舌

舌（tongue）具有味觉功能，能协助相关的组织器官完成语言、咀嚼、吞咽等重要生理功能。舌前2/3为舌体部，活动度大，其前端为舌尖，上面为舌背，下面为舌腹，两侧为舌缘。舌后1/3为舌根部，活动度小。舌体部和舌根部以人字沟为界，其形态呈倒V形，尖端向后有一凹陷处为甲状舌管残迹，称为舌盲孔（图1-4）。

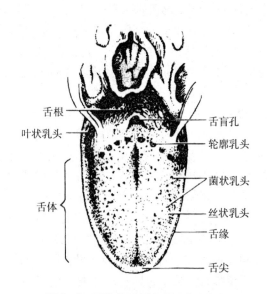

图1-4 舌的分区及4种舌乳头分布

舌是由横纹肌组成的肌性器官。肌纤维呈纵横、上下等方向排列，因此，舌能灵活进行前伸、后缩、卷曲等多方向活动。

舌的感觉神经，在舌前2/3为舌神经分布（第5对脑神经之分支）；舌后1/3为舌咽神经（第9对脑神经）及迷走神经分布（第10对脑神经）。舌的运动由舌下神经（第12对脑神经）所支配。舌的味觉为面神经（第7对脑神经）的鼓索支支配。鼓索支加入到舌神经内分布于舌黏膜。舌尖部对甜、辣、咸味敏感，舌缘对酸味敏感，舌根部对苦味敏感。

舌背黏膜有许多乳头状突起，当维生素B族缺乏或严重贫血时可见乳头萎缩，舌面光滑。舌乳头可分以下4种（图1-4）：

（1）丝状乳头：为刺状细小突起，上皮有角化故呈白色，数量较多，遍布于整个舌体背面。

（2）菌状乳头：呈蕈状，色红，大而圆，散布于丝状乳头间，数量比丝状乳头少，含有味觉神经末梢。

（3）轮廓乳头：有8~12个，较大，呈轮状，沿人字沟排列。乳头周围有深沟环绕，含有味蕾以司味觉。

（4）叶状乳头：位于舌根部两侧缘，为数条平行皱襞。正常时不明显，炎症时充血发红，突起而疼痛，有时易误诊为癌。

舌根部黏膜有许多卵圆形淋巴滤泡突起，其间有浅沟分隔，整个淋巴滤泡称为舌扁桃体。

舌腹面黏膜平滑而薄，返折与口底黏膜相连，在中线形成舌系带。若系带上份附着靠近舌尖，或其下份附于下颌舌侧的牙槽崎上，即产生舌系带过短（绊舌）。初生婴儿舌系带发育不全，难以判断是否过短。

若婴儿下中切牙萌出过早，可因频繁咳嗽，舌前后活动增多，或吮乳时舌系带及其两侧软组织与切牙经常摩擦，而发生溃疡，长期不愈，称为褥疮性溃疡或里加－费德病（Riga-Fede disease）。有时这种溃疡呈慢性增殖性改变，形成肉芽组织或纤维性肉芽组织，容易被误诊为肿瘤。

（六）腭

腭（palate）构成口腔的上界，且将口腔与鼻腔、鼻咽部分隔开。前面硬腭的骨质部分由两侧上颌骨的腭突和腭骨水平板组成，口腔面覆盖以致密的黏骨膜组织；后面软腭为可以活动的肌性部分。

硬腭前份正中线有突起纵行皱襞，其两旁有许多横行突出皱襞伸向两侧，称为腭嵴。两中切牙间后面腭部有黏膜突起，称为切牙乳头，其下方有一骨孔，称为切牙孔或腭前孔。鼻腭神经血管通过此孔，向两侧分布于硬腭前 1/3 的黏骨膜与腭侧牙龈，是切牙孔阻滞麻醉进针的标志之一。在硬腭后缘前 0.5cm，从腭中缝至第二磨牙侧缘连线的外、中 1/3 交界处，左右各有一骨孔，称为腭大孔或腭后孔，腭前神经血管通过此孔，向前分布于尖牙后的黏骨膜及腭侧牙龈。

软腭呈垂幔状，前与硬腭相连续，后为游离缘，其中份有一小舌样物体，称为腭垂。软腭两侧向下外方形成两个弓形黏膜皱襞，在前外方者为腭舌弓（咽前柱），在稍后内方者为咽腭弓（咽后柱），两弓之间容纳扁桃体。软腭较厚，主要由腭帆提肌、腭帆张肌、腭舌肌、咽腭肌、悬雍垂肌和腭腱膜所构成，表面覆盖以黏膜组织，在口腔面黏膜下含有大量黏液腺（腭腺），伴有脂肪和淋巴组织，一直延伸至硬腭前磨牙区。正常情况下通过软腭和咽部的肌彼此协调运动，共同完成腭咽闭合，行使正常的语言功能。

（七）口底

口底（floor of the mouth）又称舌下部，为位于舌体和口底黏膜之下，下颌舌骨肌和颏舌骨肌之上，下颌骨体内侧面与舌根之间的部分。在舌腹正中可见舌系带，系带两旁有呈乳头状突起的舌下肉阜，其中有一小孔为下颌下腺导管的开口。舌下肉阜向后延伸部分为颌舌沟，表面凸起的黏膜皱嵴为舌下皱襞，有许多舌下腺导管直接开口于此。颌舌沟前份黏膜下有舌下腺，后份黏膜下有下颌下腺口内延长部分。口底黏膜下有下颌下腺导管和舌神经走行其间。在做口底手术时，注意勿损伤导管和神经（图 1-5）。由于口底组织比较疏松，因此，在口底外伤或感染时，可形成较大的血肿、脓肿，将舌推挤向上后，造成呼吸困难甚至窒息，应特别警惕。

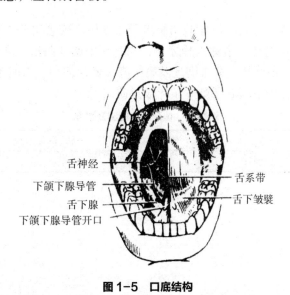

图 1-5　口底结构

三、乳牙与恒牙

人一生中有两副天然牙，据萌出时间和形态可分为乳牙与恒牙。

（一）乳牙（deciduous teeth）

1. 乳牙的数目、名称、萌出时间和次序　正常乳牙有20个，左、右侧各5个。其名称从中线起向两旁，分别为乳中切牙、乳侧切牙、乳尖牙、第一乳磨牙、第二乳磨牙，分别用Ⅰ、Ⅱ、Ⅲ、Ⅳ、Ⅴ表示。

乳牙萌出时间和次序见表 1-1。一般从出生后 6 ~ 8 个月开始萌出乳中切牙，然后乳侧切牙、第一乳磨牙、乳尖牙和第二乳磨牙依次萌出，2 岁左右乳牙全部萌出。

表1-1 乳牙萌出时间与顺序

牙名称与顺序	萌出时间（月）
乳中切牙	6 ~ 8
乳侧切牙	8 ~ 10
第一乳磨牙	12 ~ 16
乳尖牙	16 ~ 20
第二乳磨牙	24 ~ 30

乳牙可能出现过早或延迟萌出，常见于下中切牙部位。在婴儿出生时或出生后不久即可出现。由于过早萌出而没有牙根，常较松动，过于松动者应拔除，以免脱落误入食管或气管而发生危险。有的新生儿口内牙槽嵴黏膜上，出现一些乳白色米粒状物或球状物，数目多少不等，俗称"马牙"或"板牙"。它不是实际意义上的牙，而是牙板上皮残余增殖形成被称为角化上皮珠的角化物，一般可自行脱落。

2. 乳牙的标识与书写 为便于病历记录，常用罗马数字书写表示乳牙。乳牙的位置标识，采取面对患者，用"+"将全口牙分为上、下、左、右四区，横线上代表上颌，横线下代表下颌，纵线左代表患者右侧，纵线右代表患者左侧，或者以"+"将牙列分为四个象限，分别以 A、B、C、D 代表四区。

（二）恒牙（permanent teeth）

1. 恒牙的数目、名称、萌出时间和次序 恒牙共 28 ~ 32 个，上下颌的左右侧各 7 ~ 8 个，其名称从中线起向两旁，分别为中切牙、侧切牙、尖牙、第一前磨牙（旧称第一双尖牙）、第二前磨牙（旧称第二双尖牙）、第一磨牙、第二磨牙、第三磨牙。切牙和尖牙位于牙弓前部，统称为前牙；前磨牙和磨牙位于牙弓后部，统称为后牙。

牙列中恒牙的数目并非恒定。少数人还有畸形的多余牙，常位于上颌中切牙间。也可因先天牙胚缺失而少牙。常见第三磨牙缺失，较多见的是，恒牙的萌出发生困难或阻生；常见第三磨牙阻生，因此，牙的数目有所增减。

恒牙的萌出时间和次序见表1-2。恒牙萌出早者可于 5 岁、晚者可于 7 岁，一般从 6 岁左右开始，在第二乳磨牙后方萌出第一恒磨牙（俗称六龄牙），同时恒中切牙萌出，乳中切牙开始脱落，随后侧切牙、尖牙、第一前磨牙、第二前磨牙、第二磨牙及第三磨牙依次萌出。有时第一前磨牙较尖牙更早萌出。一般左右同名牙多同期萌出，上下同名牙则下颌牙较早萌出。

表1-2 恒牙萌出时间及次序

牙名称与顺序	萌出时间（岁）	
	上颌	下颌
第一磨牙	5 ~ 7	5 ~ 7
中切牙	7 ~ 8	6 ~ 7
侧切牙	8 ~ 10	7 ~ 8
尖牙	11 ~ 13	10 ~ 12
第一前磨牙	10 ~ 12	10 ~ 12
第二前磨牙	11 ~ 13	11 ~ 13
第二磨牙	12 ~ 14	11 ~ 14
第三磨牙	17 ~ 26	17 ~ 26

2. 恒牙的标识与书写 常用阿拉伯数字表示，标识方法同乳牙。

（三）乳牙与恒牙的替换

从萌出时间和次序来看，一般从 6 ~ 12 岁，口腔内乳牙逐渐脱落，恒牙相继萌出，恒牙和乳牙发生交替，此时口腔内既有乳牙，又有恒牙，这种乳、恒牙混合排列于牙弓上的时期称为混合牙列期（mixed dentition）。有时乳牙尚未脱落，而恒牙已萌出，因缺乏位置，该恒牙即错位萌出。错位萌出的恒牙大多位于乳牙舌侧，形成乳牙与恒牙重叠。此时应拔除乳牙，便于恒牙在正常位置萌出。切勿将刚萌出的恒牙误为错位牙或乳牙而拔除。应注意鉴别乳牙和恒牙，乳牙牙冠较小，色较白，牙颈部和咬合面较恒牙缩窄。

第二节 颌 面 部

一、表面形态标志与协调关系

（一）表面形态标志

1. 睑部区域的表面标志

（1）睑裂：为上睑和下睑之间的裂隙，常用以作为面部垂直比例的标志。正常睑裂的宽度和高度分别约为 3.5cm 和 1.0 ~ 1.2cm。

（2）睑内侧联合和睑外侧联合：分别为上、下睑在内侧和外侧的结合处。

（3）内眦和外眦：分别为睑内侧联合和睑外侧联合处上、下睑缘线交叉所构成的角。内眦钝圆形，外眦锐角形，外眦较内眦高 3 ~ 4mm。

2. 鼻部区域的表面标志

（1）鼻根、鼻尖和鼻背：外鼻上端连于额部者称为鼻根；前下端隆起处称为鼻尖；鼻根与鼻尖之间称为鼻背。

（2）鼻底和鼻前孔：锥形外鼻之底称为鼻底；鼻底上有左、右卵圆形孔，称为鼻前孔。

（3）鼻小柱和鼻翼：两侧鼻前孔之间的隆嵴称鼻小柱；鼻前孔外侧的隆起称鼻翼。

（4）鼻面沟：为鼻外侧之长形凹陷。沿鼻面沟做手术切口，愈合后瘢痕不明显。

（5）鼻唇沟：鼻面沟与唇面沟合称为鼻唇沟。

3. 口唇区域的表面标志

（1）唇面沟：为上唇与颊部之斜行凹陷。沿唇面沟做手术切口，愈合后瘢痕不明显。在矫治修复时，唇面沟常用以作为判断面容恢复情况的指征。

（2）口裂：为上唇与下唇之间的横形裂隙。

（3）口角：口裂两端为口角，其正常位置约相当于尖牙与第一前磨牙之间，施行口角开大或缩小术时，应注意此关系。

（4）唇红：为上、下唇的游离缘，系皮肤与黏膜的移行区。

（5）唇红缘（唇缘）：为唇红与皮肤之交界处。

（6）唇弓和人中点（人中切迹）：上唇的全部唇红缘呈弓背状，称唇弓（labial arch）；唇弓在正中线微向前突，此处称为人中点（人中切迹）。

（7）唇峰和唇珠：人中点两侧的唇弓最高点，称为唇峰（唇弓峰）；上唇正中唇红呈珠状向前下方突出，称为唇珠（上唇结节）。

（8）人中：上唇皮肤表面正中，由鼻小柱（鼻中柱）向下至唇红缘的纵行浅沟称为人中凹（philtrum curved）。

（9）人中嵴：人中的两侧各有一条与其并行的皮肤嵴，自鼻孔底伸延唇峰，称为人中嵴。

4. 下颌及颏部区域的表面标志

（1）颏唇沟：为下唇与颏部之间的横形凹陷。

（2）颏下点：为颏部最低点，常用作为测量面部距离的标志。

（3）颏孔：有颏神经穿出。位于下颌体外侧面，成人多位于第二前磨牙或第一、第二前磨牙之间的下方，下颌体上、下缘中点稍上方，距正中线 2 ~ 3cm。颏孔为颏神经阻滞麻醉的进针部位。

5. 其他区域的表面标志

（1）耳屏：为外耳道前方之结节状突起，临床上常在其前方、颧弓根部之下，检查下颌骨髁突的活动情况。在耳屏前方约 1cm 可触及颞浅动脉的搏动。

（2）眶下孔：位于眶下缘中点下约 0.5cm，其体表投影为自鼻尖至眼外眦连线的中点。眶下孔是眶下神经阻滞麻醉的进针部位。

（3）腮腺导管的体表投影：为鼻翼脚与口角连线的中点至耳垂连线的中 1/3 段。颊部手术时了解腮腺导管的体表投影，将有助于避免腮腺导管的损伤。

（二）表面形态的协调关系

颌面部表面形态结构的协调关系是指颌面部组织器官表面形态结构彼此之间的关系，和谐协调的颌面部关系是正常颌面形态的基础。颌面部鼻唇颏之间、唇颏之间、颌面宽度与高度之间存在明显的相关关系等，决定颌面部的美学形态。

1. 颌面部的水平比例关系　指颌面部长度的比例关系。沿眉间点、鼻下点做横线，可将面部分成水平 3 等份。此处面部 3 等份的分界点与开篇时描述的面部分区的分界点有所不同。发际至眉间点为面上 1/3，眉间点至鼻下点为面中 1/3，鼻下点至颏下点为面下 1/3。眼、鼻位于面中 1/3，口腔位于面下 1/3。面上 1/3 及面中 1/3 水平比例失调则可导致颌面部畸形；面中 1/3 及面下 1/3 水平比例异常则可表现为牙颌面畸形。

2. 颌面部的垂直比例关系　指颌面部正面宽度的比例关系。沿两眼内外眦做垂线，可将面部在睑裂水平分为 5 等份，每一等份的宽度与一个睑裂的宽度相等，即两眼内眦间距、两睑裂宽度和左右外眦至耳轮间距相等。正常睑裂宽度平均为 3.5cm。

另外，还有一些合理的比例关系，如鼻翼的宽度与两眼内眦之间的距离相等；鼻的长度和宽度比例约为 1 : 0.7；闭口时口裂的宽度与眼平视时角膜内缘之间的距离相等。

3. 鼻、眼、眉关系　通过内眦做垂线，可见鼻翼的外侧缘、内眦和眉头的内侧缘在同一直线上；通过鼻翼与眉梢的连线，外眦在此连线上；通过眉头与眉梢的连线，该线通常呈一水平线，与上述两线相交成直角三角形，该直角三角形的顶点位于眉头下方，此为正常的鼻、眼、眉关系。

4. 鼻、唇、颏关系　连接鼻尖与颏前点构成 Ricketts 审美平面，通过评估上下唇是否位于该平面上，可判断容貌状态，若超前或后退，则容貌均欠美，但这存在种族差异。有学者通过对中国美貌人群的测量分析发现，中国人的上下唇并不在审美平面上，而且，男、女的上下唇距审美平面的距离不等。

5. 左右对称关系　以面部中线为轴的左右对称关系是颜面美的重要标志之一，也常作为颌面外科和整形外科手术前诊断和手术后评价的标准。美貌人群眼、鼻、口裂等颜面主要结构具有高度对称性。鼻尖点，鼻下点，上，下唇突点，颏唇沟点，颏前点 6 个标志点均高度接近中线，与中线的左右位置偏移均在 ±0.5mm 以内。通常鼻根点最接近中线，越靠近面下部，非对称率有增加趋势。颏前点偏移较大。男性面部的非对称率大于女性。颜面结构具有高度的对称性，但完全对称者很少。

二、颌骨

（一）上颌骨（maxilla）

1. 解剖特点　上颌骨为面中份最大的骨骼。由左右两侧形态结构对称但不规则的两块骨构成，并于腭中缝处连接成一体。上颌骨由一体、四突构成，其中一体即上颌骨体，四突即为额突、颧突、牙槽突和腭突。上颌骨与鼻骨、额骨、筛骨、泪骨、犁骨、下鼻甲、颧骨、腭骨、蝶骨等邻近骨相接，构成眶底、鼻底和口腔顶部。

（1）上颌骨体：分为四壁一腔，为前、后、上、内四壁和上颌窦腔构成的形态不规则骨体。

①前壁：又称脸面，上方以眶下缘与上壁（眼眶下壁）相接，在眶下缘中份下方 0.6～1cm 处有眶下孔，眶下神经血管从此通过。在眶下孔下方，有尖牙根向外形成的骨突，称尖牙嵴。嵴的内侧，切牙的上方有一骨凹，称切牙凹；嵴的外侧，眶下孔下方，有一深凹称尖牙凹，此处骨质菲薄，常经此凿骨进入上颌窦内施行手术。

②后壁：又称颞下面，常以颧牙槽嵴作为前壁与后壁的分界线，其后方骨质微凸呈结节状，称上颌结节。上颌结节上方有 2～3 个小骨孔，为上牙槽后神经血管所通过。颧牙槽嵴和上颌结节是上牙槽后神经阻滞麻醉的重要标志。

③上壁：又称眶面，呈三角形，构成眼眶下壁，其中份有由后方眶下裂向前行之眶下沟，并形成眶下管，开口于眶下孔。上牙槽前、中神经由眶下管内分出，经上颌窦前壁分布到前牙和前磨牙。

④内壁：又称鼻面，构成鼻腔外侧壁，在中鼻道后部半月板裂孔有上颌窦开口通向鼻腔。施行上颌窦根治术和上颌骨囊肿摘除时，可在鼻道开窗引流。

⑤上颌窦：呈锥形空腔，底向内，尖向外伸入颧突，上颌窦开口于鼻腔。上颌窦壁即骨体的四壁，各壁骨质皆薄，内面衬以上颌窦黏膜。上颌窦底与上颌后牙根尖紧密相连，有时仅隔以上颌窦黏膜，故当上颌前磨牙及磨牙根尖感染时，易于穿破上颌窦黏膜，导致牙源性上颌窦炎；在拔除上颌前磨牙和磨牙断根时，应注意勿将根推入上颌窦内。

（2）上颌骨突：包含额突、颧突、牙槽突和腭突。

①额突：位于上颌骨体的内上方，与额骨、鼻骨、泪骨相连。

②颧突：位于上颌骨体的外上方，与颧骨相连，向下至第一磨牙形成颧牙槽嵴。

③牙槽突：位于上颌骨体的下方，与上颌窦前、后壁连续，左右两侧在正中线相连形成弓形。每侧牙槽突上有 7 ~ 8 个牙槽窝容纳牙根。前牙及前磨牙区牙槽突的唇、颊侧骨板薄而多孔，此结构有利于麻醉药液渗入骨松质内，达到局部浸润麻醉的目的。由于唇颊侧骨质疏松，拔牙时向唇颊侧方向用力则阻力较小。

④腭突：指在牙槽突内侧伸出的水平骨板，后份接腭骨的水平板，两侧在正中线相连组成硬腭，将鼻腔与口腔隔开，硬腭前份有切牙孔（腭前孔），有鼻腭神经血管通过。后份有腭大孔（腭后孔），有腭前神经血管通过。腭大孔后方还有 1 ~ 2 个腭小孔，腭中、后神经由此通过。

2. 上颌骨的解剖特点及其临床意义，支柱式结构及其临床意义

上颌骨与多数邻骨相连，且骨体中央为一空腔，因而形成支柱式结构。当遭受外力打击时，力量可通过多数邻骨传导分散，不致发生骨折；若打击力量过重，则上颌骨和邻骨结合部最易发生骨折；当打击力量过大，传导至相邻的头颅骨骼时，常常合并颅底骨折并导致颅脑损伤。由于上颌骨无强大肌附着，骨折后较少受到肌的牵引而移位，故骨折段的移位常常与所受外力的大小、方向一致。上颌骨骨质疏松，血运丰富，骨折后愈合较快，一旦骨折应及早复位，以免发生错位愈合。发生化脓感染时，疏松的骨质有利于脓液穿破骨质而达到引流的目的，因此，上颌骨较少发生颌骨骨髓炎。浅、大小不一致等因素，从而构成解剖结构上的一些薄弱环节或部位，这些薄弱环节则是骨折常发生的部位。上颌骨的主要薄弱环节表现为以下三条薄弱线：

①第一薄弱线：从梨状孔下部平行牙槽突底经上颌结节至蝶骨翼突，当骨折沿此薄弱线发生时，称上颌骨 Le Fort Ⅰ 型骨折，骨折线称为上颌骨 Le Fort Ⅰ 型骨折线。

②第二薄弱线：通过鼻骨、泪骨向外经眶底，向外下经颧颌缝从颧骨下方至蝶骨翼突，当骨折沿此薄弱线发生时称上颌骨 Le Fort Ⅱ 型骨折，骨折线称为上颌骨 Le Fort Ⅱ 型骨折线。面中份骨折段不含颧骨。

③第三薄弱线：通过鼻骨、泪骨向外经眶底、向外上经颧额缝从颧骨上方至蝶骨翼突，当骨折沿此薄弱线发生时称上颌骨 Le Fort Ⅲ 型骨折，骨折线称为上颌骨 Le Fort Ⅲ 型骨折线。面中份骨折段含颧骨，常常形象地称为"颅面分离"。

（二）下颌骨（mandible）

下颌骨是颌面部唯一可以活动而且最坚实的骨骼。在正中线处两侧下颌骨联合呈马蹄形。分为下颌体与下颌支两部分。

1. 下颌体　分为上、下缘和内、外面，在两侧下颌体的正中联合处，外有颏结节，内有颏棘。下颌体上缘为牙槽骨，有牙槽窝容纳牙根。前牙区牙槽骨板较后牙区疏松，而后牙区颊侧牙槽骨板较舌侧厚。下颌体下缘骨质致密而厚，正中两旁稍内方有二腹肌凹，为二腹肌前腹起端附着处。下颌体外面，相当于前磨牙根尖区下方，有颏孔开口，颏神经在下颌骨内经此穿出。自颏孔区向后上方，与下颌支前缘相连续的线形突起称外斜线，有颊肌附着；下颌体内面从颏棘斜向上方，有线形突起称下颌舌骨线，为下颌舌骨肌起端附着处，而颏棘上有颏舌肌和颏舌骨肌附着；在下颌舌骨线前上份有舌下腺凹，为舌下腺所在处；后下份有下颌下腺凹，为下颌下腺所在处。

2. 下颌支　为左右垂直部分，上方有 2 个骨突，前者称冠突，呈三角形，扁平，有颞肌附着；后者称髁突，与颞骨关节窝构成颞下颌关节。髁突下方缩窄处称髁突颈。两骨突之间的凹陷切迹，称下颌切迹或下颌乙状切迹，为经颧下途径行圆孔和卵圆孔麻醉的重要标志。

下颌支外侧面中下份较粗糙，有咬肌附着；内侧面中央有一呈漏斗状的骨孔，称下颌孔，为下牙槽神经血管进入下颌管的入口；孔前内侧有一小的尖形骨突，称下颌小舌，为蝶下颌韧带附着之处。内侧面下份近下颌角区骨面粗糙，有翼内肌附着。

下颌角是下颌支后缘与下缘相交的部分，有茎突下颌韧带附着。

3. 下颌骨的解剖特点及其临床意义　①解剖薄弱部位：下颌骨的正中联合、颏孔区、下颌角、髁突颈等为下颌骨的骨质薄弱部位，当遭遇外力时，这些部位常发生骨折。②血供较差且骨皮质致密：下颌骨的血供较上颌骨少，下颌骨骨折愈合时间较上颌骨骨折愈合慢。下颌骨的周围有强大致密的肌和筋膜包绕，当炎症化脓时不易得到引流，所以骨髓炎的发生较上颌骨为多。③下颌骨有强大的咀嚼肌群，下颌骨骨折时，骨折段不稳定，在张闭口时易受咀嚼肌收缩时的牵拉，发生骨折错位。

三、肌

因功能的不同，口腔颌面部的肌分为咀嚼肌群和表情肌群，咀嚼肌群较粗大，主要附丽于下颌骨、颧骨周围，位置也较深；而表情肌群则较细小，主要附丽于上颌骨，分布于口腔、鼻、睑裂周围及面部表浅的皮肤下面，与皮肤相连，当肌纤维收缩时，牵引额部、眼睑、口唇和颊部皮肤活动，显露各种表情。

（一）咀嚼肌群

主要附着于下颌骨上，司开口、闭口和下颌骨的前伸与侧方运动，可分为闭口和开口两组肌群，此外，还有翼外肌，与前伸及侧方运动有关。其神经支配均来自三叉神经的下颌神经，主管运动。

1. 闭口肌群　又称升颌肌群，主要附着于下颌支上，有咬肌、颞肌、翼内肌。该组肌发达，收缩力强，其牵引力以向上为主，伴有向前和向内的力量（图 1-6）。

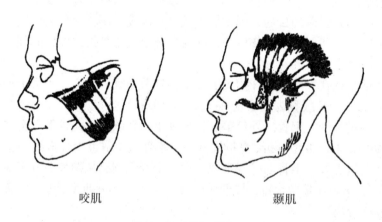

咬肌　　　　　　　　　颞肌

图 1-6　咬肌、颞肌

（1）咬肌（masseter）：起自颧骨和颧弓下缘，止于下颌角和下颌支外侧面，为一块短而厚的肌，作用为牵下颌向上前方。

（2）颞肌（temporalis）：起自颞骨鳞部的颞凹，经颧弓深面止于下颌支喙突。颞肌是一块扇形而强有力的肌，其作用是牵引下颌骨向上，微向后方。

（3）翼内肌（pterygoideus internus）：起自蝶骨翼突外板内面和上颌结节，止于下颌角的内侧面，是一块方形而肥厚的肌块，作用为使下颌骨向上，司闭口，并协助翼外肌使下颌前伸和侧方运动。

（4）翼外肌（pterygoideus externus）：起端有上、下两头，上头起于蝶骨大翼之颞下嵴及其下方之骨面；下头起自翼外板之外面，两头分别止于下颌关节盘前缘和髁突前缘。在开口运动时，可牵引下颌骨前伸和侧向运动。

2. 开口肌群　又称降颌肌群，主要起于下颌体，止于舌骨，是构成口底的主要肌。有二腹肌、下颌舌骨肌和颏舌骨肌。其总的牵引方向是使下颌骨向下后方。

（1）二腹肌（digastricus）：前腹起自下颌骨二腹肌窝，后腹起自颞骨乳突切迹，前后腹在舌骨处形成圆腱，止于舌骨及舌骨大角。作用是提舌骨向上或牵下颌骨向下。前腹由下颌舌骨肌神经支配，后腹由面神经支配。

（2）下颌舌骨肌（mylohyoideus）：起自下颌体内侧下颌舌骨线，止于舌骨体。呈扁平三角形，两侧在正中线融合，共同构成肌性口底。作用是提舌骨和口底向上，或牵引下颌骨向下。支配神经为下颌舌骨肌神经。

（3）颏舌骨肌（geniohyoideus）：起自下颌骨颏下棘，止于舌骨体。作用是提舌骨向前，使下颌骨下降。支配神经为下颌舌骨肌神经。

（二）表情肌群

面部表情肌多薄而短小，收缩力弱，起自骨壁或筋膜浅面，止于皮肤。肌纤维多围绕面部孔裂，如眼、鼻和口腔，排列成环形或放射状。主要有眼轮匝肌、口轮匝肌、上唇方肌、额肌、笑肌、三角肌和颊肌等。由于表情肌与皮肤紧密相连，故当外伤或手术切开皮肤和表情肌后，创口常裂开较大，应予逐层缝合，以免形成内陷瘢痕。面部表情肌均由面神经支配其运动，若面神经受到损伤，则引起表情肌瘫痪，造成面部畸形。

1. 额肌（frontalis）　位于额部（颅顶前部），起自帽状腱膜，止于眉部皮肤。肌层薄但宽阔，呈四边形。主要表情作用通过提眉、皱额来体现。

2. 眼轮匝肌（orbicularis oculi）　位于眼眶周围，由眶部、睑部、泪囊部三部分肌纤维组成。眶部肌纤维呈圆弧形，起自上颌骨额突及睑内侧韧带，为眼轮匝肌最外层部分，其作用是牵引眉及额部皮肤。睑部位于睑部皮下，起自睑内侧韧带及邻近骨面，上下睑的肌纤维于外眦部会合，其作用是使眼睑闭合。泪囊部则位于泪囊的深面，起自泪后嵴，经泪囊后方与睑部肌纤维结合，作用是使泪囊扩张。

3. 皱眉肌（corrugator）　起自额骨鼻部，止于眉内侧半的皮肤，表情作用为通过牵引眉肌达到皱眉作用。

4. 鼻肌（nasalis）　分鼻背和鼻翼两部分。鼻背部肌纤维起于上颌切牙窝之上，向上内成腱膜，至鼻正中与对侧肌相续。鼻翼部肌纤维起于鼻翼软骨，止于鼻尖皮肤。

5. 口轮匝肌（orbicularis oris）　位于口裂周围，由环绕口裂的呈扁环形的浅、中、深三层肌纤维组成。浅层为口轮匝肌的固有纤维，肌纤维从唇的一侧行至另一侧，构成口轮匝肌的浅层。中层由来自颧肌、上唇方肌、尖牙肌、三角肌及下唇方肌的部分肌纤维构成。深层由来自颊肌唇部的部分肌纤维构成。口轮匝肌的主要作用为闭唇，另外协助发音、咀嚼。

6. 上唇方肌（quadratus labii superioris）　有 3 个起始头，即颧头、眶下头、内眦头。其中，颧头位于眼轮匝肌下方或深面，起于颧骨外侧面颧颌缝后方，止于口角内侧的上唇皮肤；眶下头在眶下孔上方起自眶下缘，被眼轮匝肌覆盖，行向下内与口轮匝肌交织，止于上唇外半侧的皮肤，其深面与尖牙肌之间有眶下神经血管由眶下孔穿出；内眦头起于上颌骨额突上部，斜向下外，分为内、外两片。内侧片止于鼻大翼软骨和皮肤，外侧片斜行向下，与眶下头和口轮匝肌交织，其作用为颧头牵引口角向外上，眶下头和内眦头分别牵引上唇及鼻翼向上。

7. 颧肌（zygomaticus）　起于颧颞缝之前，斜向下前内，止于口角，与口轮匝肌相连。

8. 尖牙肌（caninus）　位于上唇方肌的深面。起自上颌骨的尖牙凹，部分肌纤维向下止于口角皮肤。部分肌纤维参与口轮匝肌的构成，其作用为上提口角。

9. 下唇方肌（quadratus labii inferioris）　呈方形，位于颏孔与颏联合之间，起自下颌骨的外斜线，向上内行，与对侧同名肌汇合，止于下唇皮肤和黏膜。起点处与颈阔肌相连。其作用为降下唇及降口角。

10. 笑肌（risorius）　起自腮腺咬肌筋膜，向前、下方越过咬肌止于口角部皮肤。

11. 三角肌（triangularis）　呈三角形，起于下颌骨体的外侧面，止于口角皮肤，部分纤维参与口轮匝肌的组成。三角肌后缘与颈阔肌上部连续，作用为降口角。

12. 颊肌（buccinator） 呈四边形薄肌，位于颊部，占据上颌、下颌之间的间隙，构成颊部。起自上、下颌第三磨牙牙槽突的外面及后方的翼突下颌缝（翼突下颌韧带）的前缘。颊肌纤维向口角汇聚，在口角处中份肌纤维彼此交叉，下份肌纤维向上内与上唇的口轮匝肌连续，上份肌纤维向下内与下唇的口轮匝肌连续，其最上和最下肌纤维不交叉，向前内分别进入上、下唇。其作用为牵引口角向后，协助咀嚼和吸吮，并做口腔的鼓气和排气。

13. 颏肌（mentalis） 呈圆锥形，位于下唇方肌深面，起自下颌骨侧切牙根平面，下行止于颏部皮肤。其作用为降口角与下唇，并使下唇靠近牙龈和前伸下唇。

四、血管

（一）动脉

颌面部血液供应特别丰富，主要来自颈外动脉的分支，有舌动脉、面动脉、上颌动脉和颞浅动脉等。各分支间和两侧动脉间，均通过末梢血管网而彼此吻合，故伤后出血多。压迫止血时，还必须压迫供应动脉的近心端，才能起到暂时止血的效果。

1. 舌动脉（lingual artery） 自颈外动脉平舌骨大角水平分出，向内上走行，分布于舌、口底和牙龈。

2. 面动脉（facial artery） 又称颌外动脉（external maxillary artery），为面部软组织的主要动脉。在舌动脉稍上方，自颈外动脉分出，向内上方走行，绕下颌下腺体及下颌下缘，由咬肌前缘向内前方走行，分布于唇、颊、颊和内眦等部。面颊部软组织出血时，可于咬肌前缘下颌骨下缘压迫此血管止血。

3. 上颌动脉（maxillary artery） 又称颌内动脉（internal maxillary artery），位置较深。自颈外动脉分出，向内前方走行，经下颌骨髁突颈部内侧至颞下窝，分布于上、下颌骨和咀嚼肌。行颞下颌关节区手术时易伤及该动脉，应特别小心。

4. 颞浅动脉（superficial temporal artery） 为颈外动脉的终末支，在腮腺组织内分出面横动脉，分布于耳前部、颧部和颊部。颞浅动脉分布于额、颞部头皮，在颧弓上方皮下可扪得动脉搏动。可在此压迫动脉止血。颌面部恶性肿瘤进行动脉内灌注化疗药物时，可经此动脉逆行插管进行治疗。

（二）静脉

颌面部静脉系统较复杂且有变异，常分为深、浅两个静脉网。浅静脉网由面前静脉和面后静脉组成；深静脉网主要为翼静脉丛。面部静脉的特点是静脉瓣较少，当受肌收缩或挤压时，易使血液反流。鼻根至两侧口角的三角区称为"危险三角区"，颌面部的感染，特别是"危险三角区"的感染，若处理不当，易逆行传入颅内，引起海绵窦血栓性静脉炎等严重颅内并发症。

1. 面前静脉（anterior facial vein） 起于额静脉和眶上静脉汇成的内眦静脉，沿鼻旁口角外到咬肌前下角，在颊部有面深静脉与翼静脉丛相通；由咬肌前下角向下穿颈深筋膜，越下颌下腺浅面，在下颌角附近与面后静脉前支汇成面总静脉，横过颈外动脉浅面，最后汇入颈内静脉。因此，面前静脉可经内眦静脉和翼静脉丛两个途径，通向颅内海绵窦。

2. 面后静脉（posterior facial vein） 由颞浅静脉和上颌静脉汇合而成，沿颈外动脉外侧方，向下走行至下颌角平面，分为前、后两支。前支与面前静脉汇成面总静脉；后支与耳后静脉汇成颈外静脉。颈外静脉在胸锁乳突肌浅面下行，在锁骨上凹处穿入深面，汇入锁骨下静脉。

3. 翼静脉丛（pterygoid vein plexus） 位于颞下窝，大部分在翼外肌的浅面，少部分在颞肌和翼内、外肌之间。在行上颌结节麻醉时，有时可穿破形成血肿。它收纳颌骨、咀嚼肌、鼻内和腮腺等处的静脉血液，经上颌静脉汇入面后静脉。翼静脉丛可通过卵圆孔和破裂孔等与颅内海绵窦相通。

五、淋巴组织

颌面部的淋巴组织分布极其丰富，淋巴管成网状结构，收纳淋巴液，汇入淋巴结，构成颌面部的重要防御系统。正常情况下，淋巴结小而柔软，不易扪及，当炎症或肿瘤转移时，相应淋巴结就会肿大，可扪及，故有重要的临床意义。

颌面部常见而较重要的淋巴结有腮腺淋巴结、颌上淋巴结、下颌下淋巴结、颏下淋巴结和位于颈部的颈浅和颈深淋巴结。

1. 腮腺淋巴结 分为浅淋巴结和深淋巴结两组。浅淋巴结位于耳前和腮腺浅面，收纳来自鼻根、眼睑、额颞部、外耳道、耳廓等区域的淋巴液，引流至颈深上淋巴结。深淋巴结位于腮腺深面，收纳软腭、鼻咽部等区域的淋巴液，引流至颈深上淋巴结。

2. 下颌上淋巴结 位于咬肌前、下颌下缘外上方，收纳来自鼻、颊部皮肤和黏膜的淋巴液，引流至下颌下淋巴结。

3. 下颌下淋巴结 位于下颌下三角，下颌下腺浅面及下颌下缘之间，在面动脉和面前静脉周围。淋巴结数目较多，收纳来自颊、鼻侧、上唇、下唇外侧、牙龈、舌前部、上颌骨和下颌骨的淋巴液；同时还收纳颏下淋巴结输出的淋巴液，引流至颈深上淋巴结。

4. 颏下淋巴结 位于颏下三角，收纳来自下唇中部、下切牙、舌尖和口底等处的淋巴液，引流至下颌下淋巴结及颈深上淋巴结。

5. 颈淋巴结 分为颈浅淋巴结、颈深上和颈深下淋巴结。

（1）颈浅淋巴结：位于胸锁乳突肌浅面，沿颈外静脉排列，收纳来自腮腺和耳廓下份的淋巴液，引流至颈深淋巴结。

（2）颈深上淋巴结：位于胸锁乳突肌深面，沿颈内静脉排列，上自颅底，下至颈总动脉分叉处，主要收纳来自头颈部的淋巴液及甲状腺、鼻咽部、扁桃体等的淋巴液，引流至颈深下淋巴结和颈淋巴干。

（3）颈深下淋巴结：位于锁骨上三角，胸锁乳突肌深面。自颈总动脉分叉以下，沿颈内静脉至静脉角，收纳来自颈深上淋巴结、枕部、颈后及胸部等淋巴液，引流至颈淋巴干再到淋巴导管（右侧）和胸导管（左侧）。

六、神经

口腔颌面部的感觉神经主要是三叉神经，运动神经主要是面神经。

（一）三叉神经（*trigeminal nerve*）

系第5对脑神经，为脑神经中最大者，起于脑桥嵴，主管颌面部的感觉和咀嚼肌的运动。其感觉神经根较大，自颅内三叉神经半月节分三支出颅，即眼支、上颌支和下颌支；运动神经根较小，在感觉根的下方横过神经节与下颌神经混合，故下颌神经属混合神经。

1. 眼神经 由眶上裂出颅，分布于眼球和额部。

2. 上颌神经 由圆孔出颅，向前越过翼腭窝达眶下裂，再经眶下沟入眶下管，最后出眶下孔分为睑、鼻、唇三个末支，分布于下睑、鼻侧和上唇的皮肤和黏膜。其与口腔颌面部麻醉密切相关的分支有：

（1）蝶腭神经及蝶腭神经节：上颌神经在翼腭窝内分出小支进入蝶腭神经节，再由此节发出4个分支。

①鼻腭神经：穿过蝶腭孔进入鼻腔，沿鼻中隔向前下方，入切牙管，自口内切牙孔穿出，分布于两侧上颌切牙、尖牙腭侧的黏骨膜和牙龈，并与腭前神经在尖牙腭侧交叉。

②腭前神经：为最大的一个分支，经翼腭管下降出腭大孔，在腭部往前分布于磨牙、前磨牙区的黏骨膜和牙龈，并与鼻腭神经在尖牙区交叉。

③腭中神经和腭后神经：经翼腭管下降出腭小孔，分布于软腭、腭垂和腭扁桃体。

（2）上牙槽神经：为上颌神经的分支，根据其走行及部位分为上牙槽前、中、后神经。

①上牙槽后神经：上颌神经由翼腭窝前行，在近上颌结节后壁处，发出数小支，有的分布于上颌磨牙颊侧黏膜及牙龈；有的进入上颌结节牙槽孔，在上颌骨体内，沿上颌窦后壁下行，分布于上颌窦黏膜、上颌第三磨牙，并在上颌第一磨牙颊侧近中根与上牙槽中神经交叉。

②上牙槽中神经：在上颌神经刚入眶下管处发出，沿上颌窦外侧壁下行，分布于上颌前磨牙、第一磨牙颊侧近中根及牙槽骨、颊侧牙龈和上颌窦黏膜，并与上牙槽前、后神经交叉。

③上牙槽前神经：由眶下神经出眶下孔之前发出，沿上颌窦前壁进入牙槽骨，分布于上颌切牙、尖牙、牙槽骨和唇侧牙龈，并与上牙槽中神经和对侧上牙槽前神经交叉。

3. 下颌神经　为颅内三叉神经半月节发出的最大分支，属混合神经，含有感觉和运动神经纤维。下颌神经自卵圆孔出颅后，在颞下窝分为前、后两股。前股较小，除颊神经为感觉神经外，其余均为支配咀嚼肌运动的神经；后股较大，主要为感觉神经，有耳颞神经、下牙槽神经和舌神经。与口腔颌面部麻醉密切相关的分支有：

（1）下牙槽神经：自下颌神经后股发出，居翼外肌深面，沿蝶下颌韧带与下颌支之间下行，由下颌孔进入下颌管，发出细小分支至同侧下颌全部牙和牙槽骨，并在中线与对侧下牙槽神经相交叉。下牙槽神经在下颌管内，相当于前磨牙区发出分支，出颏孔后称为颏神经，分布于第二前磨牙前面的牙龈、下唇、颊黏膜和皮肤，在下唇和颏部正中与对侧颏神经分支相交叉。

（2）舌神经：自下颌神经后股发出，在翼内肌与下颌支之间，沿下牙槽神经的前内方下行，在下颌第三磨牙骨板的舌侧，进入口底。进入口底向前，分布于舌前2/3、下颌舌侧牙龈和口底黏膜。

（3）颊神经：为下颌神经前股分支中唯一的感觉神经，经翼外肌两头之间，沿下颌支前缘顺颞肌腱纤维向下，平下颌第三磨牙𬌗面穿出颞肌鞘，分布于下颌磨牙颊侧牙龈、颊部后份黏膜和皮肤。

以上神经分支在翼下颌间隙内，颊神经位于前外侧，舌神经居中，下牙槽神经居后，了解这种关系，对下颌阻滞麻醉有一定临床意义。

（二）面神经（facial nerve）

为第7对脑神经，主要是运动神经，伴有味觉和分泌神经纤维。面神经出茎乳孔后，立即进入腮腺，在腮腺内向前下方行走1~1.5cm后先分为2支，然后再分为5支，即颞支、颧支、颊支、下颌缘支和颈支，这些分支支配面部表情肌的活动。面神经损伤可能导致眼睑闭合不全、口角偏斜等面部畸形。

面神经总干进入腮腺实质内，分支前的神经总干长度仅1~1.5cm，距皮肤2~3cm，先分为面颞干和面颈干，然后面颞干微向上前方走行，分出颞支、颧支和上颊支；面颈干下行，分下颊支、下颌缘支和颈支。各分支之间还形成网状交叉。各分支由腮腺边缘穿出后，紧贴咬肌筋膜的表面，呈扇形分布于面部表情肌。

1. 颞支　有1~2支，出腮腺上缘，在关节之前越过颧弓向上，主要分布于额肌。当其受损伤后，额纹消失。

2. 颧支　有1~4支，由腮腺前上缘穿出后，最大支靠前，沿颧骨向前上行走，分布于眼轮匝肌下部和上唇肌肉；另2~3支越过颧弓中点附近，主要分布于眼轮匝肌上部和额肌。当其受损伤后，可出现眼睑不能闭合。

3. 颊支　有2~6支，自腮腺前缘、腮腺导管上下穿出，主要有上、下颊支，分布于颊肌、上唇方肌、笑肌和口轮匝肌等。当其受到损伤后，鼻唇沟消失变得平坦，鼓腮时漏气。

4. 下颌缘支　有2~4支，由腮腺前下方穿出，向下前行于颈阔肌深面。向上前行，越过面动脉和面前静脉向前上方，分布于下唇诸肌。大约80%位于下颌下缘之上，在下颌角处位置较低，仅约20%的下颌缘支在下颌下缘下1cm以内的区域，在下颌下区进行手术时，切口在下颌下缘下1.5~2cm，可避免损伤该神经，否则可出现该侧下唇瘫痪，表现为口角偏斜。

5. 颈支　由腮腺下缘穿出，分布于颈阔肌。该支损伤对功能影响小。

七、唾液腺

口腔颌面部的唾液腺（salivary gland）组织由左右对称的三对大唾液腺，即腮腺、下颌下腺和舌下腺，以及遍布于唇、颊、腭、舌等处黏膜下的小黏液腺构成，各有导管开口于口腔。

唾液腺分泌的涎液为无色而黏稠的液体，进入口腔内则称为唾液；它有润湿口腔，软化食物的作用。唾液内还含有淀粉酶和溶菌酶，具有消化食物和抑制致病菌活动的作用。

（一）腮腺（parotid gland）

腮腺是最大的一对唾液腺，其分泌液主要为浆液。位于两侧耳垂前下方和下颌后窝内，其外形不规则，约呈锥体形，浅面为皮肤及皮下脂肪覆盖；深面与咬肌、下颌支及咽侧壁相邻；后面紧贴胸锁乳突肌、茎突和二腹肌后腹；上极达颧弓，居外耳道和颞下颌关节之间；下极达下颌角下缘。

腮腺实质内有面神经分支穿过，在神经浅面的腮腺组织称腮腺浅叶，位于耳前下方咬肌浅面；在神经深面者称腮腺深叶，经下颌后窝突向咽旁间隙。

腮腺被致密的腮腺咬肌筋膜包裹，并被来自颈深筋膜浅层所形成的腮腺鞘分成多数小叶，筋膜鞘在上方和深面咽旁区多不完整，时有缺如。由于这些解剖特点，故当腮腺感染化脓时，脓肿多分隔，且疼痛较剧，切开引流时注意将分隔的脓肿贯通，才能保证引流通畅；脓肿扩散多向筋膜薄弱区——外耳道和咽旁区扩散。

腮腺导管在颧弓下一横指处，从腮腺浅叶前缘穿出，贴咬肌前行至咬肌前缘，绕前缘垂直转向内，穿过颊肌，开口于正对上颌第二磨牙的颊侧黏膜上。此导管粗大，在面部投影标志为耳垂到鼻翼和口角中点连线的中 1/3 段上，在面颊部手术时，注意不要损伤导管。在行面神经解剖时可先找到此导管，以此为参照，容易找到邻近与之平行的上、下颊支。

（二）下颌下腺（submaxillary gland）

位于下颌下三角内，形似核桃，分泌液主要为浆液，含有少量黏液。下颌下腺深层延长部，经下颌舌骨肌后缘进入口内，其导管起自深面，自下后方向前上方走行，开口于舌系带两旁的舌下肉阜。此导管长且平缓，常有唾液腺结石堵塞而导致下颌下腺炎症。

（三）舌下腺（sublingual gland）

位于口底舌下，为最小的一对大唾液腺。分泌液主要为黏液，含有少量浆液。其小导管甚多，有的直接开口于口底，有的与下颌下腺导管相通。分泌液黏稠，易堵塞，形成无上皮衬里的"潴留性囊肿"。需要摘除舌下腺方可治疗囊肿。

八、颞下颌关节

颞下颌关节（temporomandibular joint）为全身唯一的联动关节，具有转动和滑动两种功能，其活动与咀嚼、语言、表情等功能密切相关。颞下颌关节上由颞骨关节窝、关节结节，下由下颌骨髁突以及位于两者间的关节盘、关节囊和周围的韧带所构成，其解剖结构如图 1-7 所示。

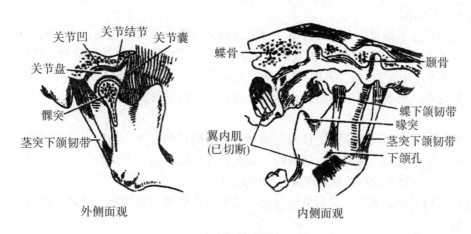

图 1-7　颞下颌关节的结构

第三节　口腔颌面部常规检查

一、口腔内常规检查

（一）常用检查器械

口腔内检查常用器械为口镜、镊子和探针。

1. 口镜　可用以牵引唇、颊或推压舌体等软组织；镜面可反映检查者视线不能直达部位的影像以便观察；反射并聚光于被检查部位以增强照明；其柄还可作为牙叩诊之用。

2. 镊子　为口腔专用镊子，用以夹持敷料、药物；夹除腐败组织和异物；夹持牙以检查其松动度；柄端同样可作为牙叩诊之用。

3. 探针　头尖细，一端呈弧形，另端呈弯角形。用以检查牙各面的沟裂、点隙、缺陷、龋洞以及敏感区；还可用以探测牙周袋的深度和有无龈下牙石；检查充填物及修复体与牙体的密合程度；检查皮肤或黏膜的感觉功能。另外，还有一种钝头圆柱形有刻度（以毫米计）的专用于检查牙周袋深度的探针。

4. 其他器械　除上述 3 种最基本器械外，挖匙也是在口腔、牙检查中常用的器械。口腔用的挖匙较小，两端呈弯角，头部呈匙状，用以挖除龋洞内异物及腐质，以便观察龋洞的深浅。

（二）检查前准备

1. 检查体位　现代口腔综合治疗椅的电子以及数字化的操控系统已使得口腔综合治疗椅的操作与控制变得非常方便；同时四手操作的规范化，使医师坐于工作椅位上即可完成其诊疗工作。因此，目前常规的口腔内检查方法是检查者取坐位位于患者头部右侧或右后侧，患者仰卧于椅上，配合医师的护士或医师助理位于患者头部左侧位。开始检查前，应根据具体情况调节治疗椅，使患者既感到体位舒适，又便于医师操作。

2. 检查光源　检查中，光源必须充足。现代综合治疗椅均已配备良好的适合于口腔内检查的光源，它能真实地反映牙冠、牙龈和口腔黏膜的色泽。但由于光源系统可能发生老化而使其亮度不足，可能影响检查效果，因此，应及时更换新的灯源，以保证良好的检查光线。口腔内某些光线不能直射到的部位，可借口镜反映的影像来观察。

（三）常规检查方法

1. 问诊　检查前，应先通过问诊了解患者疾病的发生、发展、检查治疗经过，过去健康状况以及家庭成员健康状况等。问诊的目的主要在于弄清患者的主诉、现病史、既往史和家族史。问诊应包括下述内容。

（1）主诉：是患者最迫切要求解决的痛苦问题，也是患者就诊的主要原因。询问时，应问清最主要的症状、部位和患病时间。

（2）现病史：指疾病的发生、发展、演变直至就诊前的整个过程。包括：①发病时间、诱因、原因以及症状，如为牙痛，则应问清何时开始发病，由何诱因或原因引起。牙痛的部位、性质（锐痛、钝痛、自发痛、激发痛等）、时间（白天、黑夜、阵发性、持续性等）和程度（剧烈或轻微）。②病情演变过程，是初发还是反复发作，加重或减轻等情况；有无并发症。③经过哪些检查和治疗，检查结果和治疗效果如何。

（3）既往史：除了解与现在疾病的诊断与治疗有关的既往情况外，还应着重了解患者过去患过的重要的全身性疾病，如心脏病、高血压、糖尿病、血友病等可能影响口腔疾病治疗的全身疾病；肝炎、梅毒等传染性疾病，以及有无药物特别是麻醉药物的过敏史。

（4）家族史：询问患者家庭成员的健康状况，是否有人患过类似疾病。对唇腭裂有家族史者，应记录至少三代的家系情况。

2. 视诊　口腔内观察包括牙、牙龈、舌、口腔黏膜及唾液腺等组织器官。

（1）牙：应注意其排列及咬合关系；数目、形态、颜色是否正常；有无龋病、裂纹、残冠、残根及牙结石等。

（2）牙龈：应注意其形态、颜色、质地的变化，包括有无肿胀、增生、萎缩、点彩消失及脓肿形成等；是否有出血、溢脓。

（3）口腔黏膜：应注意其色泽是否正常，上皮覆盖是否完整，有无疱疹、丘疹、糜烂、溃疡、过度角化、瘢痕、肿块及色素沉着等。

（4）舌：应注意其舌苔、颜色、表面有无沟裂或溃疡，舌乳头有无肿胀或消失，运动和感觉有无异常，舌体有无肿胀或畸形。

（5）唾液腺导管口：应注意检查颊部腮腺导管口、口底下颌下腺导管口的情况，有无红肿，挤压腮腺或下颌下腺时导管口处有无唾液流出及唾液的情况。

3. 探诊 利用口腔科探针检查并确定病变部位、范围和反应情况。包括检查牙有无龋坏,确定其部位、深浅,有无探痛及牙髓是否暴露。当有充填物时,探查充填物边缘与牙体是否密合及有无继发龋。牙本质过敏时,可用探针探测敏感部位。还可探查牙周袋深度,龈下牙石及瘘管的方向等。

4. 叩诊 用口镜柄或镊子柄垂直或从侧方叩击牙有无疼痛,用以检查是否存在根尖周或牙周病变。垂直叩诊主要检查根尖区病变,如有病变,则出现叩痛,且声音变浊。侧方叩诊是检查牙周膜某一侧的病变。叩诊时不宜用力过猛,应先叩邻近正常牙,后叩患牙,以便对照比较。

5. 触诊(扪诊) 用手指或用镊子夹棉球扪压龈缘或根尖部牙龈,观察有无溢脓、压痛或波动,有助于牙周病和根尖周病的诊断。用手指扪压在两邻牙的唇(颊)侧颈部,嘱患者做各种咬合运动,可感知该牙所受殆力的大小,以了解有无创伤性咬合存在。

检查牙的动度,可用口腔镊子。前牙以镊子夹持牙冠的唇、舌面;后牙将镊尖合拢置于牙的殆面,摇动镊子,即可查出牙松动情况。按松动程度牙动度(tooth-mobility)分为:

Ⅰ度松动牙向唇(颊)舌侧方向活动幅度在1mm以内。

Ⅱ度松动牙向唇(颊)舌侧方向活动幅度为1~2mm,且伴有近远中向活动。

Ⅲ度松动牙唇(颊)舌向松动幅度在2mm以上,且伴有近远中及垂直向多方向活动。

6. 嗅诊 借助医师嗅觉以助诊断。如坏疽的牙髓组织特殊的腐臭味,而坏死性龈炎则有更特殊的腐败腥臭味。

7. 咬诊 有空咬法和咬实物法。空咬法嘱患者直接咬紧上下牙并做各种咬合运动,观察患者有无疼痛,牙有无松动移位。咬实物法嘱患者咬棉卷或棉签,如有疼痛,则表示牙周组织或根尖周组织存在病变。如有牙本质过敏,咬实物时,亦可出现酸痛。通过咬诊,可了解患者咬合时牙有无疼痛;发现早接触的牙和查明早接触点在牙上的具体部位及范围。为查清牙的早接触部位,可让患者咬蜡片或咬合纸,然后从蜡片上的咬印或牙面上的着色点来确定。

二、颌面部常规检查

颌面部的常规检查主要是问诊、望诊、扪(触)诊、听诊。其中,问诊方法及内容同口腔内常规检查。扪(触)诊是指医师用手指或器械在病变部位触摸或按压,以探查病变的范围、大小、形状、硬度、活动度以及有无压痛、波动感、发热及程度等。

颌面部的专科检查应包括以下方面:

1. 表情与意识神态 颌面部表情的变化既可以是某些口腔颌面外科疾病的表征,又可以是各种全身疾病的反映。依据面部表情,可了解患者的意识状态、性格、体质及病情的轻重等。

2. 外形与色泽 观察颌面部外形左右是否对称,上、中、下比例是否协调,有无突出或凹陷;皮肤的色泽、质地和弹性的变化对某些疾病的诊断具有临床意义。

3. 颌面部器官

(1)眼睑、外耳、鼻有无缺损畸形及缺损的部位及范围,睑裂的大小、眶间距及眼睑的动度。

(2)对颌面部损伤患者,特别要注意双侧瞳孔的形态、大小及对光反射情况,以明确有无颅脑损伤;注意检查有无脑脊液耳漏或鼻漏,耳漏表明颅中窝底骨折,鼻漏表明颅前窝底骨折。若外耳道仅表现为溢血,则可能为髁突骨折引起外耳道破裂。

(3)对于上颌窦癌的患者,患侧鼻阻或血性分泌物为早期症状之一;晚期则可引起眼球突出及运动障碍,出现复视。对于耳部邻近部位(如颞下颌关节及腮腺区)的炎症及肿瘤,尚应检查听力和耳部的情况。

4. 病变部位和性质 对已发现的病变,应进一步触诊检查,注意病变区皮肤的温度、湿度、硬度与弹性,病变的范围、深度、形态、大小以及与深部组织和皮肤或黏膜的关系,病变能否活动,有无波动感、捻发感、触痛等体征;对颌面部畸形和两侧不对称者,应注意区别是骨性还是软组织畸形,是一侧肿大、膨隆,或是另一侧萎缩、缺损。对口腔颌面部的瘘管、窦道,可用探针进行探诊,必要时注入染色剂或造影检查其走向和深度。

5. 颌面部骨骼的检查　包括眼眶、颧骨、颧弓、上颌骨、鼻骨、下颌支、下颌角及下颌体的检查，应注意其大小、对称性；骨连续性有无中断，有无台阶或凹陷缺损，有无压痛、骨擦音或异常活动；对骨面膨隆者，尚需检查有无乒乓感或波动感。

6. 语音及听诊检查　语音检查对某些疾病的诊断具有特殊意义，如腭裂患儿具有明显的鼻音，即腭裂语音；舌根部肿块可出现"含橄榄音"；动静脉畸形可听到吹风样杂音；颞下颌关节紊乱病的患者在关节区可听到不同性质及时间的弹响，对该病的确诊及分型具有帮助。

7. 颌面颈部淋巴结的检查　面颈部淋巴结的扪诊，对颌面部炎症和肿瘤的诊断和治疗具有重要意义。检查时患者应取坐位，检查者应站在其右前方或右后方，患者头稍低，略偏向检查侧，使皮肤、肌肉放松。检查者手指紧贴检查部位，依次从枕部开始，沿耳后、耳前、腮腺、颊部、下颌下、颏下，再沿胸锁乳突肌前缘及后缘、颈前后三角，直至锁骨上凹滑动扪诊，仔细检查颈深、浅各组淋巴结有无肿大及其所在部位、大小、数目、硬度、活动度、有无压痛或波动感，与皮肤或基底部有无粘连等情况。

8. 颞下颌关节检查　对颞下颌关节的检查应包括以下内容：

（1）外形与关节动度：面部左右是否对称，关节区、下颌角、下颌支和下颌体的大小和长度是否正常，两侧是否协调一致，注意面部有无压痛和髁突活动度的异常。检查髁突动度有两种方法：①以双手示指或中指分别置于两侧耳屏前（即髁突外侧），患者做张闭口运动时，感触髁突之动度。②将两小手指伸入外耳道内，向前方触诊，以了解髁突的活动及冲击感，协助关节疾病的诊断。此外，还应注意观察颏部中点是否居中，面下 1/3 部分有无明显增长或缩短。

（2）咀嚼肌：检查咀嚼肌群的收缩力，依次触压各肌是否有压痛点；并嘱患者同时做咬合运动，感受双侧肌运动是否对称、协调。在口内触压各咀嚼肌的解剖部位如下：下颌支前缘向上触压颞肌前份；上颌结节后上方触压翼外肌下头；下颌磨牙舌侧的后下方及下颌支的内侧面触压翼内肌下部。

（3）下颌运动：①开闭颌运动：检查开口度是否正常及开口型有无偏斜，是否出现关节绞锁等异常现象。②前伸运动：检查下颌前伸的距离及前伸时下颌中线有无偏斜。③侧颌运动：检查左右侧颌运动是否对称，髁突动度是否一致，并比较咀嚼运动中发挥功能的大小。在下颌做以上各种运动时，还应注意观察有无疼痛，关节弹响或杂音出现；观察弹响出现的时间、性质、次数和响度等。弹响明显者，一般用手指扪诊即可感觉到，必要时可用听诊器协助。

（4）𬌗关系：颞下颌关节疾病与牙、𬌗状态有密切关系，因此，应注意检查咬合关系是否正常，有无𬌗紊乱；覆𬌗、覆盖程度及𬌗曲线是否正常；牙齿咬合面磨耗程度是否均匀一致；此外，还应注意后牙有无缺失，缺失时间长短；后牙有无倾斜及阻生等情况。

9. 唾液腺检查　唾液腺的检查重点是三对大唾液腺的检查，但是对某些疾病而言，亦不能忽视小唾液腺的检查。

（1）面部对称性：首先应注意两侧面部是否对称，然后观察各腺体所处部位的解剖标志是否存在。对腮腺损伤或恶性肿瘤患者，应观察其面神经各支功能有无障碍；对舌下腺、下颌下腺恶性肿瘤患者，则应注意舌体运动，如伸舌时偏向一侧或患侧舌肌震颤，表明该侧舌下神经已麻痹。

（2）唾液分泌：应注意导管口有无红肿溢脓现象；按摩挤压腺体时，唾液分泌是否通畅；唾液本身是否清亮、黏稠或脓性。

（3）腮腺肿瘤患者尚应观察咽侧及软腭有无膨隆，如有，则可能为腮腺深叶肿瘤所致。

（4）腺体的触诊应注意有无肿块；如有肿块，则应注意其部位、大小、质地、活动度，以及与周围组织的关系。

（5）唾液腺导管的触诊应注意有无结石存在，还应注意导管的粗细及质地；检查时应从近心端向导管口方向滑行触压，以免将结石推向深部。

（6）唾液腺触诊的方法：腮腺触诊一般以示、中、环三指单独为宜，忌用手指提拉腺体触摸；下颌下腺、舌下腺及腮腺深叶的触诊则应用双手合诊法进行检查。

第四节 口腔颌面部特殊检查

一、牙周探诊与牙周袋测量

1. 牙周探诊 用有刻度的钝头牙周探针，探测牙龈与附着龈的关系；了解牙周袋的范围、深度及牙龈与牙的附着关系。检查时应注意支点宜稳，探针尽可能靠牙面，与牙长轴方向一致，力量轻微，以免引起疼痛。

2. 牙周袋测量 指对牙周袋深度的测量检查。按牙的颊（唇）、舌（腭）侧的近、中、远三点做测量记录，检查龈缘至袋底的深度。结合附着丧失的检查，以了解牙周破坏的严重程度。附着丧失的测量应在牙周袋深度测量后进行测量，龈缘至釉质牙骨质界的距离，若龈缘位于牙骨质界下之根面，则测量记录为负值。附着水平＝牙周袋深度－龈缘至釉质牙骨质界距离。

二、牙髓活力测试（dental pulp vitality tests）

正常的牙髓对温度和电流的刺激有一定的耐受量。当牙髓存在病变时，刺激阈会发生变化，对本来可耐受的刺激产生敏感或相反对过强的刺激反应迟钝，甚至无反应。因此，临床上常用牙髓对温度或电流的不同反应来协助诊断牙髓是否患病，病变的发展阶段，以及牙髓的活力是否存在。

正常情况下，牙髓对 20 ~ 50℃的温度刺激不产生反应。一旦发生炎症，则对温度刺激反应敏感；如发生变性或坏死，则反应迟钝或消失。

温度诊可用冷试法，亦可用热试法。冷试法可用冷水、氯乙烷、无水乙醇、冰棒等。临床上最简便易行者为用冷水，即用水枪喷试。测试过程中要注意掌握一个原则：即在患牙不易确定时，喷试时一定要先下颌牙，后上颌牙，先后牙，后前牙，逐个测试，以免造成误诊。热试法可用热水喷注，或烤热的牙胶搁置于牙面以观察其反应。测试时应以相邻牙或对侧同名牙作为对照。

电流检查用牙髓活力电测验器（亦名电牙髓活力计）来进行测试，其种类繁多，测试者应熟悉其性能及操作方法，并向患者说明目的，取得其合作。测试时，先将牙面擦干，严格隔离唾液，将牙膏涂于活力计探头上，然后放置于被测牙面，将活力计电位从"0"开始逐渐加大到牙有刺激感时，让患者举手示意，记下测试器数值，作为诊断的参考。电流检查时，同样要测试相邻牙或对侧同名牙作为对照。牙髓对外界刺激的反应，可随年龄的增长而逐渐降低。当月经期、妊娠期、精神紧张等又可使其反应增强。故在做牙髓活力测试时，应注意到这些情况。

三、唾液腺分泌功能检查（salivary gland secretory function test）

包括唾液分泌的定性、定量检查及对唾液进行成分分析，对唾液腺疾病及某些代谢性疾病的诊断有一定价值。

1. 定性检查 给患者以酸性物质，如 2% 枸橼酸钠、维生素 C 或 1% 柠檬酸等置于舌背或舌缘，使腺体分泌反射性增加，根据腺体本身变化和分泌情况，判断腺体的分泌功能和导管的通畅程度。

2. 定量检查 正常人 24 小时唾液总量为 1 000 ~ 1 500mL，其中 90% 来源于腮腺和下颌下腺，舌下腺仅占 3% ~ 5%，小唾液腺分泌则更少。所以唾液腺分泌功能的定量检查是根据在相同程度刺激的条件下，以一定时间内腮腺的唾液分泌量的检测来协助某些唾液腺疾病的诊断。如急性口炎或重金属中毒时唾液分泌增加；而慢性唾液腺炎、唾液腺结石病和淋巴上皮病等则唾液分泌减少。

3. 唾液成分分析 唾液中有内源性物质及外源性物质，包括电解质、蛋白质、酶、尿酸、尿素和免疫球蛋白以及药物等，其中的内源性物质有一定的正常值范围，在病理条件下，各成分则发生一定程度的改变，对某些疾病的诊断有一定的辅助价值。

第二章　口腔科疾病常见症状

发生在牙－颌－口腔系统中的疾病有数百种之多，但它们有很多相似的症状和（或）临床表现。临床医师须从一些常见的主诉症状出发，进一步采集病史和做全面的口腔检查，多数病例可以做出明确的诊断。但也有一些病例需采取其他辅助检查手段，如化验、影像学（X线片、CT、B超等）、涂片、活体组织检查、脱落细胞学检查、微生物培养等特殊检查，以及全身系统性检查等，然后进行综合分析和鉴别诊断，最后取得明确的诊断。有的病例还需在治疗过程中才能确诊，如药物治疗性诊断、手术过程中探查及手术后标本的特殊检查等。总之，正确的诊断有赖于周密的病史采集、局部和全身的检查及全面的分析，然后根据循证医学的原则制订出正确的、符合患者意愿的治疗计划，这些是决定疗效的重要前提。

第一节　牙　　痛

牙痛是口腔科临床上最常见的症状，常是患者就医的主要原因。可由牙齿本身的疾病，牙周组织及颌骨的某些疾病，甚至神经疾患和某些全身疾病所引起。对以牙痛为主诉的患者，必须先仔细询问病史，如疼痛起始时间及可能的原因，病程长短及变化情况，既往治疗史及疗效等。必要时还应询问工作性质、饮食习惯、有无不良习惯（如夜磨牙和咬硬物等）、全身健康状况及家族史等。关于牙痛本身，应询问牙痛的部位、性质、程度和发作时间。疼痛是尖锐剧烈的还是钝痛、酸痛；是自发痛还是激发痛、咬殆时痛；自发痛是阵发的或是持续不断；有无夜间痛；疼痛部位是局限的或放散的，能否明确指出痛牙等。根据症状可得出一至数种初步印象，便于做进一步检查。应记住，疼痛是一种主观症状，由于不同个体对疼痛的敏感性和耐受性有所不同，而且有些其他部位的疾病也可表现为牵扯性牙痛。因此，对患者的主观症状应与客观检查所见、全身情况及实验室和放射学检查等结果结合起来分析，以做出正确的诊断。

一、引起牙痛的原因

1. 牙齿本身的疾病　如深龋，牙髓充血，各型急性牙髓炎、慢性牙髓炎，逆行性牙髓炎，由龋齿、外伤、化学药品等引起的急性根尖周炎、牙槽脓肿，微裂，牙根折裂，髓石，牙本质过敏，流电作用等。

2. 牙周组织的疾病　如牙周脓肿、急性龈乳头炎、冠周炎、坏死性溃疡性龈炎、干槽症等。

3. 牙齿附近组织的疾病所引起的牵扯痛　急性化脓性上颌窦炎和急性化脓性颌骨骨髓炎时，由于神经末梢受到炎症的侵犯，使该神经所支配的牙齿发生牵扯性痛。颌骨内或上颌窦内的肿物、埋伏牙等可压迫附近的牙根发生吸收，如有继发感染，可出现牙髓炎导致疼痛。急性化脓性中耳炎、咀嚼肌群的痉挛等均可出现牵扯性牙痛。

4. 神经系统疾病　如三叉神经痛患者常以牙痛为主诉。颞下窝肿物在早期可出现三叉神经第三支分布区的疼痛，翼腭窝肿物的早期由于压迫蝶腭神经节，可出现三叉神经第二支分布区的疼痛。

5. 全身疾患　有些全身疾患，如流感、癔症、神经衰弱，月经期和绝经期等可诉有牙痛。高空飞行时，牙髓内压力增高，可引起航空性牙痛。有的心绞痛患者可反射性地引起牙痛。

二、诊断步骤

（一）问清病史及症状特点

1. 尖锐自发痛　最常见的为急性牙髓炎（浆液性、化脓性、坏疽性）、急性根尖周炎（浆液性、化脓性）。其他，如急性牙周脓肿、髓石、冠周炎、急性龈乳头炎、三叉神经痛、急性上颌窦炎等。

2. 自发钝痛　慢性龈乳头炎，创伤性等。在机体抵抗力降低时，如疲劳、感冒、月经期等，可有轻度自发钝痛、胀痛。坏死性龈炎时牙齿可有撑离感和咬𬌗痛。

3. 激发痛　牙本质过敏和Ⅱ°～Ⅲ°龋齿或楔状缺损等，牙髓尚未受侵犯或仅有牙髓充血时，无自发痛，仅在敏感处或病损处遇到物理、化学刺激时才发生疼痛，刺激除去后疼痛即消失。慢性牙髓炎一般无自发痛而主要表现为激发痛，但当刺激除去后疼痛仍持续一至数分钟。咬𬌗创伤引起牙髓充血时也可有对冷热刺激敏感。

4. 咬𬌗痛　微裂和牙根裂时，常表现为某一牙尖受力而产生水平分力时引起尖锐的疼痛。牙外伤、急性根尖周炎、急性牙周脓肿等均有明显的咬𬌗痛和叩痛、牙齿挺出感。口腔内不同金属修复体之间产生的流电作用也可使患牙在轻咬时疼痛，或与金属器械相接触时发生短暂的电击样刺痛。

以上疼痛除急性牙髓炎患者常不能自行明确定位外，一般都能明确指出痛牙。急性牙髓炎的疼痛常沿三叉神经向同侧对颌或同颌其他牙齿放散，但不会越过中线放散到对侧牙。

（二）根据问诊所得的初步印象，做进一步检查，以确定患牙

1. 牙体疾病　最常见为龋齿。应注意邻面龋、潜在龋、隐蔽部位的龋齿、充填物下方的继发龋等。此外，如微裂、牙根纵裂、畸形中央尖、楔状缺损、重度磨损、未垫底的深龋充填体、外伤露髓牙、牙冠变色或陈旧的牙冠折断等，均可为病源牙。

叩诊对识别患牙有一定帮助。急性根尖周炎和急性牙周脓肿时有明显叩痛，患牙松动。慢性牙髓炎、急性全部性牙髓炎和慢性根尖周炎、边缘性牙周膜炎、创伤性根周膜炎等，均可有轻至中度叩痛。在有多个可疑病源牙存在时，叩诊反应常能有助于确定患牙。

2. 牙周及附近组织疾病　急性龈乳头炎时可见牙间乳头红肿、触痛，多有食物嵌塞、异物刺激等局部因素。冠周炎多见于下颌第三磨牙阻生，远中及颊舌侧龈瓣红肿，可溢脓。牙周脓肿和逆行性牙髓炎时可探到深牙周袋，后者袋深接近根尖，牙齿大多松动。干槽症可见拔牙窝内有污秽坏死物，骨面暴露，腐臭，触之疼痛。反复急性发作的慢性根尖周炎可在牙龈或面部发现窦道。

急性牙槽脓肿、牙周脓肿、冠周炎等，炎症范围扩大时，牙龈及龈颊沟处肿胀变平，可有波动。面部可出现副性水肿，局部淋巴结肿大，压痛。若治疗不及时，可发展为蜂窝织炎、颌骨骨髓炎等。上颌窦炎引起的牙痛，常伴有前壁的压痛和脓性鼻涕、头痛等。上颌窦肿瘤局部多有膨隆，可有血性鼻涕、多个牙齿松动等。

（三）辅助检查

1. 牙髓活力测验　根据对冷、热温度的反应，以及刺激除去后疼痛持续的时间，可以帮助诊断和确定患牙。也可用电流强度测试来判断牙髓的活力和反应性。

2. X线检查　可帮助发现隐蔽部位的龋齿。髓石在没有揭开髓室顶之前，只能凭X线片发现。慢性根尖周炎可见根尖周围有不同类型和大小的透射区。颌骨内或上颌窦内肿物、埋伏牙、牙根裂等也需靠X线检查来确诊。

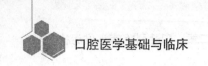

第二节 口 臭

口臭是指口腔呼出气体中的令人不快的气味，是某些口腔、鼻咽部和全身性疾病的一个较常见症状，可以由多方面因素引起。

一、生理因素

晨起时常出现短时的口臭，刷牙后即可消除。可由某些食物（蒜、洋葱等）和饮料（酒精性）经过代谢后产生一些臭味物质经肺从口腔呼出所引起。某些全身应用的药物也可引起口臭，如亚硝酸戊脂、硝酸异山梨酯等。

二、病理因素

（一）口腔疾病

口腔呼出气体中的挥发性硫化物（volatile sulfur compounds，VSCs）可导致口臭，其中90%的成分为甲基硫醇（CH_3SH）和硫化氢（H_2S）。临床上最常见的口臭原因是舌苔和牙周病变处的主要致病菌，如牙龈卟啉单胞菌、齿垢密螺旋体、福赛坦菌和中间普氏菌等的代谢产物。此外，牙周袋内的脓液和坏死组织、舌苔内潴留的食物残屑、脱落上皮细胞等也可引起口臭。在没有牙周炎的患者，舌苔则是口臭的主要来源，尤其与舌背的后1/3处舌苔的厚度和面积有关。用牙刷刷舌背或用刮舌板清除舌苔可显著减轻或消除口臭。

软垢、嵌塞于牙间隙和龋洞内的食物发酵腐败，也会引起口臭。有些坏死性病变，如坏死性溃疡性龈（口）炎、嗜伊红肉芽肿、恶性肉芽肿和癌瘤等，拔牙创的感染（干槽症）等，都有极显著的腐败性臭味。

如果经过治疗彻底消除了口腔局部因素，口臭仍不消失，则应寻找其他部位的疾病。

（二）鼻咽部疾病

慢性咽（喉）炎、化脓性上颌窦炎、萎缩性鼻炎、小儿鼻内异物、滤泡性扁桃体炎等均能发出臭味。

（三）消化道、呼吸道及其他全身性疾病

如消化不良、肝硬化、支气管扩张继发肺部感染、肺脓肿、先天性气管食管瘘等。糖尿病患者口中可有烂苹果气味，严重肾功能衰竭者口中可有氨味或尿味。此外，某些金属（如铅、汞）和有机物中毒时，可有异常气味。

（四）神经和精神异常

有些患者自觉口臭而实际并没有口臭，是存在心理性疾患，如口臭恐惧症等，或者由于某些神经疾患导致嗅觉或味觉障碍而产生。

用鼻闻法、仪器测量法（气相色谱仪、Halometer、Diamond Probe 等）可直接检测口臭程度和挥发性硫化物的水平。

第三节 牙齿松动

正常情况下，牙齿只有极轻微的生理性动度。这种动度几乎不可觉察，且随不同牙位和一天内的不同时间而变动。一般在晨起时动度最大，这是因为夜间睡眠时，牙齿无𬌗接触，略从牙槽窝内挺出所致。醒后，由于咀嚼和吞咽时的𬌗接触将牙齿略压入牙槽窝内，致使牙齿的动度渐减小。这种24小时内动度的变化，在牙周健康的牙齿不甚明显，而在有𬌗习惯，如磨牙症、紧咬牙者较明显。妇女在月经期和妊娠期内牙齿的生理动度也增加。牙根吸收接近替牙期的乳牙也表现牙齿松动。引起牙齿病理性松动的主要原因如下。

一、牙周炎

是使牙齿松动乃至脱落的最主要疾病。牙周袋的形成以及长期存在的慢性炎症，使牙槽骨吸收，结缔组织附着不断丧失，继而使牙齿逐渐松动、移位，终致脱落。

二、𬌗创伤

牙周炎导致支持组织的破坏和牙齿移位，形成继发性𬌗创伤，使牙齿更加松动。单纯的（原发性）𬌗创伤，也可引起牙槽嵴顶的垂直吸收和牙周膜增宽，临床上出现牙齿松动。这种松动在𬌗创伤除去后，可以恢复正常。正畸治疗过程中，受力的牙槽骨发生吸收和改建，此时牙齿松动度明显增大，并发生移位；停止加力后，牙齿即可恢复稳固。

三、牙外伤

最多见于前牙。根据撞击力的大小，使牙齿发生松动或折断。折断发生在牙冠时，牙齿一般不松动；根部折断时，常出现松动，折断部位越近牙颈部，则牙齿松动越重，预后也差。有的医师企图用橡皮圈不恰当地消除初萌的上颌恒中切牙之间的间隙，常使橡皮圈渐渐滑入龈缘以下，造成深牙周袋和牙槽骨吸收，牙齿极度松动和疼痛。患儿和家长常误以为橡皮圈已脱落，实际它已深陷入牙龈内，应仔细搜寻并取出橡皮圈。此种病例疗效一般较差，常导致拔牙。

四、根尖周炎

急性根尖周炎时，牙齿突然松动，有伸长感，不敢对𬌗，叩痛（++）~（+++）。至牙槽脓肿阶段，根尖部和龈颊沟红肿、波动。这种主要由龋齿等引起的牙髓和根尖感染，在急性期过后，牙多能恢复稳固。

慢性根尖周炎，在根尖病变范围较小时，一般牙不太松动。当根尖病变较大或向根侧发展，破坏较多的牙周膜时，牙可出现松动。一般无明显自觉症状，仅有咬𬌗不适感或反复肿胀史，有的根尖部可有瘘管。牙髓无活力。根尖病变的范围和性质可用 X 线检查来确诊。

五、颌骨骨髓炎

成人的颌骨骨髓炎多是继牙源性感染而发生，多见于下颌骨。急性期全身中毒症状明显，如高热、寒战、头痛，白细胞增至（10 ~ 20）× 10^9/L 等。局部表现为广泛的蜂窝织炎。患侧下唇麻木，多个牙齿迅速松动，且有叩痛。这是由于牙周膜及周围骨髓腔内的炎症浸润。一旦颌骨内的化脓病变经口腔黏膜或面部皮肤破溃，或经手术切开、拔牙而得到引流，则病程转入亚急性或慢性期。除病源牙必须拔除外，邻近的松动牙常能恢复稳固。

六、颌骨内肿物

颌骨内的良性肿物或囊肿由于缓慢生长，压迫牙齿移位或牙根吸收，致使牙齿逐渐松动。恶性肿瘤则使颌骨广泛破坏，在短时间内即可使多个牙齿松动、移位。较常见的，如上颌窦癌，多在早期出现上颌数个磨牙松动和疼痛。若此时轻易拔牙，则可见拔牙窝内有多量软组织，短期内肿瘤即由拔牙窝中长出，似菜花状。所以，在无牙周病且无明显炎症的情况下，若有一或数个牙齿异常松动者，应提高警惕，进行 X 线检查，以便早期发现颌骨中的肿物。

七、其他

有些牙龈疾病伴有轻度的边缘性牙周膜炎时，也可出现轻度的牙齿松动，如坏死性龈炎、维生素 C 缺乏、龈乳头炎等。但松动程度较轻，治愈后牙齿多能恢复稳固。发生于颌骨的组织细胞增生症 X，为原因不明的、累及单核 - 吞噬细胞系统的、以组织细胞增生为主要病理学表现的疾病。当发生于颌骨时，可沿牙槽突破坏骨质，牙龈呈不规则的肉芽样增生，牙齿松动并疼痛，拔牙后伤口往往愈合不良。X 线

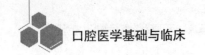

表现为溶骨性病变，牙槽骨破坏，病变区牙齿呈现"漂浮征"。本病多见于 10 岁以内的男童，好发于下颌骨。其他一些全身疾患，如 Down 综合征、Papillon-Lefevre 综合征等的患儿，常有严重的牙周炎症和破坏，造成牙齿松动、脱落。牙周手术后的短期内，术区牙齿也会松动，数周内会恢复原来动度。

第四节　牙　龈　出　血

牙龈出血是口腔中常见的症状，出血部位可以是全口牙龈或局限于部分牙齿。多数患者是在牙龈受到机械刺激（如刷牙、剔牙、食物嵌塞、进食硬物、吮吸等）时流血，一般能自行停止；另有一些情况，在无刺激时即自动流血，出血量多，且无自限性。

一、牙龈的慢性炎症和炎症性增生

这是牙龈出血的最常见原因，如慢性龈缘炎、牙周炎、牙间乳头炎和牙龈增生等。牙龈缘及龈乳头红肿、松软，甚至增生。一般在受局部机械刺激时引起出血，量不多，能自行停止。将局部刺激物（如牙石、牙垢、嵌塞的食物、不良修复体等）除去后，炎症很快消退，出血亦即停止。

二、妊娠期龈炎和妊娠瘤

常开始于妊娠的第 3 ~ 4 个月。牙龈红肿、松软、极易出血。分娩后，妊娠期龈炎多能消退到妊娠前水平，而妊娠瘤常需手术切除。有的人在慢性牙龈炎的基础上，于月经前或月经期可有牙龈出血，可能与牙龈毛细血管受性激素影响而扩张、脆性改变等有关。长期口服激素性避孕药者，也容易有牙龈出血和慢性炎症。

三、坏死性溃疡性牙龈炎

为梭形杆菌、口腔螺旋体和中间普氏菌等的混合感染。主要特征为牙间乳头顶端的坏死性溃疡，腐臭，牙龈流血和疼痛，夜间睡眠时亦可有牙龈流血，就诊时亦可见牙间隙处或口角处有少量血迹。本病的发生常与口腔卫生不良、精神紧张或过度疲劳、吸烟等因素有关。

四、血液病

在遇到牙龈有广泛的自动出血，量多或不易止住时，应考虑有无全身因素，并及时做血液学检查和到内科诊治。较常见引起牙龈和口腔黏膜出血的血液病，如急性白血病、血友病、血小板减少性紫癜、再生障碍性贫血、粒细胞减少症等。

五、肿瘤

有些生长在牙龈上的肿瘤，如血管瘤、血管瘤型牙龈瘤、早期牙龈癌等也较易出血。其他较少见的，如发生在牙龈上的网织细胞肉瘤，早期常以牙龈出血为主诉，临床上很容易误诊为牙龈炎。有些转移瘤，如绒毛膜上皮癌等，也可引起牙龈大出血。

六、某些全身疾病

如肝硬化、脾功能亢进、肾炎后期、系统性红斑狼疮等，由于凝血功能低下或严重贫血，均可能出现牙龈出血症状。伤寒的前驱症状有时有鼻出血和牙龈出血。在应用某些抗凝血药物或非甾体消炎药，如水杨酸、肝素等治疗冠心病和血栓时，易有出血倾向。苯中毒时也可有牙龈被动出血或自动出血。

第五节　面　部　疼　痛

面部疼痛是口腔科常见的症状，不少患者因此而就诊。有的诊断及治疗都较容易，有的相当困难。不论是何种疼痛，都必须查清引起的原因。由牙齿引起的疼痛，查出病因是较为容易的，已见前述；但牵扯性痛（referred pain）和投射性痛（projected pain）的原因，却很难发现。颞下颌关节紊乱病引起的疼痛也常引致诊断进入迷途，因为他们很类似一些其他问题引起的疼痛。

诊断困难的另一因素，是患者对疼痛的叙述。这种叙述常是不准确的，但又与诊断有关联。患者对疼痛的反应决定于两种因素，一是患者的痛阈；一是患者对疼痛的敏感性。两者在每一患者都不相同，例如后者就会因患者的全身健康状态的变化及其他暂时性因素而时时改变。

所谓的投射性痛，是指疼痛传导途径的某一部位受到刺激，疼痛可能在此神经的周缘分布区发生。颅内肿瘤引起的面部疼痛即是一例。这类病变可能压迫三叉神经传导的中枢部分而引起其周缘支分布区的疼痛。

投射性痛必须与牵扯性痛鉴别。所谓的牵扯性痛是疼痛发生部位与致痛部位远离的疼痛。在口腔科领域内，牵扯性痛最常见的例子可能是下牙病变引起的上牙疼痛。疼痛的冲动发生于有病变的牙齿，如果用局部麻醉方法阻断其传导，牵扯性痛即不发生。即是说，阻断三叉神经的下颌支，可以解除三叉神经上颌支分布区的疼痛。这也是诊断疑有牵扯性痛的一种有效方法。

投射性痛的发生机制是很清楚的，但牵扯性痛却仍不十分清楚。提出过从有病部位传导的冲动有"传导交叉"而引起中枢"误解"的看法，但争议仍大。

面部和口腔组织的感觉神经为三叉神经、舌咽神经和颈丛的分支。三叉神经的各分支分布明确，少有重叠现象。但三叉神经和颈丛皮肤支之间，常有重叠分布。三叉、面和舌咽神经，以及由自主神经系统而来的分支，特别是与血管有关的交感神经之间，有复杂的彼此交通。交感神经对传送深部的冲动有一定作用，并已证明刺激上颈交感神经节可以引起这一类疼痛。面深部结构的疼痛冲动也可由面神经的本体感受纤维传导。但对这些传导途径在临床上的意义，争论颇大。

与口腔有关的结构非常复杂，其神经之间的联系也颇为复杂。口腔组织及其深部，绝大多数为三叉神经分布。虽然其表面分布相当明确而少重叠，但对其深部的情况了解甚少。故诊断错误是难免的。

可以把面部疼痛大致分为4种类型。

（1）由口腔、面部及紧密有关部分的可查出病变引起的疼痛：例如：牙痛、上颌窦炎引起的疼痛，颞下颌关节紊乱病引起的疼痛等。

（2）原因不明的面部疼痛：包括三叉神经痛，所谓的非典型性面痛等。

（3）由于感觉传导途径中的病变投射到面部的疼痛，即投射痛：例如：肿瘤压迫三叉神经而引起的继发性神经痛是一例子，尽管罕见。偏头痛也可列为此类，因其为颅内血管变化引起。

（4）由身体其他部引起的面部疼痛，即牵扯性痛：例如：心绞痛可引起左下颌部的疼痛。

这种分类法仅是为诊断方便而做的，实际上，严格区分有时是很困难的。

对疼痛的客观诊断是极为困难的，因为疼痛本身不能产生可查出的体征，需依靠患者的描述。而患者的描述又受患者的个人因素影响，如患者对疼痛的经验、敏感性，文化程度等。疼痛的程度无法用客观的方法检测，故对疼痛的反应是"正常的"或"异常的"，也无法区别。

对疼痛的诊断应分两步进行。首先应除外由于牙齿及其支持组织，以及与其紧密相关组织的病变所引起的疼痛，例如：由上颌窦或颞下颌关节紊乱病所引起的。如果全面而仔细地检查不能发现异常，才能考虑其他的可能性。

诊断时，应注意仔细询问病史，包括起病快慢、发作持续时间、有无间歇期、疼痛部位、疼痛性质、疼痛发作时间、疼痛程度、伴随症状，诱发、加重及缓解因素，家族史等。应进行全面、仔细的体格检查及神经系统检查，并根据需要做实验室检查。

一、神经痛

可以将神经痛看作是局限于一个感觉神经分布区的疼痛，其性质是阵发性的和严重的。神经痛有不少分类，但最重要的是应将其分为原发性的和继发性的。原发性神经痛指的是有疼痛而查不到引起原因者，但并不意味没有病理性改变，也许是直到目前还未发现而已。这种神经痛中最常见的是三叉神经痛，舌咽神经痛也不少见。

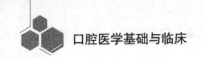

（一）三叉神经痛

由于其疼痛的特殊性，三叉神经痛的研究已有多年历史，但至今对其本质仍不明了。虽然疼痛通常是一症状而非疾病，但由于缺乏其他有关症状及对病因的基础知识，现只能认为疼痛是疾病本身。

三叉神经痛多发生于中老年，女性较多。疼痛几乎都发生于一侧，限于三叉神经之一支，以后可能扩展至二支或全部三支。疼痛剧烈，刀刺样，开始持续时间很短，几秒钟即消失，以后逐渐增加，延续数分钟甚至数十分钟。有"扳机点"存在是此病的特点之一。在两次发作之间，可以无痛或仅有钝痛感觉。可有自然缓解期，数周或数月不等，然永久缓解极罕见。

在疾病的初发期，疼痛的特点不明显，此时患者常认为是牙痛，而所指出有疼痛的牙却为健康牙；有时常误诊而拔除该牙。拔除后疼痛依然存在，患者又指疼痛来源于邻牙而要求拔除。对此情况应加以注意，进行全面检查并考虑三叉神经痛的可能性。

相反，其他问题，如未萌出的牙等，可以引起类似三叉神经痛的症状。检查如发现这一类可能性，应加以处理。

此病多发生于40岁以后，如为40岁以下者，应做仔细的神经学检查，以除外其他的可能性，如多发性硬化等。

有人主张，卡马西平（痛痉宁，Tegretol，carbamazepine）本身不是止痛药，但对三叉神经痛有特异性疗效，可以用对此药的疗效反应作为诊断的方法之一。

（二）舌咽神经痛

舌咽神经痛的情况与三叉神经痛颇相似，但远较其少见。疼痛的性质相似，单侧，发生于口咽部，有时可放射至耳部。吞咽可引起疼痛发作。也可有"扳机点"存在。用表面麻醉喷于此区能解除疼痛发生。卡马西平亦可用以辅助诊断。

二、继发性神经痛

面部和头部疼痛可以是很多颅内和颅外病变的症状之一。面部疼痛可由于肿瘤压迫或浸润三叉神经节或其周缘支而产生。原发性或继发性颅内肿瘤、鼻咽部肿瘤、动脉瘤、脑上皮样囊肿等，是文献报道中最常引起面部疼痛的病变；颅脑损伤后所遗留的病变也是引起面部疼痛的原因之一；疼痛多不是仅有的症状，但可能最早发生。如有侵犯其他脑神经症状，以及有麻木或感觉异常的存在，应立即想到继发性神经痛的可能性。

畸形性骨炎（佩吉特病，Paget病）如累及颅底，可使卵圆孔狭窄而压迫三叉神经，产生疼痛症状；疼痛也可由于整个颅骨的畸形，使三叉神经感觉根在越过岩部时受压而产生。疼痛常似三叉神经痛，但多有其他症状，如听神经受压而发生的耳聋、颈椎改变而引起的颈丛感觉神经分布区的疼痛等。

上颌或颧骨骨折遗留的眶下孔周围的创伤后纤维化，也可压迫神经而发生疼痛。

继发性神经痛在与原发性者鉴别时，关键在于可以查出引起的原因，故仔细而全面的检查是必须的。

三、带状疱疹后神经痛

面部带状疱疹发生前、中或后，均可有疼痛。开始时，可能为发病部位严重的烧灼样痛，以后出现水疱。带状疱疹的疼痛相当剧烈。病后，受累神经可出现瘢痕，引起神经痛样疼痛，持续时间长，严重，对治疗反应差。老年人患带状疱疹者特别易出现疱疹后神经痛，并有感觉过敏或感觉异常症状。

四、偏头痛

偏头痛或偏头痛样神经痛（丛集性头痛）有时也就诊于口腔门诊。偏头痛基本上发生于头部，但有时也影响面部，通常是上颌部，故在鉴别诊断时应注意其可能性。

典型的偏头痛在发作前（先兆期或颅内动脉收缩期）可有幻觉（如见闪光或某种颜色），或眩晕、心烦意乱、感觉异常、颜面变色等，症状与脑缺血有关，历时10~30分钟或几小时。随即出现疼痛发作，由于动脉扩张引起搏动性头痛，常伴有恶心、呕吐、面色苍白、畏光等自主神经症状。疼痛持续2~3

小时，患者入睡，醒后疼痛消失。故睡眠能缓解偏头痛。麦角胺能缓解发作。

还有一种类似偏头痛的所谓急性偏头痛性神经痛，其病因似偏头痛，患者多为更年期的男性。疼痛为阵发性，通常持续30分钟，发作之间间歇时间不等。疼痛多位于眼后，扩延至上颌及颞部。患侧有流泪、结膜充血、鼻黏膜充血及流涕。常在夜间发作（三叉神经痛则少有在夜间发作者）。疼痛的发作为一连串的密集头痛发作，往往集中于一周内，随后有间歇期，达数周至数年，故又名丛集性头痛。

少见的梅 – 罗（Melkersson–Rosenthal）综合征也可有偏头痛样疼痛。患者有唇部肿胀，有时伴有一过性或复发性面神经衰弱现象和颞部疼痛。有的患者舌有深裂，颊黏膜有肉芽肿样病变，似克罗恩（Crohn）病。

以上诸病均对治疗偏头痛的药物反应良好。

五、非典型性面痛

非典型性面痛一词用以描述一种少见的疼痛情况，疼痛的分布无解剖规律可循，疼痛的性质不清，找不到与病理改变有关的证据。疼痛多为双侧，分布广泛，患者可描述疼痛从面部的某一部分放射至身体他部。疼痛多被描述为严重的连续性钝痛。

有的患者有明显的精神性因素，对治疗的反应差，有的甚至越治疗情况越坏。

本病有多种类型，Mumford将其分为三类。第一类为由于诊断技术问题而未完全了解的情况；第二类为将情况扩大的患者，这些患者对其面部和口腔有超过通常应有的特别注意。这些患者显得有些特殊并易被激惹，但仍属正常范围。他们常从一个医师转到另一个，以试图得到一个满意的诊断；第三类患者的症状，从生理学上或解剖学上都不能解释，但很易被认为有精神方面的因素。这类患者的疼痛部位常广泛，疼痛的主诉稀奇古怪。

对这一类疾病，首先应做仔细而全面的检查，以除外可能引起疼痛的病变。

六、由肌肉紊乱而引起的疼痛

疼痛由肌肉的病理性改变或功能紊乱引起，包括一组疾病，在文献中相当紊乱，但至少有六种：①肌炎。②肌痉挛。③肌筋膜疼痛综合征。④纤维肌痛。⑤肌挛缩。⑥由结缔组织病引起的肌痛。

肌痉挛是肌肉突然的不随意的收缩，伴随疼痛及运动障碍。疼痛常持续数分钟至数日，运动逐渐恢复，疼痛亦渐轻。引起的原因常为过去较弱的肌肉发生过度伸张或收缩，或正常肌肉的急性过度使用。由于姿势关系而产生的肌疲劳或衰弱、肌筋膜疼痛综合征、保护有关的创伤、慢性（长期）使用等，均是发病的诱因。当肌肉随意收缩时，如举重、进食、拔第三磨牙、打呵欠等，肌痉挛皆可发生。如成为慢性，可能产生纤维化或瘢痕，引起肌挛缩。

肌炎是整个肌肉的急性炎症，症状为疼痛、对压痛极敏感、肿胀、运动障碍并疼痛。如未治疗，可使肌肉产生骨化。血沉加快。表面皮肤可肿胀及充血。引起肌炎的原因为局部感染、创伤、蜂窝织炎、对肌肉本身或其邻近的激惹等。肌肉持续过度负荷也是引起原因之一。

肌痉挛时，以低浓度（0.5%）普鲁卡因注射于局部可以缓解；但在肌炎时，任何注射皆不能耐受，且无益，应注意。

纤维肌痛罕见，为一综合征，又名肌筋膜炎或肌纤维炎，特征与肌筋膜疼痛综合征基本相同。但本病可发生于身体各负重肌肉，而后者发生于局部，如颌骨、颈部或下腰部。故本病的压痛点在身体各部均有。

结缔组织病，如红斑狼疮、硬皮病、舍格伦（Sjogren）综合征、动脉炎、类风湿关节炎等，也可累及肌肉而产生疼痛。特征为肌肉或关节滑膜有慢性炎症、压痛及疼痛。通过临床及实验室检查，诊断应不困难。

肌筋膜疼痛综合征（myofascial pain syndrome，MRS），又名肌筋膜痛、肌筋膜疼痛功能紊乱综合征等，是最常见的慢性肌痛，其诊断标准有以下几点。

（1）骨骼肌、肌腱或韧带有呈硬条状的压痛区，即扳机点。

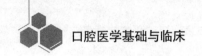

（2）疼痛自扳机点牵涉至他处，发生牵扯痛的部位相当恒定，见表2-1。

表2-1　肌筋膜扳机点及面部疼痛部位

疼痛部位	扳机点位置	疼痛部位	扳机点位置
颞下颌关节	咬肌深部	颏部	胸锁乳突肌
	颞肌中部	牙龈	咬肌浅部
	颞肌深部		翼内肌
	颞肌外侧部	上切牙	颞肌前部
	翼内肌	上尖牙	颞肌中部
	二腹肌	上前磨牙	颞肌中部
耳部	咬肌深部		咬肌浅部
	翼外肌	上磨牙	颞肌后部
	胸锁乳突肌	下磨牙	斜方肌
颌骨部	咬肌浅部		胸锁乳突肌
	斜方肌	下切牙	咬肌浅部
	二腹肌		二腹肌前部
	翼内肌	口腔、舌、硬腭	翼内肌
颊部	胸锁乳突肌		二腹肌
	咬肌浅部	上颌窦	翼外肌

（3）刺激活动的扳机点所产生的牵扯性痛可反复引出。所谓活动的扳机点是指该区对触诊高度敏感并引起牵扯性痛。潜在性扳机点一词则用以指该区亦敏感，但刺激时不产生牵扯性痛。

对MPS的争论甚多，上述可作为在鉴别诊断时的参考。

七、炎症性疼痛

包括窦腔炎症，牙髓炎，根尖炎，各种间隙感染等。其中上颌窦炎疼痛部位主要在上颌部。因分泌物于夜间积滞，故疼痛在晨起时较重。起床后分泌物排出，疼痛缓解。弯腰低头时由于压力改变，可加重疼痛；抬头时好转。上颌窦前壁处有压痛，有流涕、鼻塞等症状，上颌窦穿刺可吸出脓液。

八、颈椎病

颈椎病可以直接引起头及面部疼痛，但更常见的是引起肌肉的紊乱而产生直接的疼痛或牵扯性痛。

颈椎病包括椎间盘、椎体骨关节及韧带等的疾患。常可产生头痛，有时为其唯一表现。头痛多在枕颈部，有时扩散至额部及颞部，或影响两侧，或在一侧。多为钝痛。疲劳、紧张、看书、颈部活动等使之加重。肩臂部疼痛、麻木、活动受限、X线片所见等有助于诊断。

九、颌骨疼痛

骨膜有丰富的感觉神经，对压力、张力等机械性刺激敏感，可产生相当剧烈的疼痛。颌骨疼痛与面部疼痛甚易混淆，在鉴别诊断时应注意。

引起颌骨疼痛的原因很多，炎症，如急性化脓性骨髓炎、骨膜炎等。

颌骨的一些骨病在临床上亦有骨痛表现，其较常见者有甲状旁腺功能亢进、老年性骨质疏松、骨质软化、畸形性骨炎、骨髓瘤等。其他的骨病及骨肿瘤在压迫或浸润神经，或侵及骨膜时，也可引起疼痛。

十、灼性神经痛

头颈部的灼性神经痛少见，引起烧灼样痛并有感觉过敏。病因为创伤，包括手术创伤，可能成为非典型性面部疼痛的原因之一。曾有文献报道发生于多种面部创伤之后，包括拔除阻生第三磨牙、枪弹伤及头部创伤。临床特征为烧灼样疼痛，部位弥散而不局限；该部皮肤在压迫或轻触时发生疼痛（感觉过敏），或有感觉异常；冷、热、运动及情绪激动可使疼痛产生或加剧；皮肤可有局部发热、红肿或发冷、发绀等表现，为血管舒缩障碍引起。活动、咀嚼、咬𬌗关系失调、打哈欠等引起及加剧疼痛；松弛可缓解疼痛。

在诊断上，以局部麻醉药封闭星状神经节如能解除疼痛，则诊断可以成立。

十一、癌性疼痛

癌症疼痛的全面流行病学调查尚少报道。Foley 等（1979 年）报道不同部位癌痛发生率，口腔癌占80%，居全身癌痛发生率第二位。北京大学口腔医院调查了 208 例延误诊治的口腔癌患者，因忽视疼痛的占 27%，仅次于因溃疡延误的。其原理是癌浸润增长可压迫或累及面部的血管、淋巴管和神经，造成局部缺血、缺氧，物质代谢产物积蓄，相应组织内致痛物质增加，刺激感觉神经末梢而致疼痛，尤其舌根癌常常会牵涉到半侧头部剧烈疼痛。

第六节　腮腺区肿大

引起腮腺区肿大的原因很多，可以是腮腺本身的疾病，也可以是全身性疾病的局部体征，也可以是非腮腺的组织（如咬肌）的疾病。腮腺区肿大相当常见，应对其做出准确诊断。

从病因上，可以将腮腺区肿大分为 5 种。

（1）炎症性腮腺肿大其中又分为感染性及非感染性二类。

（2）腮腺区肿瘤及类肿瘤病变。

（3）症状性腮腺肿大。

（4）自身免疫病引起的腮腺肿大。

（5）其他原因引起的腮腺肿大。

诊断时，应根据完整的病史与临床特点，结合患者的具体情况进行各种检查，例如腮腺造影、唾液流量检查、唾液化学分析、放射性核素扫描、活组织检查、实验室检查、超声波检查等。

腮腺区肿大最常见的原因是腮腺的肿大，故首先应确定是否腮腺肿大。在正常情况下，腮腺区稍呈凹陷，因腮腺所处位置较深，在扪诊时不能触到腺体。腮腺肿大的早期表现，是腮腺区下颌升支后缘后方的凹陷变浅或消失，如再进一步肿大，则耳垂附近区向外隆起，位于咬肌浅层部的腮腺浅叶亦肿大。颜面水肿的患者在侧卧后，下垂位的面颊部肿胀，腮腺区亦肿起，应加以鉴别。此种患者在改变体位后，肿胀即发生改变或消失。

以下分别简述鉴别诊断。

一、流行性腮腺炎

为病毒性感染，常流行于春季，4～5 月为高峰。以 6～10 岁儿童为主，2 岁以前少见，有时亦发生于成人。病后终身免疫。患者有发热、乏力等全身症状。腮腺肿大先表现于一侧，4～5 日后可累及对侧，约 2/3 患者有双侧腮腺肿大。有的患者可发生下颌下腺及舌下腺肿大。腮腺区饱满隆起，表面皮肤紧张发亮，但不潮红，有压痛。腮腺导管开口处稍有水肿及发红，挤压腮腺可见清亮的分泌液。血常规白细胞计数正常或偏低。病程约 1 周。

二、急性化脓性腮腺炎

常为金黄色葡萄球菌引起，常发生于腹部较大外科手术后；也可为伤寒、斑疹伤寒、猩红热等的并发症；也见于未得控制的糖尿病、脑血管意外、尿毒症等。主要诱因为机体抵抗力低下、口腔卫生不良、摄入过少而致涎液分泌不足等，细菌经导管口逆行感染腮腺。

主要症状为患侧耳前下突然发生剧烈疼痛，后即出现肿胀，局部皮肤发热、发红，并呈硬结性浸润，

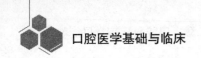

触痛明显。腮腺导管口显著红肿，早期无唾液或分泌物，当腮腺内有脓肿形成时，在管口有脓栓。患者有高热、白细胞计数升高。腮腺内脓肿有时可穿透腮腺筋膜，向外耳道、颌后凹等处破溃。

三、慢性化脓性腮腺炎

早期无明显症状，多因急性发作或反复发作肿胀而就诊。发作时腮腺肿胀并有轻微肿痛、触痛，导管口轻微红肿，压迫腺体有"雪花状"唾液流出，有时为脓性分泌物。造影表现为导管系统部分扩张、部分狭窄而似腊肠状；末梢部分呈葡萄状。

四、腮腺区淋巴结炎

又称假性腮腺炎，是腮腺包膜下或腺实质内淋巴结的炎症。发病慢，病情轻，开始为局限性肿块，以后渐肿大，压痛。腮腺无分泌障碍，导管口无脓。

五、腮腺结核

一般为腮腺内淋巴结发生结核性感染，肿大破溃后累及腺实质。常见部位是耳屏前及耳垂后下，以肿块形式出现，多有清楚界限、活动。有的有时大时小的炎症发作史，有的肿块中心变软并有波动。如病变局限于淋巴结，腮腺造影表现为导管移位及占位性改变；如已累及腺实质，可见导管中断，出现碘油池，似恶性肿瘤。术前诊断有时困难，常需依赖活组织检查。

六、腮腺区放线菌病

常罹患部位为下颌角及升支部软组织以及附近颈部。肿块，极硬，与周围组织无清晰界限，无痛。晚期皮肤发红或暗紫色，脓肿形成后破溃，形成窦道，并此起彼伏，形成多个窦道。脓液中可发现"硫磺颗粒"。如咬肌受侵则有开口困难。根据症状及活组织检查（有时需做多次）可确诊。腮腺本身罹患者极罕见。

七、过敏性腮腺炎

有腮腺反复肿胀史。发作突然，消失亦快。血常规检查有嗜酸性粒细胞增多。用抗过敏药或激素可缓解症状。患者常有其他过敏史。由于与一般炎症不同，也被称为过敏性腮腺肿大。

药物（如含碘造影剂）可引起本病，多在造影侧发生。含汞药物，如胍乙啶、保泰松、长春新碱等，也可引起。腮腺及其他唾液腺可同时出现急性肿胀、疼痛与压痛。

八、腮腺区良性肿瘤

以腮腺多形性腺瘤最常见。多为生长多年的结节性中等硬度的肿块。造影表现为导管被推移位。此外，血管畸形（海绵状血管瘤）、神经纤维瘤、腺淋巴瘤等亦可见到。

九、腮腺区囊肿

腮腺本身的囊肿罕见。有时可见到第一鳃裂囊肿和第二鳃裂囊肿。前者位于腮腺区上部，与外耳道相接连；后者常位于腮腺区下部，下颌角和胸锁乳突肌之间。此等囊肿易破裂而形成窦道。

十、腮腺恶性肿瘤

腮腺本身的恶性肿瘤不少见，各有其特点，如遇生长较快的肿块，与皮肤及周围组织粘连，有局部神经症状，如疼痛、胀痛，或有面神经部分受侵症状；造影显示导管系统中断和缺损，或出现碘油池。均应考虑恶性肿瘤。

全身性恶性肿瘤，如白血病、霍奇金病等，亦可引起腮腺肿大，但罕见。

十一、嗜酸性粒细胞增多性淋巴肉芽肿

为良性慢性腮腺区肿块，可时大时小。肿区皮肤瘙痒而粗糙，末期血常规嗜酸性粒细胞增多，有时可伴有全身浅层淋巴结肿大。

十二、症状性腮腺肿大

多见于慢性消耗性疾病，如营养不良、肝硬化、慢性酒精中毒、糖尿病等，有时见于妊娠期及哺乳期。腮腺呈弥散性均匀肿大，质软，左右对称，一般无症状，唾液分泌正常。随全身情况的好转，肿大的腮腺可恢复正常。

十三、单纯性腮腺肿大

多发生在青春期男性，亦称青春期腮腺肿大。多为身体健康、营养良好者。可能为生长发育期间某种营养成分或内分泌的需要量增大造成营养相对缺乏，而引起腮腺代偿性肿大。肿大多为暂时的，少数则因肿大时间过久而不能消退。

另外，肥胖者或肥胖病者因脂肪堆积，亦可形成腮腺肿大。

十四、舍格伦（Sjogren）综合征

舍格伦综合征主要有三大症状，即口干、眼干及结缔组织病（最常为类风湿关节炎）。如无结缔组织病存在，则被称为干燥综合征。约有1/3的患者有腮腺肿大，或表现为弥散性肿大，或呈肿块样肿大。根据临床表现、腮腺流量检查、唇腺活检、腮腺造影、放射性核素扫描、实验室检查等的发现，诊断应无困难。

十五、咬肌良性肥大

可发生于单侧或双侧，原因不明。单侧咬肌肥大可能与偏侧咀嚼有关。无明显症状，患者主诉颜面不对称。检查时可发现整个咬肌增大，下颌角及升支（咬肌附着处）亦增大。患者咬紧牙齿时，咬肌明显可见，其下方部分突出，似一软组织肿块。

十六、咬肌下间隙感染

典型的咬肌下间隙感染常以下颌角稍上为肿胀中心，患者多有牙痛史，特别是阻生第三磨牙冠周炎史。有咬肌区的炎性浸润，严重的开口困难等。腮腺分泌正常。

十七、黑福特（Heerfordt）综合征

或称眼色素层炎，是以眼色素层炎、腮腺肿胀、发热、脑神经（特别是面神经）麻痹为特点的一组症状。一般认为是结节病的一个类型。结节病是一种慢性肉芽肿型疾病，如急性发作，并同时在眼和腮腺发生，称之为黑福特综合征，其发生率占结节病的 3% ~ 5%。

多见于年轻人，约65% 在30岁以下。眼部症状，如虹膜炎或眼色素层炎，常发生于腮腺肿大之前，单眼或双眼先后或同时发生并反复发作，久之可致失明。患者可有长期低热。有单侧或双侧腮腺肿大，较硬，结节状，无痛。肿胀病变从不形成化脓灶，可消散，亦可持续数年。可有严重口干。面神经麻痹多在眼病及腮腺症状后数日至 6 个月出现。其他神经，如喉返神经、舌咽神经、展神经等的麻痹症状，亦偶有发现。

第三章　龋　病

一、概述

　　龋病是一种以细菌为主要病原，多因素作用下的，发生在牙齿硬组织的慢性、进行性、破坏性疾病。龋的疾病过程涉及多种因素，现代研究已经证明牙菌斑中的致龋细菌是龋病的主要病原。致龋细菌在牙菌斑中代谢从饮食中获得的糖或碳水化合物生成以乳酸为主的有机酸，导致牙齿中的磷灰石结构脱矿溶解。在蛋白酶进一步的作用下，结构中的有机物支架遭到破坏，临床上表现为牙齿上出现不能为自体修复的龋洞。如果龋洞得不到及时的人工修复，病变进一步向深层发展，可以感染牙齿内部的牙髓组织，甚至进入根尖周组织，引起更为严重的机体的炎症性病变。

　　根据近代对龋病病因学的研究成果，一般将龋病定义为一种与饮食有关的细菌感染性疾病。这一定义强调了细菌和糖在龋病发病中的独特地位。然而，从发病机制和机体的反应过程来看，龋病又不完全等同于发生在身体内部的其他类型感染性疾病。

　　早期的龋损，仅表现为一定程度的矿物溶解，可以没有牙外形上的缺损，更没有临床症状，甚至在一般临床检查时也不易发现。只有当脱矿严重或形成窝洞时，才可能引起注意。若龋发生在牙的咬合面或唇颊面，常规临床检查时可以见到局部脱矿的表现，如牙表面粗糙、呈白垩状色泽改变。若病变发生在牙的邻面，则较难通过肉眼观察发现。临床上要借助探针或其他辅助设备，如 X 线照相，才可能发现发生在牙邻面的龋。龋的早期常无自觉症状，及至出现症状或发现龋洞的时候，往往病变已接近牙髓或已有牙髓病变。

二、流行病学特点

　　1. 与地域有关的流行特点　龋病是一种古老的疾病，我国最早关于龋病的记载可以追溯到三千年前的殷墟甲骨文中。但近代龋病的流行并引起专业内外人士的广泛注意，主要是在欧美国家。20 世纪初，随着食品的精化，一些西方国家的龋病患病率几乎达到了人口的 90% 以上，严重影响人民的身体健康和社会经济生活。那时，由于高发病地区几乎全部集中在发达国家和发达地区，有西方学者甚至将龋病称为"现代文明病"。用现在的知识回顾分析当时的情况，可以知道，这些地区那时候之所以有那么高的龋发病率，是与当时的高糖饮食有关的。过多的摄入精制碳水化合物和不良的口腔卫生习惯是龋病高发的原因。到了近代，西方国家投入了大量资金和人力对龋齿进行研究。在逐步认识到了龋病的发病原因和发病特点的基础上，这些国家逐步建立了有效的口腔保健体系、采取了有效的口腔保健措施，从而使龋病的流行基本得到了控制。目前，在一些口腔保健体系健全的发达国家和地区，无龋儿童的比例超过了70%。然而，经济和教育状况越来越影响口腔保健和口腔健康的程度。在欠发达的地区和国家，由于经济和教育水平低，口腔保健知识普及率低，口腔保健措施得不到保障，龋病的发病率仍保持在较高的水平，并有继续上升的趋势。目前，世界范围内，龋病发病正在向低收入、低教育人群和地区转移。现在没有人再会认为龋病是"现代文明病"了。

2. 与年龄有关的流行特点　流行病学的研究表明，人类龋病的发病经历几个与年龄有关的发病高峰。这些与年龄有关的发病高峰，主要与牙齿的萌出和牙齿周围环境的变化有关。乳牙由于矿化程度和解剖上的特殊性（如窝沟多而深）更容易患龋；初萌的牙由于矿化尚未成熟更容易患龋，窝沟龋也多在萌出后的早期阶段发生。这样形成了一个 6 ~ 12 岁的少年儿童龋病的发病高峰。龋的危害在这个阶段表现得最为突出。由于这一特点，有学者甚至认为，龋病主要是一种儿童病。然而，龋病的发生实际是贯穿人的一生的。尤其到了中年以后，由于生理和病理的原因，牙根面暴露的机会增加，牙菌斑在根面聚集的机会增加，如果得不到有效的清洁，患龋的机会就会增加，因此形成了中老年根龋的发病峰期。这种与年龄有关的发病高峰可以通过大规模的流行病学调查发现，主要与牙齿的发育、萌出、根面暴露和口腔环境随年龄的改变有关。

3. 与饮食有关的流行特点　人的饮食习惯因民族和地区而异。然而，随着食品加工业的发展，不分地区和种族，人类越来越多地接触经过精细加工的食品。西方人较早接触精制碳水化合物，饮食中摄入蔗糖的量和频率普遍较高。在以往缺少口腔保健的情况下，他们的龋患病率自然很高。而我国的西藏和内蒙古自治区，食物中的纤维成分多，蔗糖摄入少，人的咀嚼功能强，自洁力强，龋的患病率就低。人类饮食的结构并不是一成不变的。近代的西方国家由于认识到龋与饮食中碳水化合物尤其是蔗糖的关系，开始调整饮食结构和进食方法，已经收到了十分显著的防龋效果。然而在大量发展中国家，随着经济的发展，文化和饮食的精化和西化，人对糖的消耗量增加，如果缺乏良好的口腔卫生教育，缺乏有效的口腔卫生保健措施和保健体系，龋齿的发病率则会显著增加。

4. 与教育和经济状况有关的流行特点　经过百年的研究，人们对龋病的发病过程已经有了较为清晰的认识，具备了一系列有效的预防和控制手段。但这些知识的普及与人们受教育的程度和可以接受口腔保健措施的经济状况密切相关。在发达国家，多数人口已经享受到了有效的口腔医学保健所带来的益处，所以整个人口的患龋率降低，龋病的危害减少。但即使在这样的国家仍有部分低收入人群和少数民族获益较少。世界范围内，患龋者正在向低收入和受教育程度低的人群转移，这已经成为比较突出的社会问题。对于发展中国家来说，经济开放发展的同时，必须注意相应健康知识的普及和保健预防体系的建立。

三、龋对人类的危害

龋齿的危害不仅局限在受损牙齿本身，治疗不及时或不恰当还可导致一系列继发病症。由龋齿所引发的一系列口腔和全身问题，以及由此对人类社会和经济生活的长远影响是无论如何都不应该忽略的。

患了龋病，最初为患者本人所注意的常是有症状或可见牙齿上明显的缺损。轻微的症状包括食物嵌塞或遇冷遇热时的敏感症状。当主要症状是持续的疼痛感觉时，感染多已波及牙髓。多数患者是在牙齿发生炎症，疼痛难忍，才不得不求医的。这时候已经不是单纯的龋病了，而可能是发生了牙髓或根尖周围组织的继发病变。在口腔科临床工作中，由龋病导致牙髓炎和根尖周炎而就诊的患者占了很大的比例，有人统计可占综合口腔科的 50% 以上，也有人报告这些患者可占因牙痛就诊的口腔急诊患者人数的 70%以上。急性牙髓炎和根尖周炎可以给患者机体造成很大痛苦，除了常说的牙疼或牙敏感症状外，严重的根尖周组织感染若得不到及时控制，还可继发颌面部的严重感染，甚至危及生命。慢性的根尖周组织的感染实际上是一种存在于牙槽骨中的感染病灶，也可以成为全身感染的病灶。龋齿得不到治疗，最终的结果必然是牙齿的丧失。要恢复功能则必须进行义齿或种植体的修复。如果对早期丧失的牙齿不及时修复还会形成剩余牙齿的排列不齐或咬合的问题。严重时影响美观和功能，不得不通过正畸的方法予以矫正。另一方面，不适当的口腔治疗可能造成新的龋病危险因素。在龋齿有关的后续一系列治疗中（如义齿修复、正畸治疗），口腔环境可能发生一些更加有利于龋齿发生的改变，如不恰当的修复装置可能破

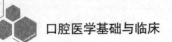

坏正常的口腔微生态环境，进一步增加患者患龋病和牙周病的危险性。

龋及其有关疾病对身体健康的影响是显而易见的，但对人类社会生活和经济生活的长远影响却往往被忽略。由于龋的慢性发病特征，早期常不被注意。一旦发生症状，则需要较复杂的治疗过程和较多的治疗费用。人有 28 ~ 32 颗牙齿，相关治疗的费用在任何时候、任何地点都是很大的。如果将社会和个人花在龋齿及其继发病症的治疗和预防的费用总量与任何一种单一全身疾病的费用相比较，人们就会发现，龋病不仅是一个严重影响人类健康的卫生问题，还可能是一个重要的经济问题，甚至引起严重的社会问题。或许这就是世界卫生组织曾将龋病列在肿瘤和心血管疾病之后，作为影响人类健康的第三大疾病的理由之一。

第一节 龋 的 病 因

牙齿硬组织包括牙釉质、牙本质、牙骨质，是高度矿化的组织。牙齿硬组织离开人体是最不易被微生物所破坏的组织，但在体内则恰恰相反，是最容易被破坏且不能再生的组织，关于龋病的病因，尽管迄今尚不能宣布龋病的病原已经完全清楚，也没有十分完整和肯定的病因学理论，但已有的科学证据和临床实践越来越支持化学细菌致龋的理论。化学细菌致龋理论是目前应用最广的病因学理论。

一、化学细菌致龋理论

很早就有人提出："酸致牙齿脱矿与龋形成有关。"但在相当一段时间并没有实验依据证明这种推测。直至 100 多年前，W.D.Miller 通过一系列微生物学实验，证明了细菌代谢碳水化合物（或糖）产酸，酸使矿物溶解，并形成类似临床上早期釉质龋的白垩样变，提出了著名的"化学细菌学理论"，又称"化学寄生学说"。Miller 提出上述学说主要依据的是体外的脱矿实验，包括以下几点。

（1）将牙齿放在混有糖或面包和唾液的培养基中孵育，观察到牙齿脱矿。

（2）将牙齿放在混有脂肪和唾液，不含糖的培养基中孵育，未见牙齿脱矿。

（3）将牙齿放在混有糖或面包和唾液中的培养基中，煮沸后再孵育，未见牙齿脱矿。

与此同时，Miller 从唾液和龋损部位中分离出多种产酸菌。Miller 认为，龋可分为两个阶段，第一阶段是细菌代谢糖产酸，酸使牙齿硬组织溶解；第二阶段是细菌产生的蛋白酶溶解牙齿中的有机物。目前，已有多种方法可以在体内或体外形成类似早期龋脱矿的龋样病损（caneslike lesion or carious lesion）。但是迄今为止，由于釉质中有机物含量极低，还没有足够的证据能够说明釉质在龋损过程有蛋白溶解的过程。

Miller 的学说基本主导了过去 100 年来的龋病病因和预防研究。甚至可以说，近代龋病病因学的发展均没有超出这一学说所涉及的范围。近代龋病学的主要发展即对致龋微生物的认定，确定了龋是一种细菌感染性疾病。这一认识形成于 20 世纪 50 年代。1955 年 Orland 等学者的经典无菌和定菌动物实验，一方面证实了龋只有在微生物存在的情况下才能发生，同时也证明了一些特定的微生物具有致龋的特征。在随后的研究中，研究者进一步证明了只有那些易于在牙面集聚生长并具有产酸和耐酸特性的细菌才可称为致龋菌。进而，一系列研究表明变形链球菌是非常重要的致龋菌。一部分学者乐观地认为，龋是由特异性细菌引起的细菌感染性疾病。由此引发了针对主要致龋菌变形链球菌的防龋疫苗研究。但是近代的研究表明，龋病形成的微生态环境十分复杂，很难用单一菌种解释龋发生的过程。更为重要的是，人们已经发现，所有的已知致龋菌总体来讲又都是口腔或牙面上的常驻菌群，在产酸致龋的同时，还可能担负维持口腔生态平衡的任务。

从病原学的角度来看，将龋病定义为细菌感染性疾病是正确的，但龋病的感染过程和由此激发的机体反应并不完全等同于身体其他部位的细菌感染性疾病。首先，细菌的致龋过程是通过代谢糖产生的有机酸实现的，而不是由细菌本身直接作用于机体或机体的防御体制。其次，龋病发生时或发生后并没有足够的证据表明机体的免疫防御系统有相应的抗病原反应。因此，通过抗感染的方法治疗或预防龋齿还有许多未知的领域和障碍。

另外，在龋病研究中有一个重要的生态现象不容忽视，即细菌的致龋作用不是孤立发生的，而必须是通过附着在牙表面的牙菌斑的微生态环境才能实现。甚至可以说，没有牙菌斑，就不会得龋齿。

二、其他病因学说

除了化学细菌学说之外还有众多其他致龋理论，可见于各类教科书尤其是早期的教科书。感兴趣的读者可以查阅相关的龋病学专著。比较重要的有蛋白溶解学说和蛋白溶解 – 螯合学说。

蛋白溶解学说起源于对病损过程的组织学观察。光学显微镜下观察发现，牙釉质中存在釉鞘、釉板等含有较多有机物的结构。有学者认为，龋发生的过程中，先有这些有机物的破坏，然后才是无机物的溶解。在获得一些组织学证据之后，Cottlieb 和 Frisbie 等学者在 20 世纪 40 年代提出了蛋白溶解学说。但今天看来，这一学说很难成立。首先，釉质中的有机物含量极低，即使在牙本质这样含有较多有机物的组织中，有机物也是作为矿化的核心被高度矿化的矿物晶体包绕，外来的蛋白酶如果溶解组织中的有机物必须先有矿物的溶解，才可能接触到内层的胶原蛋白。其次，电子显微镜的研究已经基本上否认了釉鞘、釉柱的实质性存在。研究表明，光学显微镜下看到的釉柱或柱间质只是晶体排列方向的变化，而无化学构成的不同。

蛋白溶解 – 螯合学说是 1955 年由 Schatz 和 Martin 提出的，他们提出："龋的发生是细菌生成的蛋白酶溶解有机物后，通过进一步的螯合作用造成牙齿硬组织溶解形成龋。"然而，这一学说只有理论，没有实验或临床数据支持，近代已很少有人提及。

三、龋病病因的现代理论

现代主要的龋病病因理论有三联因素或四联因素理论，后者是前者的补充，两者都可以认为是化学细菌致龋理论的继续和发展。

（一）三联因素论

1960 年，Keyes 作为一个微生物学家首先提出了龋病的三联因素论，又称"三环学说"。三联因素指致龋细菌、适宜的底物（糖）和易感宿主（牙齿和唾液）。三环因素论的核心是三联因素是龋病的必需因素，缺少任何一方都不足以致龋。其他因素都是次要因素，或者通过对必要因素的影响发挥致龋作用（图 3-1）。

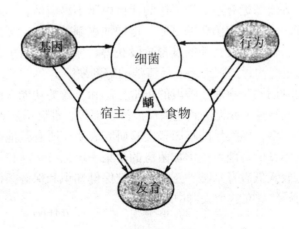

图 3-1 龋是多因素相关的疾病

1. 致龋细菌 黏附在牙面上，参与牙菌斑的形成并具有产生有机酸和其他致龋物质的能力，同时又具有能够在较低 pH 条件下生存和继续产酸的能力（耐酸）。细菌的代谢产物是造成牙齿硬组织破坏的因素，所以可以认为细菌是病原因素。目前对已知的致龋菌研究最多的是变形链球菌族，因为它能够合成多聚糖（主要是葡聚糖）。葡聚糖作为菌斑的基质，在牙菌斑的形成中起重要作用。而牙菌斑是细菌在牙面上赖以生存的生态环境，没有这样的环境，龋同样是不能发生的。研究较多的致龋细菌还有乳酸杆菌和放线菌。前者具有强的产酸和耐酸能力，在龋坏的组织中检出较多，一般认为在龋的发展中起重要作用；后者则参与根面菌斑的形成，与牙根龋的发生关系密切。

关于致龋菌的研究经历了一个多世纪。19 世纪末 Miller 的研究证明了细菌发酵产酸并提出了著名的化学细菌致龋学说。早期由于在龋坏部位发现较多的乳酸杆菌，乳酸杆菌作为致龋菌受到较多关注。及至 20 世纪 50 年代，通过动物实验证明了只有在细菌存在的情况下才能够发生龋，单一的细菌可以致龋。利用定菌鼠的方法，确定了一些细菌的致龋性。从 20 世纪 60 年代开始，由于发现了变链家族在利用蔗糖合成多聚糖中的作用，龋病病原学的研究更多地聚焦在变形链球菌和绒毛链球菌上。这一阶段的成果，极大地增加了人们对菌斑形成过程的了解。相当一段时间，口腔变异链球菌作为主要的致龋菌受到了广泛的重视和深入研究。许多学者乐观地希望通过防龋疫苗消灭龋齿。然而经过多年的努力，防龋疫苗的工作进展缓慢。主要的不是技术方面的问题，而是病原学上的问题，即目前的病原学研究尽管有大量的证据表明变异链球菌是口腔中最主要的致龋菌，但还不能够确定地认为它就是龋病发病中的特异致龋菌。既然龋尚不能肯定为是一种特异菌造成的疾病，这就无法估计针对某种特异细菌的疫苗所能产生的防龋效果的大小。由于防龋疫苗的使用是一项涉及面广，需要有相当投入的工作，如果事先对其预期效果和安全性没有科学的评估和预测，很难进入临床实验阶段。而没有临床实验的验证，防龋疫苗根本不可能进入临床应用。

近年的研究表明，除了前述的变链、乳杆和放线菌外，一组非变链类口腔链球菌在龋病的进展过程中起作用。可以认为非变链类链球菌有致龋能力，并可能在龋病的初始期起作用。

2. 适宜的底物（糖）　口腔中有许多细菌具有代谢糖产酸的功能。由于牙菌斑糖代谢生成的主要有机酸是乳酸，这些细菌又可称为产乳酸菌。产乳酸菌在生物界具有许多有益功能，如分解发酵乳类制品，有利于人类消化。口腔中产乳酸菌生成的乳酸，一方面在维持口腔生态平衡中可能存在有益的一面，另一方面如果得不到及时清除，在菌斑中滞留，则导致牙齿持续的脱矿，显然是不利的。一些口腔细菌具有利用糖合成多聚糖的功能，包括细胞内多糖和细胞外多糖。前者可以为细菌本身贮存能量，后者则作为菌斑的基质。在所有的糖类物质中，蔗糖最有利于细菌产酸和形成多糖，因此，蔗糖被认为具有最强的致龋性。糖的致龋性是通过局部作用产生的，不经口腔摄入不会致龋。但是，具有甜味作用的糖代用品，如木糖醇，经过细菌代谢时不产酸也不合成多糖，所以是不致龋的。

3. 易感宿主（牙齿和唾液）　牙齿自身的结构、矿化和在牙列中的排列，牙齿表面物理化学特性，唾液的质和量等多种因素代表了机体的抗龋力。窝沟处聚集的菌斑不易清除，窝沟本身常可能有矿化缺陷，因而更易患龋。排列不齐或邻近有不良修复体的牙齿由于不易清洁，菌斑易聚集，更易患龋。牙齿表面矿化不良或粗糙，增加了表面聚集菌斑的可能，也增加患龋的机会。牙齿自身的抗龋能力，包括矿化程度、化学构成和形态完善性，主要在牙的发育阶段获得。牙齿萌出后可以通过局部使用氟化物增加表层的矿化程度，也可以通过窝沟封闭剂封闭不易清洁的解剖缺陷。

机体抗龋的另一个重要的因素是唾液。唾液的正常分泌和有效的功能有助于及时清除或缓冲菌斑中的酸。唾液分泌不正常，如分泌过少或无法到达菌斑产酸的部位，都会增加患龋的机会。

与龋病发病的有关因素很多，但大量的临床和实验研究表明，所有其他因素都是与上述三联因素有关或通过上述因素起作用。不良的口腔卫生增加菌斑的聚集、增加有机酸在局部的滞留，是通过影响微生物的环节起作用的；而低收入低教育水准，意味着口腔保健知识和保健条件的缺少，影响对致龋微生物和致龋食物的控制，从而导致龋在这个人群中多发。

（二）龋的四联因素论

又称四环学说。20 世纪 70 年代，同样是微生物学家的 Newbrun 在三联因素的基础上加上了时间的因素，提出了著名的四联因素论。四联因素的基本点是：①龋的发生必须具备致龋菌和致病的牙菌斑环境。②必须具备细菌代谢的底物（糖）。③必须是在局部的酸或致龋物质聚积到一定浓度并维持足够的时间。④必须是发生在易感的牙面和牙齿上。应该说，四联因素论较全面地概括了龋发病的本质，对于指导进一步研究和预防工作起了很大的作用。但严格讲，无论是三联因素论还是四联因素论作为发病机制学说似乎更为合适，而不适合作为病因论。因为除了微生物之外，食物和牙齿无论如何不应归于病原因素中。

四、其他与龋有关的因素

如前节所述，致龋细菌、适宜的底物（糖）和易感宿主是三个最关键的致龋因素。然而，与龋有关的因素还有很多，龋是一种多因素的疾病。但是所有其他因素都是通过对关键因素的影响而发生作用的。

1. 微生物　致龋细菌具有促进菌斑生成、产酸和耐酸的能力，是主要的病原物质。除此之外，其他的微生物也可以对龋的发生和发展起作用。正常情况下口腔微生物处于一个生态平衡的状态。一些细菌可能本身不致龋，但却可以通过影响致龋菌对龋的过程产生作用。譬如：口腔中的血链球菌，本身致龋性很弱。血链球菌在牙面的优先定植，有可能减少变异链球菌在牙面的黏附和生长，进而减少龋的发生。另外一些非变链类链球菌产酸性不高，但对于维持牙菌斑的生存有作用，有助于龋的形成；或对产生的有机酸有缓冲作用，有助于龋的抑制。

2. 口腔保健　口腔保健包括有效的刷牙，去除菌斑和定期看医师。有效的口腔保健措施是减少龋齿的重要因素。

3. 饮食　食物中的碳水化合物是有机酸生成反应自底物，尤其是蔗糖，被认为是致龋因素，甚至认为是病因之一。根据细菌代谢食物的产酸能力，将食物可简单地分为致龋性食物和非致龋性食物。致龋性食物主要是含碳水化合物的食物和含糖的食物。根据糖的产酸性排列，依次是蔗糖、葡萄糖、麦芽糖、乳糖、果糖等。食物的致龋性还与食物的物理形态有关。黏性、易附着在牙面的，更有助于糖的作用。除了这些对致龋有作用的食物之外，剩下的多数应该是非致龋性的。关于抗龋性的食物，由于很难从实践中予以证实或检验，很少这样说。非致龋性食物多为含蛋白质、脂肪和纤维素的食物，如肉食、蔬菜等。一些食品甜味剂不具备碳水化合物与细菌代谢产酸的结构，不具备产酸性，因此不致龋，如木糖醇和山梨醇。

由于糖与龋的密切关系，预防龋齿必须控制糖的摄入。然而还应该认识到人类的生存需要充足的营养和能量。糖尤其是蔗糖是人类快速获取能量的重要来源。从营养学的角度，不可能将糖或碳水化合物从食谱中取消。唯一能做的是减少进食的频率、减少糖在口腔中存留的时间。

4. 唾液因素　唾液作为宿主的一部分，归于与龋有关的关键宿主因素。唾液的流量、流速和缓冲能力决定了对酸的清除能力，与龋关系密切。影响唾液流量的因素除了唾液腺损伤和功能障碍之外，还与精神因素等有关。

5. 矿物元素　牙齿的基本矿物组成是羟磷灰石，是磷酸钙盐的一种，主要成分为钙和磷。环境中的钙、磷成分有助于维护矿物的饱和度，有助于减少牙齿硬组织的溶解，还有助于再矿化发生。氟是与牙齿健康关系最密切的元素。人摄入了过量的氟可能导致氟牙症，严重的时候还会导致骨的畸形，成为氟骨症。但环境中微量的氟，如牙膏中的氟、口腔菌斑中的氟，则有利于抑制脱矿和增加再矿化的作用，达到预防龋的效果。其他和龋有关的元素多是与牙矿物溶解有关的元素，如锶、钼、镧元素，有抑制脱矿的作用，而镁、碳、硒元素有促进脱矿的作用。

6. 全身健康与发育　牙齿发育期的全身健康状况可以影响牙的发育和矿化，进而对牙齿对龋的易感性产生影响。

7. 家族与遗传　双生子的研究结果表明，人对龋的易感性极少与遗传有关，主要的是由环境因素决定的。但是遗传对龋相关的其他因素有明显的作用，如牙的形态包括窝沟形态，受遗传因素影响较大。而人的饮食习惯与家庭生活环境有关。

8. 种族　种族间龋患的差异主要来源于饮食习惯、卫生保健方式、社会文化教育方面的差异，与种族本身的差异不大。

9. 社会经济及受教育的程度　经济状态的差异决定了人接受教育、口腔保健知识和获得口腔保健措施的程度，因此与龋有关。

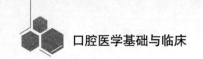

第二节 龋的发病过程和发病机制

龋齿的发病过程要经过牙菌斑形成、致龋菌在牙菌斑环境内代谢糖产酸形成多聚糖、酸使牙齿硬组织溶解成洞几个重要环节（图 3-2）。

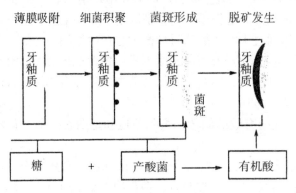

薄膜吸附　　细菌积聚　　菌斑形成　　脱矿发生

图 3-2 龋的发病过程

一、牙菌斑形成

牙菌斑指附着在牙表面的膜样物质，即牙表面生物膜，含有微生物（菌斑容量的 60% ~ 70%）、基质和水。细菌是牙菌斑微生物中的主体，基质主要由细菌分泌的多糖组成。其他成分包括细菌代谢生成的有机酸、来自唾液或龈沟液的成分等。

牙菌斑的形成开始于获得性膜的形成。获得性膜是牙面上沉积的唾液薄膜，其沉积机制类似静电吸附的作用，与牙表面的能量分布和唾液成分的结构有关。获得性膜的主要蛋白成分有糖蛋白、唾液蛋白、黏蛋白等。纯粹的唾液薄膜在光学显微镜下观察，是一种无细胞的均质结构。获得性膜可以在清洁后的牙面迅速形成并在数小时的时间内达到稳定的状态，且不易为一般的清洁措施清除。获得性膜的形成在很大程度上决定了牙面对细菌的吸引力。

几乎在获得性膜形成的同时，细菌就可以借其在牙面上黏附，并在其中生长、发育形成稳定的细菌菌落。细菌向获得性膜的黏附靠的是膜表面电荷间的吸引。最早借助获得性膜定居在牙面上的是球菌，而后才有其他菌类的黏附和生长。

黏附到牙面的细菌要经过生长、繁殖，同时吸聚其他细菌，才可能成为成熟的菌斑。细菌间的集聚可以借助各自膜表面的结构特征，相互吸引结合，更主要的是通过合成细胞外多糖尤其是不溶于水的多糖来完成。细菌利用蔗糖合成葡聚糖成为菌斑的基质，而一些细菌表面结合的葡糖基转移酶（GTF）对葡聚糖有很强的亲和力，从而形成了细菌集聚的基础。葡聚糖在细菌与牙面、细菌与细菌之间起桥梁作用，促进细菌对牙面获得性膜的黏附和细菌间的集聚，是菌斑成熟的关键成分。

早期形成的菌斑质地疏松，随着时间的延长，菌斑内部的细菌数量增多、密度增加、渗透性降低、有毒产物增加。一般认为 3 天后的菌斑中细菌种类、成分和密度基本恒定，为成熟菌斑。成熟菌斑深处接近牙面的部分常呈厌氧状态或兼性厌氧状态。

成熟的菌斑结构致密，渗透性减弱，成为相对独立的微生态环境，有利于细菌产酸，不利于酸的扩散和清除。菌斑中的液态环境称牙菌斑液，是牙齿硬组织溶解的液态环境。现代研究证明，龋齿只有在菌斑聚集的部位才可以发生，甚至可以说，没有菌斑，就不会得龋。

二、牙菌斑中的糖代谢

人进食时摄入的糖尤其是小分子的蔗糖、葡萄糖、果糖，可直接进入菌斑，为致龋细菌代谢利用。细菌在菌斑内的糖代谢包括分解代谢和合成代谢，还包括代谢生成的物质在菌斑内外的贮运。

1. 分解代谢 对于龋病有意义的是菌斑的无氧酵解过程。由于菌斑深层缺氧，细菌代谢糖主要通过无氧酵解过程，生成有机酸。菌斑和菌斑液中可以检测到甲酸、乙酸、乳酸、丙酸、琥珀酸、丙酮酸和丁酸等多种短链有机酸，但若干临床漱糖实验表明，糖代谢后增加最明显的是乳酸。菌斑中存在的其他有机酸很可能是乳酸进一步代谢的中间产物。乳酸的生成可以改变菌斑的 pH 值，增加菌斑液的脱矿能力。静止的状态下，菌斑中的 pH 在 6 左右，进食糖后可以在极短的时间内达到 5.0 以下。牙齿脱矿的临界 pH 为 5.5，是根据唾液中的平均钙磷水平确定的，即在此水平时，菌斑液保持过饱和状态的pH。在正常情况下，漱糖后菌斑的 pH 在 3 分钟即可达到临界 pH 以下的最低点，然后逐渐提高，并可以在 30 分钟左右恢复正常。但在特殊情况下，如唾液不能够及时进入菌斑，或唾液量整体减少时，漱糖后的菌斑 pH 可以较长时间保持在较低水平，如临界 pH 以下。

2. 合成代谢 包括细菌利用糖合成细胞内和细胞外两类多糖。细胞内多糖的合成是将细胞外的糖转化为细胞内多糖储存的过程。在外源性糖源缺乏时，细胞内多糖可以作为细菌生存和获取能量的来源。细胞外多糖的合成是细菌通过糖基转移酶的作用合成多聚糖的过程。形成的多聚糖有葡聚糖、果聚糖和杂聚糖，是菌斑基质的主要成分。

细菌合成多糖的能力靠其内在的酶系统，与致龋能力密切相关。

三、牙齿硬组织的脱矿机制

牙齿硬组织在口腔环境中的脱矿实际上是固态物质在不饱和的液态介质中的溶解过程，牙菌斑中的液态环境即牙菌斑液，是决定牙齿硬组织溶解的介质。在菌斑的饥饿情况下，菌斑液对牙齿矿物来说，基本是过饱和的。而在糖代谢后，菌斑液可以呈现对牙齿硬组织高度不饱和的状态。这种状态是牙齿溶解脱矿、形成龋的基础。

（一）基本化学条件

无论是在体内还是在体外，矿物溶解或沉积的基本物理化学条件是环境溶液中对于该种矿物的饱和状态。牙釉质、牙本质和牙骨质中的主要无机矿物成分为羟磷灰石，其基本分子成分是 $Ca_{10}(PO_4)_6(OH)_2$，在局部的环境溶液中必须满足下列条件：$(Ca^{2+})^{10}(PO_4^{3-})^6(OH^-)^2 < Ksp$，即溶液中的总活度积小于羟磷灰石的溶度积才可能发生矿物晶体的溶解；反之，则可能出现沉淀。上式左侧表示溶液中组成羟磷灰石成分各种离子的总活度积，Ksp 是羟磷灰石的溶度积常数，即在达到化学平衡条件下的溶液中各种离子的总活度积。根据实验的结果，牙釉质的溶度积常数在 10^{-55} 左右。在牙齿硬组织发育矿化时，基质蛋白除作为晶体成核的中心或模板外，还起着调节局部环境化学成分的作用，使之有利于晶体的沉积或溶解。

（二）脱矿和再矿化

龋齿在形成过程中，要经过牙菌斑形成，细菌聚集，利用底物产酸，酸使牙齿脱矿等过程。在这一系列过程中，最重要最具实际意义的步骤是牙齿矿物成分的脱矿或溶解。由于口腔菌斑环境的不断变化，牙齿早期龋的过程不是一个连续的脱矿过程，而是一个动态的脱矿与再矿化交替出现的过程。

1. 从物理化学机制方面认识牙齿的脱矿与再矿化过程 我们可以将牙齿看作简单的由羟磷灰石 [化学式为 $Ca_{10}(PO_4)_6(OH)_2$] 组成的固态物质。作为固体的牙齿，在正常的口腔环境下是不会发生溶解或脱矿的。这一方面是由于组成牙齿的矿物在化学上是十分稳定的，另一方面是由于牙齿周围的液态环境（唾液）含有足够量的与牙齿矿物有关的钙、磷成分，对于牙齿矿物是过饱和的。

然而在龋的情况下，牙面上首先必须存在足够量的菌斑。牙菌斑由于其独特的结构和成分，其液体环境（菌斑液）是相对独立的，在唾液无法达到的区域尤其明显。牙菌斑含致龋细菌，在糖代谢时可以产生大量有机酸，改变菌斑液中钙、磷的活度（有效离子浓度）的比例，使牙齿处于一种极度不饱和的液态环境中。这样，由于与牙表面接触的液态环境发生变化，即由正常的对矿物过饱和的唾液变成了对矿物不饱和的菌斑液，牙齿矿物溶解开始。这一过程的决定因素，或者说诱发这一过程的动力是菌斑液对牙齿矿物的饱和度降低，即由饱和状态变为不饱和状态。

关于菌斑液中对牙釉质矿物饱和度（DS）的概念，为简单起见，可以用下式表示：

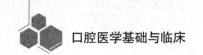

$$DS=（Ca^{2+}）^5（PO_4^{3-}）^3（OH）/Ksp$$

Ksp，代表牙釉质中磷灰石的溶度积常数。DS =1，意味着固 – 液处于一种平衡状态，既不会有脱矿也不会有再矿化。DS<1，表明液体环境中对牙齿矿物是不饱和的，可能诱发脱矿。DS >1，表明液体环境中对牙齿矿物是过饱和的，可能促进再矿化。无论是唾液还是牙菌斑液，在没有接触任何糖类物质并产酸时，都处于一种过饱和的状态。

2. 从化学动力学的角度看　无论脱矿还是再矿化过程都可以是简单的热动力学现象，涉及晶体表面反应和物质转运两个过程。

（1）控制晶体表面反应速率的因素是矿物饱和度。对于脱矿过程来说，饱和度越低，则脱矿速率越大。但对于再矿化来说，则比较复杂。首先，再矿化形成羟磷灰石所需的饱和度范围很窄。过度的饱和状态常常会诱发自发性沉淀，形成其他类型的不定型的非晶体状态的磷酸钙盐。有机物在脱矿晶体表面的附着也会限制矿物的再沉积。另外，唾液中一些固有的蛋白成分也有抑制晶体形成的作用。

（2）反应物质在牙齿组织中的转运又称为扩散过程，扩散的动力来自界面两侧的浓度梯度。脱矿时，一方面氢离子或其他酸性物质需扩散进入牙齿内部的晶体表面，另一方面溶解的物质需要从牙齿内部晶体表面的反应部位扩散出来。这样，扩散的速率在一定程度上控制着脱矿速率。而再矿化时，反应物质扩散进入脱矿组织之后，常先在接近表面的组织中沉积，从而限制了反应物质向深部组织的扩散。因此，再矿化很难是一个完全的脱矿过程的逆反应过程。

第三节　龋的临床分类、诊断与鉴别诊断

一、临床分类与诊断

（一）按病变侵入深度的分类与诊断

根据龋坏的深度分类，是最常用的临床分类方法，简单、可操作性强，有利于临床治疗方法的选择。这里，龋作为诊断名词，特指已经形成龋洞但又无牙髓临床病变的状况。临床上分为浅龋、中龋、深龋。但是，浅中深三级之间临床上并没有一个十分清楚的界限。

1. 浅龋　发生在牙冠部牙釉质或根面牙骨质。可以发生在牙的各个牙面，发生在牙冠部，龋的范围局限在牙釉质层，无明显临床症状。龋发生在邻面时，一般可用探针在探诊时发现，或在拍 X 线片时发现。发生在咬合面窝沟的浅龋，多在探诊时发现。洞口可有明显的脱矿或着色，洞底位于釉质层，用探针探查可以探到洞底，卡探针，质软。发生在牙根面的浅龋，多见于中老年人牙根暴露的情况。表面可呈棕色，质软，探查时可以感觉表面粗糙。浅龋时，一般患者很少有自觉症状，多数是在常规检查时发现。

2. 中龋　病变的前沿位于牙本质的浅层。临床检查时可以看到或探到明显的龋洞，或在 X 线照相时发现。由于牙本质具有小管样的结构，小管内有小管液，受到刺激后可以向牙髓传导，或直接通过埋在牙本质中的成牙本质细胞胞浆突传至牙髓，引起相应的牙髓反应，如形成修复牙本质。

中龋时，患者多有自觉症状。主要表现为冷或热的食品进入窝洞，刺激窝洞引起的一过性敏感症状。有一部分患者，龋损发展缓慢，由于修复性牙本质的形成，可无明显临床症状。临床温度诊和牙髓活力测试时，患牙的反应应该是与正常的对照牙类似。

中龋的诊断要结合患者的牙龄，考虑牙本质的厚度和致密度，处理时应有所区别。刚萌出的牙齿，牙本质小管粗大、渗透性强，病变发展快，修复性牙本质量少，病变距正常牙髓的距离短，即使观察到的病变位于釉牙本质界的下方，其临床症状也会比较明显，处理时仍应特别注意护髓。而发生在中老年人的中龋，常有较多的修复牙本质形成，牙本质小管矿物密度高、渗透性弱，对刺激的反应也较弱。

3. 深龋　病变进展到牙本质深层，临床上可观察到明显的龋洞，患者有明显遇冷热酸甜的敏感症状，也可有食物嵌塞时的短暂疼痛症状，但没有自发性疼痛。探诊时敏感，去净腐质后不露髓。常规温度诊检查时反应正常。

发生在点隙沟裂处的深龋，有时临床上仅可见窝沟口的小洞，但墨浸样改变的范围较大，提示牙本

质的病变范围很大。拍咬合翼 X 线片可显示病变范围，但较实际病变范围要小。有时病变沿着釉牙本质界发展，内部病变范围很大，但外部表现很轻。

以上按病变侵入深度的分类方法，有利于临床诊断治疗时使用。但确定治疗方案时，还应同时考虑病变进展的速度，患牙的牙龄等因素。

临床检查记录时，有时也可采取流行病学调查时的记录方法，即五度分类法。其中 I、II、III 度相应为浅、中、深龋，IV 度龋则相应为已出现自发痛症状或牙髓病变，发生在牙本质深层的龋，V 度龋则指患牙已为残冠或残根。

浅、中、深龋的分类方法多数是为了临床治疗的方便，如浅龋多数使用简单的充填治疗即可；中龋在保护牙髓的前提下也可进行充填治疗；而对于深龋则需要谨慎处理。除了要仔细鉴别牙髓状况之外，还要特别注意在治疗过程中保护牙髓。

在浅龋成洞之前，病变区仅表现为颜色的改变，而无牙体组织的明显缺损。常可见于牙的平滑面，擦去菌斑软垢之后，牙釉质表面可以是白垩色，也可以为棕色或褐色改变，但牙表面连续性正常。由于受累牙齿仅有部分脱矿和色泽改变，而没有成洞，此时一般不需手术干预。有人也将这种情况称为早期釉质龋，认为可以通过去除病因和再矿化治疗停止病变发展。对于不易判断的窝沟早期龋或可疑龋，应随访，定期检查，一旦发展成洞，则必须进行手术干预。

（二）按病变速度的分类与诊断

这种分类方法有利于对患者的整体情况综合考虑，有利于及时采取措施。

1. 急性龋 龋的发展速度可以很快，从发现到出现牙髓病变的时间可以短至数周。病变如发生在窝沟，可在窝沟底部沿釉牙本质界向两侧和牙本质深部发展，则形成临床上不易发现的隐匿性龋。病变部的牙本质质地较湿软，范围较广，容易以手用器械去除。由于进展速度快，可早期侵犯牙髓，就诊时可能已有牙髓病变。检查和诊断时要特别注意。由于发展速度快，病理上很难见到在牙髓腔一侧的修复性牙本质形成。

多发生在儿童和易感个体。儿童新萌出的牙结构比较疏松，尤其是牙本质中小管数目多，矿物成分少，有利于酸和细菌代谢物质的扩散。而另一方面，儿童期食糖不容易得到控制，口腔卫生的良好习惯没有养成，使局部的致龋力增强。窝沟发育的缺陷，如矿化不全、沟陡深、牙釉质缺如，都使病变发展迅速。成年人中当患有唾液分泌方面的问题，如分泌量过少时，则影响唾液的清洁缓冲功能，使局部菌斑的 pH 较长时间保持在一个低水平，致龋力相对加大，也可出现急性龋的情况。

2. 猛性龋（猖獗龋） 特殊类型的急性龋。表现为口腔在短期内（6～12 个月）有多个牙齿、牙面，尤其在一般不发生龋的下颌前牙甚至是切端的部位发生龋。可见于儿童初萌牙列，多与牙齿的发育和钙化不良有关，也可见于患者唾液腺功能被破坏或障碍时，如头颈部放疗后出现的龋损增加或患口干症时。有学者将由于头颈部放疗导致的猛性龋称为放射性龋。

3. 慢性龋 一般情况下龋呈现慢性过程、病变组织着色深、病变部位质地稍硬、不易用手用器械去除。多数情况下成年人发生的龋是这样。由于病程缓慢，在牙髓腔一侧可有较多的修复性牙本质形成。

4. 静止龋 由于致龋因素消失，已有的病变停止进展并再矿化。可见于发生在邻面的早期龋，如果相邻的患牙已拔除，患龋部位可以在口腔咀嚼时达到自洁，病变脱矿部位由于唾液的作用而再矿化。也见于磨牙患急性龋潜行发展时，使釉质失去支持，在咀嚼力的作用下破坏、崩溃、脱落，暴露的牙本质呈浅碟状，菌斑不能聚集，病变牙本质在唾液和氟化物的作用下再矿化，病变静止。临床检查时病变部位可以有轻度着色，但质地坚硬同正常组织或更硬，表面光亮。

（三）按病变发生的组织和部位分类与诊断

1. 釉质龋 发生在牙釉质的龋。由于牙釉质的主要成分是无机矿物磷灰石，脱矿是釉质龋的主要病理表现。正常釉质是半透明的，早期脱矿可以使釉质内部的结晶体光学性质发生变化，也可以使矿物含量降低，微孔增多，使早期釉质龋的光折射率发生变化，病变区呈白垩样色泽变化或呈位于釉质的浅洞。

2. 牙本质龋 病变发展到牙本质的龋。由于牙本质成分中含有较多的有机质，因而致龋过程不同于牙釉质，既有矿物的溶解，还应有胶原蛋白的溶解。有时候，牙本质的脱矿现象可以很严重，但只要胶原蛋白的基本结构存在，一旦致龋因素和受细菌感染的牙本质去除后，仅为少量脱矿的部分仍可修复或再矿化。再矿化的牙本质有时可能较正常组织矿化程度要高，如在静止龋时的牙本质。

3. **牙骨质龋** 发生在牙骨质的龋，多见于中老年患者因牙周病暴露的牙骨质表面。由于牙骨质是一种类骨的组织，对于牙骨质在龋的状态的破坏机制，至今没有明确的答案。但可以肯定的是，矿物溶解总应是先于有机质的破坏的。

4. **根龋** 发生在暴露的牙根表面的龋。多见于中老年人，一部分是由于患者患牙周病而导致牙根较早暴露，另一部分是由于牙周组织的生理性退缩。临床上常可见到有一部分患者，牙冠的部分很少有龋，但到了老年牙根暴露则多龋，提示根面龋的发病机制有可能不同于冠部的釉质龋。

5. **窝沟龋** 发生在牙的点隙沟裂处的龋。这种情况多与该处的发育和解剖有关，常见于牙齿初萌的头几年。

6. **平滑面龋** 发生在颊舌平滑面的龋。常见于唇颊牙颈部，由于菌斑聚集并得不到及时清洁而致。

7. **邻面龋** 发生在牙的近远中面的龋。两个相邻的部位是最不易清洁的位置，因而更易患龋。

（四）按发病特点的分类与诊断

1. **继发龋** 在已有修复体边缘或底部发生的龋。临床可见修复体边缘牙组织着色变软，拍 X 线片显示修复体周围牙组织密度降低。

2. **再发龋** 已对原发龋病灶修复后在同一牙齿其他部位发生的龋损。用以与继发龋区别。

另外，在临床上有根据致病因素命名龋的，如放射治疗龋、喂养龋、奶瓶龋、青少年龋，不一一列举。

二、鉴别诊断

1. **与牙齿发育和矿化不良的鉴别** 局部的或全身的疾病可导致牙齿的发育和矿化不良，表现为牙表面有实质性的缺损和色泽变化。如釉质发育不全时牙表面可出现陷窝状的缺陷，应与龋齿鉴别。一般这种缺陷呈不规则型、表面有光泽、质地坚硬。发生在咬合面常累及牙尖，而龋则主要累及窝沟。发育不全的缺陷还常发生在前牙的唇面和切缘，容易与龋鉴别。但是，釉质的这种缺陷也可能继发龋，表现为缺陷部位菌斑聚集，牙体组织脱矿变软。导致牙齿发育和矿化不良的非龋疾病还有氟牙症、四环素牙等多种疾病，多有矿化不良和色泽改变。多数情况下，牙表面组织有光泽、质地硬，容易与龋鉴别。有表面发育缺陷的牙，菌斑不易被清除，也可能成为龋的好发部位。

2. **与其他非龋疾患的鉴别** 楔状缺损是发生在牙颈部的牙体组织缺损，但病变部位质地同正常组织，表面有光泽、无菌斑积累。酸蚀症和其他非龋性牙体组织缺损致牙本质暴露可出现牙本质敏感症，表现为对过冷和过热的敏感，但用暂封性材料覆盖敏感部位后，敏感症状消失。楔状缺损的部位有时也是菌斑易积聚的部位，有时可同时发生龋。

3. **深龋与可逆性牙髓炎的鉴别** 龋深达牙本质深层，去腐干净后也未露髓，但进行常规温度诊检查时，出现较正常对照牙敏感的反应，如刺激时的一过性敏感症状。询问病史中从未出现自发痛症状，应考虑牙髓充血的可能，可诊断为可逆性牙髓炎。治疗应为间接盖髓观察，暂时充填，待充血症状消失后，再行永久充填。部分可逆性牙髓炎也可能进展为不可逆的牙髓炎。

4. **深龋与死髓牙的鉴别** 有些情况下，尤其是在急性龋的时候，深龋时的毒素可以在龋还没有到达牙髓的情况下感染牙髓，致牙髓坏死，而患者可以没有临床症状。应通过温度诊、探诊和电活力测试予以鉴别。有时龋的过程缓慢，形成修复牙本质层后，可能降低牙对温度的反应性。遇到这种情况可以将温度测的部位放在窝洞内进行测试。必要时应拍 X 线片，观察根尖周组织的情况。

5. **深龋与慢性牙髓炎的鉴别** 龋可以到达牙本质深层但未露髓，但龋坏过程产生的毒素可以穿过部分脱矿的牙本质刺激牙髓引起牙髓的慢性炎症。慢性牙髓炎一般会有相应的自发痛症状，但也因人而异。对于临床症状不明显的病例，可通过仔细询问病史、温度诊和电活力测试仔细鉴别。如临床有自发痛的经历，温度诊时较正常牙敏感或有延迟性疼痛，则应诊断为慢性牙髓炎。拍 X 线片有助于诊断。深龋时根尖周膜应该是正常的，而慢性牙髓炎时，有时可见根周膜的轻度增宽。

对于诊断不清或无法确定的病例，可先行间接盖髓治疗，随访观察，确诊后再行永久充填。

第四节　龋的病理表现

龋的病理过程起源于细菌代谢糖产生的酸在牙表面集聚滞留。由于浓度梯度差，菌斑中的酸可以沿牙齿组织中结构薄弱、孔隙较多的部位扩散，在牙齿组织内部的微环境形成对矿物不饱和的状态，使无机矿物盐溶解。牙齿内部溶解的矿物盐，如钙和磷，依浓度梯度向牙齿外扩散，到达表层时可有矿物盐的再沉积，形成表层下脱矿的早期病理现象。

之后，随着脱矿的加重，细菌或细菌产生的蛋白溶解酶可以侵入脱矿的组织中，导致牙齿组织中的有机支架破坏，组织崩解，形成龋洞。

龋是一个缓慢的过程，在这个过程中，口腔微环境经历脱矿（局部矿物不饱和的情况下产生，如吃糖产酸时）和再矿化（局部矿物过饱和时，如使用氟化物）的多个动力学循环，形成脱矿－再矿化的动态平衡过程，从而形成龋的特殊组织病理学特征。

一、釉质龋

1. 平滑面龋　龋到了成洞的阶段，由于组织完全溶解，局部空洞，组织学上所能观察到的东西很少。临床上利用离体牙，通过组织病理学手段所能观察到的实际上是早期釉质龋的情况。所谓早期釉质龋，临床表现为白垩斑，肉眼见釉质表面是完整的，呈白垩色，无光泽，略粗糙，较正常组织略软，但未形成实际意义上的龋洞或缺损。这种情况，如果得到有效控制，如去除了病原，并给以再矿化的条件，病变可能逆转变硬，而无须手术治疗。

临床上很难确定活动性的或再矿化了的早期龋。用于组织病理学观察的临床白垩斑，多数实际上是已经再矿化了的早期龋。利用病理学的手段观察釉质早期龋，要将离体龋坏的牙齿制作成均匀厚度的磨片，观察的厚度要小于 80 μm。投射光下，用普通光学显微镜下观察，可见龋损区色暗，吸光度明显增加，如果用硝酸银染色可见龋坏组织有还原银沉淀。由于牙釉质具有各向异性的双折射特征，观察早期釉质龋的病理结构需借助偏光显微镜。在偏振光下，交替在空气介质、水介质和喹啉介质中观察，自牙的外表面向内可将病损分为四层。

（1）表层：将发生在牙平滑面釉质上的白垩斑纵向制成的牙磨片平铺在载玻片上，浸水观察，可以清楚地分辨出发生病损的部位，呈外大内小的倒锥形。位于最表面可见一层 10 ~ 30 μm 的窄带，矿化程度高于其下的部分，形成表层下脱矿重于表层的龋病脱矿的独特现象，称为表层下脱矿。表层的存在，一方面可能是这一部分的釉质溶解度比较低，另一方面可能与深层溶解物质在此处的再沉积有关。一些学者习惯于说："早期龋的时候釉质表层是完好的。"这是不准确的。近代的矿物学研究表明，表层本身是有矿物丧失的。即使从临床上看，早期龋的表面也有很多实质性的改变，如较正常组织粗糙、色泽暗淡。在自然龋过程中所观察到的表层，矿物丧失量一般都大于 5%。所以，对早期龋表面的描述，用表面大体完整似乎较接近实际。

（2）病损体部：这是釉质早期脱矿的主体，矿物丧失量可多达 50% 以上。由于大量矿物的丧失，釉质的内在折射率发生变化，从而形成临床上可见的白垩状改变。

若用显微放射照相法观察早期龋病变，只能区别上述两层。

（3）暗层：这一层是只有在偏光显微镜才可能观察到的一种病理现象。将磨片浸在喹啉中，由于喹啉折射率接近釉质，其分子大于暗层的微隙而不能进入，从而使此层的折射率有区别于釉质和浸透喹啉的损伤体部，得以显示和区别。暗层的宽窄不一，并且不是所有的病损都能够观察到暗层。

（4）透明层：之所以这样称呼，是因为这一区域在光镜下观察，其透光性甚至高于正常的釉质组织。但实际上，这一部分组织也是有矿物丧失的，可以看作是脱矿的最前沿。

对釉质早期龋的分层，是英国著名口腔病理学家 Darling 于 20 世纪 50 年代提出的。基于光学显微镜主要是偏振光显微镜的观察结果，但是至今对各层形成的机制还没有完整的解释，而且利用偏振光显微镜对病损各层的矿物或孔积率进行定量是很粗糙的。因为偏振光定量研究需要利用不同折光指数的介质，

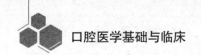

其基本前提是所观察材料的晶体方向必须是垂直或平行光源。这种情况在釉质和牙本质都是难以达到的，因此使用偏振光显微镜的结果做量化解释时，要慎重。偏振光下观察到的色泽改变，受牙齿晶体排列方向和偏振光的方向的影响，是变化的，不宜作为描述矿物含量的指标。

2. 点隙窝沟龋　有人将窝沟龋的病理学变化等同于两个侧壁的平滑面龋。但实际上，窝沟的两壁无论从组织学上还是局部环境上都无法等同于两个平滑面。尤其在疾病的发展模式上，窝沟龋有其独特性。窝沟龋的进展常在侧壁尚未破坏的情况下，早期即可到达釉牙本质界，沿釉牙本质界潜行发展，形成临床上难以早期发现的隐匿龋。

临床上在诊断窝沟龋的时候要充分了解窝沟龋的这一特征。

二、牙本质龋

牙本质的矿物含量与组织结构均有别于牙釉质，因此，牙本质龋的临床病理过程和病理表现也有别于牙釉质龋。首先，牙本质中的有机质含量达20%，无机矿物是围绕或是包绕有机基质而沉积的。龋损过程中首先必须有无机矿物的溶解，然后可以有细菌侵入到脱矿的牙本质中，分解蛋白溶解酶，使胶原酶解。仅有矿物的破坏而无胶原酶解，常常还可恢复。另外，牙本质存在小管样结构和小管液，有利于有机酸和细菌毒素的渗透，有时在病变早期，当病变的前沿离牙髓还有相当距离的时候就已经对牙髓产生了刺激。病理学上所观察到的龋损牙本质存在四个区域，反映了牙本质的龋损过程。

1. 坏死崩解层　位于窝洞底部病损的最外层。此处的牙本质结构完全崩解，镜下可见残留的组织和细菌等。质地松软，品红染色阳性，用一般的手用器械即可去除。

2. 细菌侵入层　牙本质重度脱矿，细菌侵入牙本质小管并在其中繁殖。牙本质小管表现为扩张，胶原纤维变性、酶解，形成大的坏死灶。临床上这一层质地软、色泽暗、品红染色阳性，容易辨认。多数可以通过手用器械去除。

3. 脱矿层　小管结构完整，但有明显的脱矿表现，无细菌侵入、色泽较正常牙本质暗、品红染色阴性，一些学者认为此层应予保留。但临床医师主要根据对硬度的感觉和色泽的观察，判断去腐的标准，很难准确掌握这一层的去留。若有意保留这一层，常常造成去腐不足，无法阻止龋的进展，易造成日后的继发龋。

4. 透明层　又称硬化层，多见于龋损发展比较缓慢时，为牙本质最深层的改变。光镜下观察，此层呈均质透明状，小管结构稍显模糊，是为矿物沉积所致。对于慢性龋损，这层的硬度有时较正常牙本质硬，故又称之为硬化层或小管硬化。形成硬化牙本质是机体的重要防御功能。这一层有时可以着色，临床上可根据其硬度的情况决定去留。如果较正常组织软，一般应去除。如果较正常组织硬，并且表面有光泽，则可予保留。

龋损可以诱发相应髓腔一侧形成修复性牙本质，又称三期牙本质或反应性牙本质，是机体的一种防御性反应。修复性牙本质一般小管结构较少、结构致密，有利于抵御病原因素对牙髓的直接侵害。

三、牙骨质龋

见于根面龋。牙骨质龋脱矿模式也具有表层下脱矿的特征。镜下可见早期的牙骨质龋出现矿化较高的表层。但由于牙骨质很薄，临床上常见的牙骨质龋表现多为表面破损、凹陷，聚集较多细菌。病变会很快到达牙本质，形成位于根面的牙本质龋。

牙釉质、牙本质和牙骨质龋的共同特征是先有无机物的溶解，后有有机基质的破坏（酶解）。临床龋病过程是脱矿与再矿化的动态学发展过程。在有机基质破坏之前，去除病原，人为加强再矿化措施，有可能使脱矿病损修复。但一旦有机基质崩解破坏，则只能靠手术的办法予以修复。

四、牙髓对龋的病理反应

可以引起牙髓反应的外界刺激包括物理和化学两个方面。所有刺激必须通过牙髓，牙本质复合体传至牙髓组织。首先引起反应的细胞是牙髓细胞。早期的釉质龋引起的牙髓反应可以不明显。随着病变的深入，如病变接近或到达釉牙本质界的部位，细菌毒素或细菌的代谢产物有可能接触并刺激进入釉质的牙本质纤维或通过渗透作用直接刺激牙本质小管。这种刺激经小管液的流动、神经纤维传导或其他途径，引起牙髓的防御性反应。牙髓防御性反应的直接结果是在相应龋病变的牙髓腔一侧形成修复性牙本质。当龋的病变进入牙本质层时，细菌代谢产物和外界刺激（温度刺激和压力刺激）会直接通过牙本质小管，进入牙髓组织。当龋的病变进入牙本质深层时，细菌本身也可能进入牙髓组织，引起牙髓的不可逆性病变。除了细菌及其代谢产物对牙髓的刺激外，原本发育矿化过程中埋在牙本质中的一些细胞因子，如多种多肽，由于牙本质矿物的溶解，也可能释放进入牙髓，产生刺激。牙髓应对各种抗原刺激最早期的反应是牙髓中的树突样细胞在病变部位牙髓腔一侧的聚集。随着修复性牙本质的不断形成，树突样细胞聚集程度会降低，说明了修复性牙本质对于外界抗原的阻击作用。然而，当龋的病变已经到达修复性牙本质层时，牙髓中的树突样细胞会再度在牙髓腔病变一侧聚集。这种现象说明，牙髓对龋的反应程度并不完全反映病变的深度，而主要与病变部位牙本质的渗透性和龋进展的速度有关。一般慢性龋时，有较多的修复性牙本质形成，而急性龋时，则缺少修复性牙本质的形成。龋病部位细菌的代谢产物尤其是病原菌直接进入牙髓组织，则可能很快导致牙髓组织的不可逆性病变。

第五节　龋的临床表现和诊断技术

一、临床表现

本节龋齿的概念作为疾病的诊断名词，指牙齿硬组织因龋出现缺损，病变局限在牙齿硬组织，没有引起牙髓的炎症或变性反应。临床检查中，如温度诊和活力测试，牙髓反应均为正常。

龋的临床表现可以概括为患者牙齿色、形、质的变化和患者感觉的变化。正常的牙釉质呈半透明状，牙本质的颜色为淡黄色。正常牙齿的颜色主要是透过牙釉质显现出来的牙本质色。牙釉质表面应该光滑、无色素沉着。牙釉质的硬度高于牙本质和牙骨质，但任何正常的牙齿硬组织都不可能通过手用器械去除，如挖匙。

1. 颜色的改变　牙齿表面色泽改变是临床上最早可以注意到的龋的变化。当龋发生在牙的平滑面时，擦去表面的菌斑或软垢，吹干后可见病变部位表面粗糙、光泽消失，早期呈白垩色，进一步着色还可以呈棕黄色或黑褐色。当龋发生在窝沟的部位，清洗吹干后可见沟口呈白垩色，进一步发展可见墨浸样的改变，提示龋已经位于牙本质深层。这是由于其下的牙本质严重脱矿着色并透过正常的半透明的釉质反映出的特有颜色。发现窝沟墨浸样变，一般病变范围已经在牙本质层，病变的范围甚至超过色泽改变的范围。

2. 外形缺损　龋最显著的临床特征是形成了不可为自体修复的牙体组织的实质性缺损。临床上可以看到、探到或检查到龋洞。

临床上所看到的龋洞大小不一定反映病变的大小。如发生在窝沟的龋，有时即使沟内脱矿严重，甚至病变到达了牙本质的深层，临床所见的龋洞也不是很大。遇到这种情况，可以通过墨浸样颜色的改变判断龋洞的大小。位于牙邻面、根面的龋洞常无法通过肉眼见到，要使用探针仔细探查。龋洞如果发生在光滑面或邻面，临床上可以看到或用探针探到。探诊时，要从正常牙面开始，遇到龋洞时会感到牙面的连续性消失，探针可以被洞壁卡住。有时候，有必要通过照 X 线片，如咬合翼片，可以发现病变部位的密度较周围正常组织明显降低。

3. 质地的改变　龋造成的牙体组织的实质性缺损，称为龋洞。龋洞中充满感染脱矿的牙体组织和食物碎屑，质地松软，容易与正常组织区别。对于发生在窝沟的小龋洞，当用探针探入洞底时，会感到洞底较正常牙组织软。

4. 患者感觉的变化　波及牙釉质浅层的早期龋损，患者可以完全没有临床症状。一般是当龋损发展到牙本质层并出现龋洞时，患者才有冷热刺激或食物嵌塞时的敏感症状，但都是一过性的，刺激消失，症状随之消失。当龋发展至牙本质深层时，症状会明显一些。患者一般也是在这个时候就诊。

二、好发部位和好发牙齿

了解龋的好发部位和好发牙齿，有助于早期发现、诊断和及时治疗。

1. 好发部位　龋的好发部位与菌斑聚集部位和发育薄弱部位有关，如牙的沟裂部位、两牙相邻不易清洁的部位。常见的不易清洁的部位，如牙列不齐时，修复体和正畸装置边缘，都是龋的好发部位。

好发部位还与患者的年龄有关。3 岁以前的幼儿多为前牙的邻面龋，这与饮食有关；3 ～ 5 岁则多见乳磨牙的窝沟龋，与牙齿初萌有关；而到了 8 岁左右，乳磨牙的邻面龋开始多起来，与颌骨生长后牙间隙增大有关。青少年多发恒牙窝沟龋和上前牙的邻面龋，而中老年人则多见根面龋。

2. 好发牙齿　上前牙邻面、磨牙窝沟、义齿基牙、排列不齐的牙齿，都是常见的易患龋的牙齿。乳磨牙和第一恒磨牙是窝沟龋的好发牙齿，这是因为乳磨牙和第一恒磨牙一般在出生前开始发育并有部分矿化，出生后继续发育和矿化。由于经历新生儿环境的变化，这些牙更容易出现发育和矿化上的缺陷，因此患龋率较其他牙高。下颌前牙由于接近唾液导管口，表面光滑、易于自洁，因而很少发生龋。如果龋波及下颌前牙，该患者一般可被认作高危个体。

临床检查龋齿时，要注意对好发部位和好发牙齿的检查，同时要加强对患者的防龋指导。

三、龋的诊断技术

1. 问诊　问诊是诊病的基础。即便对于已发现的明显龋洞或患者没有明确的主诉，也要认真询问患者对患牙的感觉，以免判断片面或错误。龋洞由于直观，往往容易让人忽略问诊。其实问诊在所有疾病中都是重要的。龋病诊断过程中的询问，除了对患者患牙自觉症状的询问外，还应该针对与龋有关的因素，对患者的整体口腔保健情况有了解。这样的基本了解有助于接下来制订有效的针对个案的治疗计划。

2. 视诊　首先应该对待查患牙进行必要的清洁，牙齿表面应无软垢。然后，用气枪吹干表面。观察牙表面色泽的变化，应该在光线良好的条件下进行。如白垩色变、墨浸样变等都是由于牙体组织晶体破坏形成的特有光学现象。视诊重点观察边缘嵴、邻面、窝沟、牙颈部的变化。注意利用口镜和调整光照的角度。观察邻面龋的时候，要调整外部光源的角度，让光垂直透过观察区，在舌侧用口镜仔细观察。

3. 探诊　使用不同型号和大小的牙科探针，可以发现早期的窝沟龋和发生在邻面的龋。探查邻面时，要从正常牙面开始，注意感觉牙面的连续性。探查邻面牙颈部时，要注意感觉冠部牙釉质向根面牙骨质的过渡。探诊的同时还要感受牙齿硬度的变化。牙齿表面连续性发生变化或牙组织变软，都提示龋的可能性。探诊还有助于判断病变的深度和牙髓的反应。深龋时对探诊一般反应敏感，而死髓牙则对探诊完全无反应。探诊还有助于发现有否露髓。若已经见到暴露的牙髓部分，应避免对暴露部分的进一步探查，以免引起探诊患者的剧疼感觉。总之，探诊时，动作要轻柔，用力要恰当。

4. X 线照相检查　对于视诊和探诊不能确定的龋损或需要进一步确定龋损范围，应照患牙的 X 线片。需确定邻面龋时，理想的牙 X 线片应是咬合翼片。龋损部位的密度一般显示较周围正常组织低，但是 X 线片所显示的病变范围一般都小于临床上实际的脱矿范围。

5. 温度诊　温度诊对于确定牙髓的状态很有帮助。正常牙齿表面所能容忍的温度范围一般在 10 ～ 60℃之间。临床在进行热温度诊时，一般用超过 60℃的牙胶棒，冷测试可用自制的小冰棒（直径同牙胶棒）。测试时应放在唇颊或舌面的中部测试，以正常的对侧同名牙或邻牙作为对照。温度诊所测试的是牙髓的状态，受牙组织的厚度影响，因此要遵循上述原则所规定的测试部位。有些情况下，如老年患者，常规的测试部位无法测试牙髓的反应时，则可以根据情况，将温度测试的牙胶棒或小冰棒直接放在牙颈部、咬合面或窝洞内进行测试。

6. 光学检查　通过投射光直接检查或荧光反射获取局部图像。可用于发现早期邻面龋。优点是不需照 X 线片，缺点是灵敏度目前还达不到临床的要求。但此类技术有很好的应用前景。随着投射光源的改进，光学检查有可能部分或全部取代 X 线照相术用于对龋进行早期诊断。

7. 电导检测　根据龋坏组织电导值与正常组织的差别，区别不同深度的龋损。但影响因素多，灵敏度和可靠度均有待改进。

8. 龋损组织化学染色 碱性品红可以使变性的胶原组织和细菌着色，从而有助于区别正常的牙本质组织。根据这种原理有商品化的龋蚀检知液，用于临床指导去腐过程，对于初学者有一定帮助。

9. 其他相关技术 目前有许多商品化的测试菌斑产酸性和检测致龋菌的方法，有些已被用于测试个体对龋的危险程度。但由于龋的多因素致病特征，这些方法离临床实用尚有相当距离。

第六节 龋齿治疗方案

龋病的临床特点决定了确定其治疗方案时的特殊性。首先，由于龋的早期主要表现为矿物盐溶解，临床无症状，因此不易发现。其次，龋又是进行性发展的疾病，不能通过组织再生自行修复，形成龋洞必须由受过专门训练的口腔医师修复。同时，因龋就诊的患者常常存在其他的口腔卫生或口腔保健方面的问题，医师应该在修复局部龋洞的同时，指出患者口腔保健中的问题，指导患者养成好的口腔卫生习惯，使其具备正确的口腔科就诊态度和主动防治早期龋齿的主观愿望。

概括起来，在制订龋的治疗计划时，应该综合考虑。要考虑患者目前的主要问题，及时终止病变发展、防止对牙髓的损害、恢复外观和功能；还必须考虑患者整体的口腔情况，为患者制订个性化的整体预防和治疗计划。同时，要教育指导患者，调动其自身的防治疾病的主观能动性。患者自身对疾病的认知程度对于控制龋齿是十分关键的。治疗一个龋齿，教育一个患者，使其形成良好的口腔保健习惯，是医者的责任。

一、个案综合分析

1. 个案的龋危险性评估 龋病的发病因素很多，但对于每个就诊的患者来说，应该有其特殊或主要的原因。要全面询问患者的饮食习惯、口腔卫生保健方法、用氟情况和全身健康状况，同时要仔细检查患者每个牙齿的发育和矿化、牙面菌斑聚集、牙的排列、有无修复体和唾液分泌情况，要对患者当前的龋患情况有完整的了解，结合所收集的资料和已有的知识对其给出综合的龋危险性评估，以便有针对性地给患者以具体的指导和制订治疗方案。龋危险性评估要根据患者年龄、目前患龋程度、以往龋病史、牙齿发育排列状态、唾液分泌情况等综合考虑。多个龋齿同时存在、唾液分泌量少、牙齿矿化程度差，都应该判断为高危患者。一般情况下，根据临床发现，医师可以给出一个大致的个案龋危险性评估意见。更准确的龋危险性评估则是一项长期而复杂的研究工作，需依靠多个数据的综合分析，得出具体的具有指导意义的龋危险指数。

2. 具体而有针对性的饮食分析 尽管糖的消耗尤其是糖的进食频率是与龋齿最为密切的因素，但糖又是人类快速获取能量的最佳来源。因此，笼统地对患者讲不吃糖或少吃糖是起不到防止或减少龋齿的作用的。只有让患者真正了解了糖在龋齿发病中的作用，同时具体地与患者共同分析自己在饮食方面存在的问题及应该了解和注意的事项，才可能有助于预防和减少龋。要告诉患者什么时候不宜吃糖，如睡前或患口干症；吃糖后应该做些什么，如漱口和刷牙；应该怎样合理安排吃糖，如减少零食的次数；哪些食物更容易产酸致龋，如蔗糖、果糖等；哪些食物不致龋，如蔬菜、肉类等。

3. 菌斑控制指导 口腔卫生指导最主要的目的是教会患者自我控制菌斑的方法。让患者知道，清洁的牙面是不会得龋齿的。多数患者都有刷牙的习惯，但多数人做不到有效地清洁各个牙面。医师应该让患者了解哪些部位需要清洁，具体指导患者有效的清洁方法，包括如何使用牙线等。

4. 使用氟化物 氟的抗龋作用已为临床实践所证明，要教育每一个患者尤其是龋高危者，有规律地使用含氟牙膏。对儿童患者和高危患者，还应在每次就诊时，为牙面局部涂布氟化物，加强抗龋效果。

5. 定期看医师 要求患者定期到口腔科医师处检查，以便早期发现和处理早期的龋齿，一般患者每年检查一次。对于高危患者要加大频率，最少每年2次，必要时每3个月一次。对于猛性龋的患者除了严密观察，更应该积极预防和治疗。

龋病的治疗并不复杂，但治疗方案确定前的综合考虑则是一件需认真考虑的事情，是对医者综合素

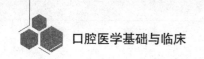

质的检验。口腔医师不仅是医者，还应成为口腔医学知识的教育者和传播者。

二、制订治疗计划

1. 告知义务　医务人员要对患者尽到告知义务，使患者充分了解自己口腔患龋的实际情况，了解医师计划采取的措施，知道自己应做的事情和应付的费用。制订治疗计划需要患者或其家属和监护人的参与。

2. 处理主诉　牙患者寻医就诊，一般都有主诉症状。医者首先应该针对患者的主诉症状或主诉牙进行诊断并制订治疗计划、采取措施。即使对于多发的问题，也必须遵循上述原则。对患龋的牙，如果确定没有牙髓病变的临床表现和 X 线影像表现，可以直接充填修复。如果存在牙髓充血或可疑炎症表现，则最好采取二步法充填，即先将龋坏的组织清理干净，用对牙髓无刺激或有安抚作用的暂时充填材料充填，一至数周后无反应，则可进行永久性充填修复或嵌体修复。对于龋坏范围尚未波及牙髓的病例应尽可能地保存牙髓活力。

3. 停止龋的发展　在对主诉牙进行了适当的处理后，要针对全口患龋的情况采取措施。对于口腔内同时发现多个牙齿患龋或者患龋呈急性发展的患者，应该采取措施，首先阻止龋的发展和蔓延。对于已有的龋洞，首诊时就应尽可能去净龋坏组织，以暂时封闭材料封闭窝洞，停止龋的发展；然后，再根据情况逐个修复龋损的牙齿。在处理龋坏牙的同时，应对易感牙齿采取措施，如牙面局部涂氟和窝沟封闭。

4. 修复龋损、恢复功能　对于多个牙齿同时患龋的病例要在停止和控制了龋发展之后，逐个的修复缺损的部分。修复龋病缺损可根据情况选择充填修复或嵌体修复。要根据个案与患者讨论选择修复的方法和所用材料。

5. 制订和落实预防措施　治疗期间和治疗后患者的口腔保健情况直接决定牙体修复体的效果和寿命。为此，必须针对患者的具体情况，制订个性化的口腔保健方法。复诊时应该检查患者执行的情况。

6. 定期复查防止复发　龋齿的治疗仅靠门诊的工作或只是修复了龋坏的部分是不够的。补了洞，不等于治了病。要求患者定期复查。复查的频率依据患龋的程度和危险性而定。一般间隔应在 6 个月到一年的时间。对于个别高危个体，应 3 个月一次。复查时除了检查口腔卫生和患龋情况之外，还应检查患者执行口腔保健计划的情况。

三、龋损修复治疗的基本原则

对于尚未形成窝洞的早期龋，可以通过去除病原物质、改变局部环境和再矿化的方法予以处理，并应定期复查。对于已形成龋洞的病损，只能人工修复，修复时应该遵循下述原则。

1. 生物学原则　去除龋损感染的组织，保护正常牙髓组织不受损害，尽可能保留健康的牙体组织，修复龋损、恢复功能、恢复美观，是治疗龋齿需要遵循的基本生物学原则。

感染的牙齿组织含有大量细菌和细菌毒素，修复前如果不能将其彻底去除，势必会使感染扩散。不能阻止病变的进一步发展，是造成龋复发的主要原因。另一方面，脱矿后的牙体组织渗透性增加，如果没有去净存在于洞缘的脱矿牙体组织，势必使洞缘的封闭性降低，增加微渗漏，增加外界刺激对窝洞深部组织的刺激，是治疗失败的重要原因。

牙本质–牙髓复合体是富含神经的生物组织。目前治疗龋齿时，主要依赖高速旋转的器械去除病变组织和预备窝洞。机械操作时的压力，器械摩擦产生的热、冷却过程造成的组织脱水及治疗所用药物和材料等因素都可能对牙本质–牙髓复合体尤其是牙髓组织造成不可逆的损伤。因此，治疗过程要特别注意对牙本质–牙髓复合体的保护。对所用器械设备要经常检查，及时更换损坏的部件，如变形的齿轮、钝旧的钻、喷水不准确的水枪等。临床操作要十分的轻柔和仔细，避免过度用力、牙齿脱水及长时间切削等。同时，要充分了解所使用的材料和药物特性，避免药物或材料对牙髓的刺激。备好的窝洞应该立即封闭，避免牙本质小管的二次感染。

为了获得良好的通路和固位，龋齿治疗的过程中有时不得不牺牲部分正常的牙体组织。但是，保留健康的组织始终应该是牙体治疗应该追求的目标。粘接修复技术较以往的银汞合金充填术和嵌体修复术能够较多地保留健康组织，是一项十分有前途、需要改进和发展的技术。

2. 功能和美学的原则 龋损修复的根本目的是恢复功能和美观。功能的恢复除了外形的考虑之外，咬合的考虑不可忽略。修复完好的牙齿应有良好的咬合关系。对美观的考虑，一是外形，一是色泽。良好的外形和色泽是恢复自然美的两要素。目前的直接粘接修复术和间接嵌体修复术均可达到较理想的美观修复效果。

修复后的牙齿除了自身的外形和色泽之外，还应该与相邻牙齿和组织有良好的生物学关系，不应形成新的食物嵌塞和菌斑滞留区。

3. 固位和抗力的原则 修复龋损需用生物相容的材料，这种材料必须与牙齿紧密结合或牢固地存在于窝洞中才可以行使功能。寻求合适的固位方法一直是龋损修复的重点。概括起来，目前获取固位的方法主要有两种，机械固位和化学粘接固位。

（1）机械固位：是应用银汞合金充填术修复牙体组织缺损的主要固位方法。充填前要求制作一定洞形，利用洞形的壁和形状通过摩擦和机械锁扣使充填材料获得固位。为了获得足够的抗力形，对抗咀嚼过程的各种力，充填体必须有一定厚度和强度。然而所有这些都不利于保留更多的健康牙体组织，不是理想的固位方法。粘接修复技术依赖材料与牙齿的化学粘接获取固位，是牙体修复所追求的目标。

（2）化学粘接固位：理想的粘接修复技术只需要全部或部分去除病变的牙体组织，在不破坏健康牙体组织的情况下，利用材料的化学粘接作用获得固位，利用材料的优越物理性能获得抗力。近代，粘接修复技术有了很大的发展。一方面，黏接剂的发展，已经突破了单纯粘接牙釉质或牙本质的界限。一种黏接剂可以同时对牙釉质和牙本质获得类似釉质和牙本质自然粘接的力量；另一方面，充填材料尤其是高分子的树脂类材料通过增加填料和改变填料特性的方法，已经获得基本能够满足咀嚼功能要求的复合树脂。然而，由于粘接修复材料中的基质材料为高分子的聚合材料，所以存在聚合收缩和材料老化的问题。尽管近年来的研究已经在克服这些问题方面有了巨大的发展，相关的材料也有了很大的改进，但是仍需要更多的长期临床观察和临床效果评估。

第四章　牙龈疾病

第一节　菌斑性龈炎

菌斑性龈炎在牙周病国际新分类（1999）中归属牙龈病中的菌斑性龈病（dental plaque-induced gingival disease）类，本病在过去称为慢性龈炎（chronic gingivitis）、慢性龈缘炎（chronic marginal gingivitis）、单纯性龈炎（simple gingivitis）等。牙龈的炎症主要位于游离龈和龈乳头，是牙龈病中最常见的疾病，简称牙龈炎（gingivitis）。世界各地区、各种族、各年龄段的人都可能发生。在我国儿童和青少年的患病率在 70% ~ 90%，成人的患病率达 70% 以上。几乎每个人在其一生中的某个时间段都可发生不同程度和范围的龈炎。该病的诊断和治疗相对简单，且预后良好，但因其患病率高，治愈后仍可复发。相当一部分的龈炎患者可发展成为牙周炎，因此预防其发生和复发尤为重要。

一、病因

菌斑性龈炎是慢性感染性疾病，主要感染源为堆积在牙颈部及龈沟内的牙菌斑中的微生物。菌斑微生物及其产物长期作用于牙龈，首先导致牙龈的炎症反应，继而引起机体的免疫应答反应。因此菌斑是最重要的始动因子（initial factor），其他局部因素，如牙石、不良修复体、食物嵌塞、牙错位拥挤、口呼吸等可加重菌斑的堆积，加重牙龈炎症。

患牙龈炎时，龈缘附近一般有较多的菌斑堆积，菌斑中细菌的量也较健康牙周时为多，种类也较复杂。此时菌斑中的 G^+ 球、杆菌的比例较健康时下降，而 G^- 厌氧菌明显增多，牙龈卟啉单胞菌、中间普氏菌、梭形杆菌和螺旋体比例增高，但仍低于深牙周袋中此类细菌的比例。

二、临床病理

牙龈炎是一种慢性疾病，早期轻度龈炎的组织学表现与健康龈无明显界限，因为即使临床健康牙龈的沟内上皮下方的结缔组织中也有少量的炎症细胞的浸润。1976 年，Page 和 Schroeder 根据动物实验的研究、临床和组织学的观察资料，将从健康牙龈到牙周炎的发展过程分为四个阶段，但它们之间并无明确界限，而是移行过程。然而这四个阶段在人类并没得到组织学的全部证实。近年来，对人健康牙龈的组织学观察表明，大多数临床表现为健康的牙龈，其组织学表现类似动物（狗）实验性龈炎的初期和早期病损。牙龈炎的病变局限于牙龈上皮组织和结缔组织内，当炎症扩延到深部牙周组织，引起牙龈及牙周膜胶原纤维溶解破坏，以及牙槽骨吸收，导致牙周袋的形成，此时即为牙周炎。牙龈炎为牙周炎的前期（先导）阶段，包括初期病损（initial lesion）、早期病损（early lesion）、确立期病损（established lesion）三个阶段。重度病损（advanced lesion）是牙龈炎发展到牙周炎的阶段，但并非所有牙龈炎均会发展成牙周炎。初期、早期和确立期病损三者在牙龈组织中的病理和临床表现十分相似，均为慢性非特异性炎症，只是炎症的范围和程度有所不同。

显微镜下所见的牙龈组织学变化不一。最轻度的变化临床可无表现，亚临床状况往往是炎症的早期，只是在龈沟下结缔组织中存在很少量的中性粒细胞、巨噬细胞、淋巴细胞和极少量的浆细胞，局部区域尤其是在沟上皮下方有结缔组织纤维的松解。

菌斑诱导的龈炎特征是红、肿、探诊出血，病变是可逆的，可持续存在，不会进一步发展为结缔组织附着丧失的牙周炎。

三、临床表现

牙龈炎症一般局限于游离龈和龈乳头，严重时也可波及附着龈，炎症状况一般与牙颈部和龈沟内的菌斑及牙石量有关。牙龈炎一般以前牙区为多见，尤其是下前牙区最为显著。

1. 患者的自觉症状 刷牙或咬硬物时牙龈出血常为牙龈炎患者就医的主诉症状，但一般无自发性出血，这有助于与血液系统疾病及其他原因引起的牙龈出血鉴别。有些患者可感到牙龈局部痒、胀、不适、口臭等症状。近年来，随着社会交往的不断增加和对口腔卫生的逐渐重视，口腔异味（口臭）也是患者就诊的重要原因和较常见的主诉症状。

2. 牙龈色、形、质的变化 健康龈组织暴露于牙菌斑引起牙龈炎症，其临床的典型特征为牙龈色、形、质的改变和龈沟出血（表4-1）。

表4-1 健康龈向龈炎发展的临床变化

	正常龈	龈炎
色泽	粉红（某些人群可见黑色素）	鲜红或暗红
外形	龈缘菲薄紧贴牙面呈扇贝状，龈乳头充满牙间隙，龈沟深度 ≤ 3mm	龈缘和乳头组织水肿圆钝，失去扇贝状，牙龈冠向和颊舌向肿胀形成假袋（false pocket）
质地	韧有弹性	松软，水肿，施压时易引起压痕
出血倾向	正常探诊和刷牙不出血	探诊后出血，刷牙时出血

（1）色泽：健康龈色粉红，某些人还可见附着龈上有黑色素。患牙龈炎时，由于牙龈组织内血管增生、充血导致游离龈和龈乳头色呈鲜红或暗红，病变严重时，炎症充血范围可波及附着龈。

（2）外形：健康龈的龈缘菲薄呈扇贝状紧贴于牙颈组织，水肿牙龈冠和颊舌向肿胀，龈缘变厚，失去扇贝状，不再紧贴牙面。龈乳头圆钝肥大。附着龈水肿时，点彩也可消失，表面光滑发亮。少数患者的牙龈炎症严重时，可出现龈缘糜烂或肉芽增生。

（3）质地：健康龈的质地致密坚韧。患龈炎时，由于结缔组织水肿和胶原的破坏，牙龈质地松软、脆弱、缺乏弹性，施压时易引起压痕。当炎症较轻且局限于龈沟壁一侧时，牙龈表面仍可保持一定的致密度，点彩仍可存在。

3. 龈沟深度和探诊出血 如下所述。

（1）龈沟深度：健康的龈沟探诊深度一般不超过2～3mm。当牙龈存在炎症时，探诊会出血，或刺激后出血。有时由于牙龈的炎性肿胀，龈沟深度可超过3mm，但龈沟底仍在釉牙骨质界处或其冠方，无结缔组织附着丧失，X线片示无牙槽骨吸收。只要消除病因，牙龈组织即可消炎而恢复正常。故牙龈炎是一种可逆性的牙周疾病。

（2）探诊出血：在探测龈沟深度时，还应考虑到炎症的影响。组织学研究证明，用钝头的牙周探针探测健康的龈沟时，探针并不终止于结合上皮的最冠方（即组织学的龈沟底位置），而是进入到结合上皮内约1/2～1/3处（图4-1）。当探测有炎症的牙龈时，探针尖端会穿透结合上皮而进入有炎症的结缔组织内，终止于炎症区下方的正常结缔组织纤维的冠方（图4-1）。这是因为在炎症时，结缔组织中胶原纤维破坏消失，组织对机械力的抵抗减弱，易被探针穿通。消炎后，组织的致密度增加，探针不再穿透到结缔组织中,使探诊深度减小。因此在炎症明显的部位,牙周探诊的深度常大于组织学上的龈沟(袋)深度。有些患牙的牙龈炎症局限于龈沟(袋)壁上皮的一侧,牙龈表面红肿不明显,然而探诊后却有出血,这对牙龈炎的诊断和判断牙周炎症的存在有很重要的意义。

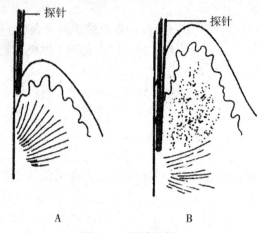

图 4-1 探诊深度

1999 年,国际牙周病新分类提出的龈炎标准中包括了经过彻底的治疗后炎症消退、牙龈退缩、牙周支持组织的高度降低的原牙周炎患者。此时若发生由菌斑引起的边缘龈的炎症,但不发生进一步的附着丧失,亦可诊断为龈缘炎,其治疗原则及转归与单纯的慢性龈缘炎一样。然而,应明确原发的牙龈炎是指发生在没有附着丧失的牙龈组织的慢性炎症。

4. 龈沟液量 健康龈的龈沟内存在极少量的龈沟液,牙龈有炎症时,龈沟液量较健康龈增多,其中的炎症细胞、免疫成分也明显增多,炎症介质增多,有些患者还可出现龈沟溢脓。龈沟液量的增加是评估牙龈炎症的一个客观指标。也有人报告牙龈炎时,龈沟内的温度升高,但此变化尚未用作为临床指标。

本病在去除菌斑、牙石和刺激因素后,病损可逆转,牙龈组织可恢复正常。

四、诊断与鉴别诊断

1. 诊断 菌斑性牙龈炎的诊断主要根据临床表现,即牙龈的色、形、质的改变,但无牙周袋、无新的附着丧失、无牙槽骨吸收,龈缘附近牙面有明显的菌斑、牙石堆积及存在其他菌斑滞留因素等即可诊断。牙龈炎的主要诊断特征见表 4-2。

表 4-2 菌斑性龈炎的诊断特征

1.龈缘处牙面有菌斑,疾病主要限于龈缘和龈乳头
2.牙龈色泽、形状、质地的改变,刺激后出血
3.无附着丧失和牙槽骨吸收
4.龈沟液量增加
5.龈沟温度升高
6.菌斑控制及其他刺激因素去除后病损可逆

2. 鉴别诊断 如下所述。

(1)早期牙周炎:应仔细检查磨牙及切牙的邻面有无附着丧失,𬌗翼片有无早期的牙槽嵴顶吸收。牙龈炎应无附着丧失,牙槽嵴顶的骨硬板完整连续。

(2)血液病引起的牙龈出血:白血病、血小板减少性紫癜、血友病、再生障碍性贫血等血液系统疾病,均可引起牙龈出血,且易自发出血,出血量较多,不易止住。对以牙龈出血为主诉且有牙龈炎症的患者,应详细询问病史,注意与上述血液系统疾病相鉴别。血液学检查有助于排除上述疾病。

(3)坏死性溃疡性龈炎:坏死性溃疡性龈炎的临床表现以牙龈坏死为特点,除了具有牙龈自发性出血外,还有龈乳头和边缘龈坏死等特征性损害,可有口臭和假膜形成,疼痛症状也较明显,而菌斑性龈炎无自发痛和自发性出血。

（4）HIV（human immunodeficiency virus，HIV）相关性龈炎：HIV 相关性龈炎在 HIV 感染者中较早出现，临床可见游离龈缘呈明显的线状红色充血带，称作牙龈线形红斑（linear gingival erythema，LGE）。目前认为 LGE 与白色念珠菌感染有关，附着龈可有点状红斑，患者可有刷牙后出血或自发性出血。在去除局部刺激因素后，牙龈的充血仍不易消退。艾滋病患者的口腔内还可出现毛状白斑、Kaposi 肉瘤等，血清学检测有助于确诊。

五、治疗

1. 去除病因　牙菌斑是引起菌斑性龈炎的直接病因。通过洁治术彻底清除菌斑、牙石，去除造成菌斑滞留和刺激牙龈的因素，牙龈的炎症可在一周左右消退，牙龈的色、形、质可完全恢复正常。对于牙龈炎症较重的患者，可配合局部药物治疗。常用的局部药物有 1% 过氧化氢溶液、0.12% ~ 0.2% 氯己定及碘制剂，一般不应全身使用抗生素。

2. 防止复发　菌斑性龈炎是可逆的，其疗效较理想，但也容易复发。在去除病因的同时，应对患者进行椅旁口腔卫生指导（chair-side oral hygiene instruction），教会患者控制菌斑的方法，使之能够持之以恒地保持良好的口腔卫生状况，并定期（间隔 6 ~ 12 个月）进行复查和治疗，才能保持疗效，防止复发。如果患者不能有效地控制菌斑和定期复查，导致菌斑再次大量堆积，菌斑性牙龈炎是很容易复发的（约在一至数月内）。

六、预防

牙龈炎的预防应从儿童时期做起，从小养成良好的口腔卫生习惯，并定期接受口腔检查，及早发现和治疗。目前我国公众普遍缺乏口腔卫生知识和定期的口腔保健，口腔医务工作者的迫切任务是广泛开展口腔健康教育，牙周病的预防关键在于一生中坚持每天彻底地清除菌斑。

第二节　坏死性溃疡性龈炎

坏死性溃疡性龈炎是局限于牙龈的坏死性炎症，最多为急性发作，又称急性坏死溃疡性龈炎（acute necrotizing ulcerative gingivitis，ANUG）。最早由 Vincent 于 1898 年报告，故称"奋森龈炎"（Vincent gingivitis）。因在本病患者的病变处发现大量的梭形杆菌和螺旋体，故又被称为"梭杆菌螺旋体性龈炎"。第一次世界大战时，在前线战士中流行本病，故又名"战壕口"（trench mouth）。

本病病变累及牙龈组织，无牙周附着丧失。如果病变导致附着丧失则应称"坏死性溃疡性牙周炎"；病变超过膜龈联合则应称"坏死性口炎"。如在急性期疾病未得到适当治疗或反复发作，组织破坏速度转缓，坏死组织不能彻底愈合，则转为慢性坏死性病变。在 1999 年的新分类中"坏死性溃疡性龈炎"和"坏死性溃疡性牙周炎（necrotizing ulcerative periodontitis，NUP）"被合并称为"坏死性牙周病（necrotizing periodontal diseases）"。因尚不能确定坏死性溃疡性龈炎和坏死性溃疡性牙周炎是同一种感染的不同阶段，抑或为不同的疾病。坏死性溃疡性龈炎主要发生在青壮年、较贫困地区和国家的营养不良或患传染病（如麻疹、疟疾、水痘）的儿童。目前在经济发达的国家中，此病已很鲜见；在我国也已明显减少。

一、病因

通常认为本病的发生是由于机体在某些条件下，对于口腔内原有的致病菌（梭形杆菌和螺旋体）的抵抗力降低所致，是一种机遇性感染。在病变部位的涂片中可见大量梭形杆菌和螺旋体，并可侵入牙龈组织。但人工接种该两种微生物并不能引起本病，而且它们广泛地存在于慢性牙龈炎和牙周炎的菌斑中。近年来普遍认为下列因素与本病的发生有关。

（1）原已存在的慢性牙龈炎或牙周炎是急性坏死性溃疡性龈炎发生的重要条件，此点已为流行病学调查所证实。由于某些原因，使原已存在的上述两种微生物大量增加和入侵组织，直接或间接地造成组织的损害和坏死。近来还发现患急性坏死性溃疡性龈炎时，中间普氏菌数目增多，患者血清中对该菌的抗体水平比正常人高 8 ~ 10 倍。大量菌斑及牙周组织慢性炎症的存在可能是主要的发病条件。

（2）身心因素与本病有密切关系。本病常发生于考试期的学生及工作繁忙休息不足者，或有精神刺激、情绪紧张者。有人报告患者伴有皮质激素分泌增多，可能通过内分泌和自主神经系统的影响改变了牙龈的血液循环、结缔组织代谢及唾液流量等，导致局部抵抗力降低。

（3）绝大部分急性坏死性溃疡性龈炎患者吸烟，且量大。可能吸烟使小血管收缩，吸烟者的口腔白细胞的趋化和吞噬功能低于非吸烟者。但吸烟与本病不一定是因果关系，可能同为精神紧张的结果。

（4）某些全身性易感因素，如营养不良、消耗性疾病等。临床上观察到患者常有维生素 C 摄入不足或缺乏，动物实验表明维生素 B 和 C 缺乏可加重由梭形杆菌和螺旋体引起的感染。一些消耗性疾病，如癌瘤、血液病、射线病等患者易发生本病。艾滋病毒（HIV）感染和艾滋病患者由于辅助性 T 细胞（CD4$^+$）的急剧减少，使局部抵抗力降低，易发生坏死性龈炎或牙周炎。此种患者对常规牙周治疗反应不佳。

二、病理

本病的组织相为牙龈上皮及结缔组织浅层的非特异性急性坏死性炎症。病变由表及里可分为如下几层。

（1）坏死区上皮坏死，代之以由纤维素、坏死的白细胞和上皮细胞、细菌等构成的"假膜"。在坏死区的深部与生活组织之间可见大量的螺旋体和梭形杆菌。

（2）坏死区下方的结缔组织中血管大量增生、扩张充血，并有大量中性多形核白细胞浸润，此区相当于临床所见坏死区下方的红色窄边。

（3）距坏死区更远处的结缔组织内有慢性炎症细胞浸润，主要为浆细胞和单核细胞。电镜观察表明螺旋体可侵入结缔组织内，约深达 0.25mm 处，主要为大型和中型螺旋体。

三、临床表现

本病起病急，疼痛明显。牙龈重度疼痛往往是患者求医的主要原因，但是在病损初起阶段坏死区少而小，中等疼痛。龈自发出血及轻微接触即出血、腐败性口臭等也是该病的主要症状。重度患者可发生下颌下淋巴结肿大和触痛，唾液增多，下颌下淋巴结肿大，低热等。

1. 临床检查　病损早期可局限于牙间乳头，其后扩延至边缘龈的唇舌侧。最初病损常见于下前牙的龈乳头区，乳头肿胀、圆钝、色红，个别牙间乳头的顶端发生坏死，使牙间乳头中央凹陷如火山口状，上覆灰白色污秽的坏死物。检查时须将表面的坏死假膜去除，才能见到乳头顶端的破坏。轻症者牙间乳头红肿，外形尚完整，易与龈缘炎混淆。若病变迅速扩展至邻近乳头及边缘龈，则龈缘呈虫蚀状，表面覆坏死假膜，易于擦去，暴露下方鲜红触痛的溃疡面，一般不波及附着龈。在坏死区和病变相对未累及的牙龈区常有一窄的红边为界。

2. 细菌学检查　病变区坏死物涂片经瑞氏染色可见大量的梭形杆菌和螺旋体。

急性期如未能及时治疗且患者抵抗力低时，坏死还可波及与牙龈病损相对应处的唇、颊黏膜，成为"坏死性龈口炎（necrotic gingivostomatitis）"。若疾病进展迅速不及时治疗还可导致小块或大块牙槽骨坏死，这种状况尤其见于免疫缺陷患者（包括艾滋病患者）。机体抵抗力极度低下者还可并发感染产气荚膜杆菌，使面颊部组织迅速坏死，甚至穿孔，称为"走马牙疳（noma）"，以形容病变发展之快。此时患者有全身中毒症状甚至导致死亡。目前，"走马牙疳"在我国已经基本绝迹。

坏死性溃疡性龈炎若在急性期治疗不彻底或反复发作可转为慢性坏死性龈炎。其主要临床表现为牙间乳头严重破坏，甚至消失，乳头处的龈高度低于龈缘高度，呈反波浪状（reversed architecture），牙间乳头处颊舌侧牙龈分离，甚至可从牙面翻开，其下的牙面上有牙石和软垢，牙龈一般无坏死物。

四、诊断和鉴别诊断

1. 诊断　本病以牙龈的急性坏死为特点，表现为龈乳头"火山口"状破坏（punched-out），并伴有牙龈自发出血、疼痛。次要的诊断要点有腐败性口臭和假膜形成。龈病损与梭形杆菌、中间普氏菌和螺旋体有关。

（1）好发于精神紧张者和吸烟者，青少年多见。

（2）起病较急，病变发展迅速，常在数天至一周时就诊，龈乳头顶端中央和龈缘呈现虫蚀状坏死。

（3）牙龈自发痛，触痛。

（4）牙龈自发出血。

（5）腐败性口臭明显。

（6）其他：唾液黏稠，淋巴结肿大，低热，疲乏等。

（7）坏死区涂片瑞氏染色可见大量的梭形杆菌和螺旋体。

慢性期的诊断主要根据反复发作的牙龈坏死、疼痛和出血，牙龈乳头消失、口臭等，细菌涂片检查无特殊细菌。

2. 鉴别诊断　本病应与下列疾病鉴别。

（1）慢性龈缘炎或牙周炎：该两病均可表现为牙龈的红肿、易出血、口臭等。但一般无疼痛，病程长久，一般无自发性出血，而是在刷牙或进食等时出血，口臭也非腐败性的。牙龈一般无坏死，但在怀疑有轻度急性坏死性溃疡性龈炎可能性时，应仔细检查牙间乳头的邻面顶端部分有无坏死。

（2）疱疹性龈口炎：为病毒感染，多发生于幼儿。起病急，但一般有38℃以上的高热。牙龈充血一般波及全部牙龈而不局限于牙间乳头和边缘龈，还常侵犯口腔黏膜其他部位或唇周皮肤。典型病变为多个小疱，破溃并形成小溃疡，但无坏死。龈缘可有纤维素性渗出膜，但不易擦去。口臭程度轻。有的患者由于全身疾病后抵抗力降低，可同时存在 ANUG 和疱疹性口炎。

（3）急性白血病：白血病本身不会引起急性坏死性溃疡性龈炎，但可由于抵抗力的降低而伴发急性坏死性溃疡性龈炎，两者并存。当检查患者见其龈乳头和边缘龈处有坏死物，同时附着龈又有广泛的炎症和肥大时，应考虑并发有其他隐匿性疾病的可能性。血常规检查有助于诊断。

（4）艾滋病患者由于细胞免疫和体液免疫功能低下，常由各种细菌引起机会性感染，可并发坏死性溃疡性龈炎和坏死性溃疡性牙周炎，后者大多见于艾滋病患者。病损发展较快，并向深部牙周组织发展，破坏牙周膜和牙槽骨，形成坏死性溃疡性牙周炎，甚至可形成死骨。患者易发生白色念珠菌或疱疹病毒的感染，口腔内较典型的病损还包括毛状白斑、卡波济肉瘤等。对发展迅速而广泛、常规治疗反应不佳者，应进行血清学检查以除外 HIV 感染。

五、治疗

1. 急性期　初步洁治，轻轻去除大块牙结石，用3% 过氧化氢液擦洗及含漱清除坏死组织。当过氧化氢遇到组织和坏死物中的过氧化氢酶时，能释放出大量的新生态氧，杀灭或抑制厌氧菌。重症者口服甲硝唑或替硝唑等抗厌氧菌药物，甲硝唑每日三次，每次 0.2g，服三天一般可控制病情。若治疗及时得当，病损较快愈合，不留后遗症。

全身还可给予维生素 C 等支持疗法，要充分休息。进行口腔卫生指导也非常重要。更换牙刷，保持口腔清洁，指导患者建立良好的口腔卫生习惯，以防复发。应劝告患者戒烟。

2. 急性期过后的治疗原则　同菌斑性牙龈炎。

第三节　青春期和妊娠期龈炎

一、青春期龈炎

青春期龈炎是与内分泌有关的龈炎，在新分类中隶属于菌斑性龈病中受全身因素影响的牙龈病（gingival diseases modified by systemic factors）。

牙龈是性激素作用的靶器官。性激素波动发生在青春期、月经期、妊娠期和绝经期。妇女在生理期和非生理期（如性激素替代疗法和使用性激素避孕药）激素的变化可引起牙周组织的变化，尤其是已存在菌斑性牙龈炎时变化更明显。这类龈炎的特点是非特异性炎症伴有突出的血管成分，临床表现为明显的出血倾向。青春期龈炎为非特异性的慢性炎症，是青春期最常见的龈病。

（一）病因

青春期龈炎与牙菌斑和内分泌明显有关。青春期牙龈对局部刺激的反应往往加重，可能由于激素（最重要的是雌激素和睾丸激素）水平高使得龈组织对菌斑介导的反应加重。不过这种激素作用是短暂的，通过口腔卫生措施可逆转。这一年龄段的人群，由于乳牙与恒牙的更替、牙齿排列不齐、口呼吸及戴矫治器等，造成牙齿不易清洁。加之该年龄段患者一般不注意保持良好的口腔卫生习惯，如刷牙、用牙线等，易造成菌斑的滞留，引起牙龈炎，而牙石一般较少。

成人后，即使局部刺激因素存在，牙龈的反应程度也会减轻。但要完全恢复正常必须去除这些刺激物。此外，口呼吸（常伴有安氏分类 2.1 的错𬌗）、不恰当的正畸治疗、牙排列不齐等也是儿童发生青春期龈炎的促进因素。青春期牙龈病的发生率和程度均增加，保持良好的口腔卫生能够预防牙龈炎的发生。

（二）临床表现

青春期发病，牙龈的变化为非特异性的炎症，边缘龈和龈乳头均可发生炎症，好发于前牙唇侧的牙间乳头和龈缘。其明显的特征是：龈色红、水肿、肥大，轻刺激易出血，龈乳头肥大常呈球状突起。牙龈肥大发炎的程度超过局部刺激的程度，且易于复发。

（三）诊断

（1）青春期前后的患者。

（2）牙龈肥大发炎的程度超过局部刺激的程度。

（3）可有牙龈增生（gingival hyperplasia）的临床表现。

（4）口腔卫生情况一般较差，可有错𬌗、正畸矫治器、不良习惯等因素存在。

（四）治疗

（1）口腔卫生指导。

（2）控制菌斑洁治，除去龈上牙石、菌斑和假性袋中的牙石。

（3）纠正不良习惯。

（4）改正不良修复体或不良矫治器。

（5）经上述治疗后仍有牙龈外形不良、呈纤维性增生者可行龈切除术（gingivectomy）和龈成形术（gingivoplasty）。

（6）完成治疗后应定期复查，教会患者正确刷牙和控制菌斑的方法，养成良好的口腔卫生习惯，以防止复发。对于准备接受止畸治疗的青少年，应先治愈原有的牙龈炎，并教会他们掌握正确的控制菌斑的方法。在正畸治疗过程中，定期进行牙周检查和预防性洁治（prophy），对于牙龈炎症较重无法控制者应及时中止正畸治疗，待炎症消除、菌斑控制后继续治疗，避免造成对深部牙周组织的损伤和刺激。

二、妊娠期龈炎

妊娠期龈炎是指妇女在妊娠期间，由于女性激素水平升高，原有的牙龈炎症加重，牙龈肿胀或形成龈瘤样的改变（实质并非肿瘤）。分娩后病损可自行减轻或消退。妊娠期龈炎的发生率报告不一，在30%～100%之间。国内对上海700名孕妇的问卷调查及临床检查的研究结果显示，妊娠期龈炎的患病率为73.57%，随着妊娠时间的延长，妊娠期龈炎的患病率也提高，妊娠期龈瘤患病率为0.43%。有文献报告，孕期妇女的龈炎发生率及程度均高于产后，虽然孕期及产后的菌斑指数均无变化。

（一）病因

妊娠期龈炎与牙菌斑和患者的黄体酮水平升高有关。妊娠本身不会引起龈炎，只是由于妊娠时性激素水平的改变，使原有的慢性炎症加重。因此，妊娠期龈炎的直接病因仍然是牙菌斑，此外与全身内分泌改变即体内性激素水平的变化有关。

研究表明，牙龈是雌性激素的靶器官，妊娠时雌激素水平增高，龈沟液中的雌激素水平也增高，牙龈毛细血管扩张、瘀血，炎症细胞和液体渗出增多。有文献报告，雌激素和黄体酮参与调节牙龈中花生四烯酸的代谢，这两种激素刺激前列腺素的合成。妊娠时雌激素和黄体酮水平的增高影响龈上皮的角化，导致上皮屏障的有效作用降低，改变结缔组织基质，并能抑制对菌斑的免疫反应，使原有的龈炎临床症状加重。

有学者发现妊娠期龈炎患者的牙菌斑内中间普氏菌（Prevotella intermedia）的比率增高，并与血浆中雌激素和黄体酮水平的增高有关。因此在妊娠期炎症的加重可能是由于菌斑成分的改变而不只是菌斑量的增加。分娩后，中间普氏菌的数量降至妊娠前水平，临床症状也随之减轻或消失。有学者认为黄体酮在牙龈局部的增多，为中间普氏菌的生长提供了营养物质。在口腔卫生良好且无局部刺激因素的孕妇，妊娠期龈炎的发生率和程度均较低。

（二）临床病理

组织学表现为非特异性、多血管、大量炎细胞浸润的炎症性肉芽组织。牙龈上皮增生、上皮钉突伸长，表面可有溃疡，基底细胞有细胞内和细胞间水肿。结缔组织内有大量的新生毛细血管，血管扩张充血，血管周的纤维间质水肿，伴有慢性炎症细胞浸润。有的牙间乳头可呈瘤样生长，称妊娠期龈瘤，实际并非真性肿瘤，而是发生在妊娠期的炎性血管性肉芽肿。病理特征为明显的毛细血管增生，血管间的纤维组织可有水肿及黏液性变，并有炎症细胞浸润，其毛细血管增生的程度超过了一般牙龈对慢性刺激的反应，致使牙龈乳头炎性过长而呈瘤样表现。

（三）临床表现

1. 妊娠期龈炎　患者一般在妊娠前即有不同程度的牙龈炎，从妊娠 2 ~ 3 个月后开始出现明显症状，至 8 个月时达到高峰，且与血中黄体酮水平相一致。分娩后约 2 个月时，龈炎可减轻至妊娠前水平。妊娠期龈炎可发生于个别牙或全口牙龈，以前牙区为重。龈缘和龈乳头呈鲜红或暗红色，质地松软、光亮，呈显著的炎性肿胀，轻触牙龈极易出血，出血常为就诊时的主诉症状。一般无疼痛，严重时龈缘可有溃疡和假膜形成，有轻度疼痛。

2. 妊娠期龈瘤　亦称孕瘤。据报告妊娠期龈瘤在妊娠妇女中发生率为 1.8% ~ 5%，多发生于个别牙列不齐的牙间乳头区，前牙尤其是下前牙唇侧乳头较多见。通常在妊娠第 3 个月，牙间乳头出现局限性反应性增生物，有蒂或无蒂、生长快、色鲜红、质松软、易出血，一般直径不超过 2cm。有的病例在肥大的龈缘处呈小分叶状，或出现溃疡和纤维素性渗出。严重病例可因巨大的妊娠瘤妨碍进食，但一般直径不超过 2cm。妊娠期龈瘤的本质不是肿瘤，不具有肿瘤的生物学特性。分娩后，妊娠瘤大多能逐渐自行缩小，但必须除去局部刺激物才能使病变完全消失。

妊娠妇女的菌斑指数可保持相对无改变，临床变化常见于妊娠期 4 ~ 9 个月时，有效地控制菌斑可使病变逆转。

（四）诊断

（1）孕妇，在妊娠期间牙龈炎症明显加重且易出血。

（2）临床表现为牙龈鲜红、松软、易出血，并有菌斑等刺激物的存在。

（3）妊娠瘤易发生在孕期的第四个月到第九个月。

（五）鉴别诊断

（1）有些长期服用避孕药的育龄妇女也可有妊娠期龈炎的临床表现，一般通过询问病史可鉴别。

（2）妊娠期龈瘤应与牙龈瘤鉴别。牙龈瘤的临床表现与妊娠期龈瘤十分相似，可发生于非妊娠的妇女和男性患者。临床表现为个别牙间乳头的无痛性肿胀、突起的瘤样物、有蒂或无蒂、表面光滑、牙龈颜色鲜红或暗红、质地松软极易出血，有些病变表面有溃疡和脓性渗出物。一般多可找到局部刺激因素，如残根、牙石、不良修复体等。

（六）治疗

（1）细致认真的口腔卫生指导。

（2）控制菌斑（洁治），除去一切局部刺激因素（如牙石、不良修复体等），操作手法要轻巧。

（3）一般认为分娩后病变可退缩。妊娠瘤若在分娩以后仍不消退则需手术切除，对一些体积较大妨碍进食的妊娠瘤可在妊娠 4 ~ 6 个月时切除。手术时注意止血。

（4）在妊娠前或早孕期治疗牙龈炎和牙周炎，并接受口腔卫生指导是预防妊娠期龈炎的重要举措。虽然受性激素影响的龈炎是可逆的，但有些患者未经治疗或不稳定可引发牙周附着丧失。

第四节　药物性牙龈增生

药物性牙龈增生（drug induced gingival hyperplasia）又称药物性牙龈肥大，是指由于全身用药引起牙龈完全或部分的肥大，与长期服用药物有关。在我国 20 世纪 80 年代以前，药物性牙龈增生主要是由抗癫痫药苯妥英钠（phenytoin，又称大仑丁 dilantin）引起。近年来，临床上经常发现因高血压和心脑疾病服用钙通道阻滞剂（calcium channel blocker）以及用于器官移植患者的免疫抑制剂——环孢素等引起的药物性牙龈肥大，而苯妥英钠引起的龈肥大相对少见。目前我国高血压患者已达 1.34 亿，心、脑血管疾病亦随着我国社会的老龄化进一步增加，最近这些疾病又出现低龄化的趋势。依据中国高血压协会的统计，目前我国高血压患者接受药物治疗者约 50% 使用钙通道阻滞剂，其中约 80% 的高血压患者服用硝苯地平等低价药，由此可见钙通道阻滞剂诱导的药物性牙龈增生在口腔临床工作中会越来越多见。

药物性龈肥大的存在不仅影响到牙面的清洁作用，妨碍咀嚼、发音等功能，有时还会造成心理上的障碍。

一、病因

与牙龈增生有关的常用药物有三类：①苯妥英钠——抗惊厥药，用于治疗癫痫病。②环孢素（cyclosporine）——免疫抑制剂，用于器官移植患者以避免宿主的排异反应，以及治疗重度牛皮癣（psoriasis）等。③钙通道拮抗剂，如硝苯地平——抗高血压药。长期服用这些药物的患者易发生药物性龈增生，其增生程度与年龄、服药时间、剂量有关，并与菌斑、牙石有关。

1. 药物的作用　上述药物引起牙龈增生的真正机制目前尚不十分清楚。据报告长期服用苯妥英钠治疗癫痫者有 40%～50% 发生牙龈纤维性增生，年轻人多于老年人。组织培养表明苯妥英钠能刺激成纤维细胞的分裂活动，使合成蛋白质和胶原的能力增强；同时，细胞分泌无活性的胶原溶解酶。由于合成大于降解，致使结缔组织增生。有人报告药物性龈增生患者的成纤维细胞对苯妥英钠的敏感性增高，易产生增殖性变化，此可能为基因背景。环孢素 A 为免疫抑制剂，常用于器官移植或某些自身免疫性疾病患者。1983 年，有学者报告该药引起牙龈肥大，服用此药者有 30%～50% 发生牙龈纤维性增生，另有研究发现服药量 > 500mg/d 会诱导牙龈增生。硝苯地平为钙通道阻断剂，对高血压、冠心病患者具有扩张周围血管和冠状动脉的作用，对牙龈也有诱导增生的作用，约有 20% 的服药者发生牙龈增生。环孢素和钙通道阻滞剂两药联合应用，会增加牙龈增生的发生率和严重程度。这两种药引起牙龈增生的原因尚不十分清楚，有人报告两种药物以不同的方式降低了胶原酶活性或影响了胶原酶的合成。也有人认为牙龈成纤维细胞可能是钙通道阻断剂的靶细胞，硝苯地平可改变其细胞膜上的钙离子流动而影响细胞的功能，使胶原的合成大于分解，从而使胶原聚集而引起牙龈增生。

最近的研究表明，苯妥英钠、环孢素可能通过增加巨噬细胞的血小板生长因子的基因表现而诱导牙龈增生。这些药物能抑制细胞的钙离子摄入（钙是细胞内 ATP 酶活性所必需的）导致牙龈的过度生长。此外，药物对牙龈上皮细胞凋亡的影响作用不可忽视，比如凋亡抑制蛋白 Bcl-2，抑癌蛋白 P53、Ki67 抗原和 c-myc 癌蛋白在药物性增生的牙龈组织内均有阳性表达，甚至有的与物剂量和用药时间呈正相关。这些相关凋亡蛋白的异常表达，可破坏上皮组织的代谢平衡，最终导致龈组织增生。

2. 菌斑的作用　菌斑引起的牙龈炎症可能促进药物性牙龈增生的发生。长期服用苯妥英钠，可使原来已有炎症的牙龈发生纤维性增生。有研究表明，牙龈增生的程度与原有的炎症程度和口腔卫生状况有明显关系。人类和动物实验也证实，若无明显的菌斑微生物、局部刺激物及牙龈的炎症或对服药者施以严格的菌斑控制，药物性牙龈增生可以减轻或避免。但也有人报告，增生可发生于无局部刺激物的牙龈。可以认为，局部刺激因素虽不是药物性牙龈增生的原发因素，但菌斑、牙石、食物嵌塞等引起的牙龈炎症能加速和加重药物性牙龈增生的发展。

二、病理

不同药物引起的龈肥大不仅临床表现相似,组织病理学表现也相同。上皮和结缔组织有显著的非炎症性增生。上皮棘层增厚,钉突伸长到结缔组织深部。结缔组织内有致密的胶原纤维束,成纤维细胞和新生血管均增多。炎症常局限于龈沟附近,为继发或伴发。

三、临床表现

药物性龈增生好发于前牙(特别是下颌),初起为龈乳头增大,继之扩展至唇颊龈,也可发生于舌、腭侧牙龈,大多累及全口龈。增生龈可覆盖牙面 1/3 或更多。病损开始时,点彩增加并出现颗粒状和疣状突起,继之表面呈结节状、球状、分叶状,色红或粉红,质地坚韧。口腔卫生不良、创伤殆、龋齿、不良充填体和矫治器等均能加重病情。增生严重者可波及附着龈并向冠方增大,以致妨碍咀嚼。当牙间隙较大时,病损往往较小,可能由于此处清洁作用较好所致。无牙区不发生本病损。由于牙龈肥大、龈沟加深,易使菌斑、软垢堆积,大多数患者并发有牙龈炎症。此时增生的牙龈可呈深红或暗红色,松软易于出血。增生的牙龈还可挤压牙齿移位,以上、下前牙区较多见。

苯妥英钠性牙龈增生一般在停药后数月之内增生的组织可自行消退。切除增生牙龈后若继续服药,病变仍可复发。

四、诊断与鉴别诊断

1. 诊断 如下所述。

(1)患者有癫痫或高血压、心脏病或接受过器官移植,并有苯妥英钠、环孢素、硝苯地平或维拉帕米(verapamil,原名异搏定)等的服药史。一般在用药后的三个月即发病。

(2)增生起始于牙间乳头,随后波及龈缘,表面呈小球状、分叶状或桑葚状,质地坚实、略有弹性。牙龈色泽多为淡粉色。

(3)若并发感染则有龈炎的临床表现,存在局部刺激因素。

2. 鉴别诊断 药物性龈增生主要应与伴有龈增生的菌斑性龈炎和龈纤维瘤病相鉴别。

(1)伴有龈增生的菌斑性龈炎:又称为增生性龈炎(hyperplastic gingivitis),是慢性炎症性肥大,有明显的局部刺激因素,多因长期接触菌斑所引起。增生性龈炎是牙龈肿大的常见疾病,好发于青少年。龈增生一般进展缓慢,无痛。通常发生于唇颊侧,偶见舌腭侧,主要局限在龈乳头和边缘龈,可限于局部或广泛,牙龈的炎症程度较药物性龈增生和遗传性牙龈纤维瘤病重。口呼吸患者的龈增生位于上颌前牙区,病变区的牙龈变化与邻近未暴露的正常黏膜有明显的界限。牙龈增生大多覆盖牙面的 1/3 ~ 2/3。一般分为两型。①炎症型(肉芽型):炎症型表现为牙龈深红或暗红,松软,光滑,易出血,龈缘肥厚,龈乳头呈圆球状增大。②纤维型:纤维型表现为牙龈实质性肥大,较硬而有弹性,颜色接近正常。临床上炎症型和纤维型常混合存在,病程短者多为炎症型,病程长者多转变为纤维型。

(2)龈纤维瘤病:龈纤维瘤病可有家族史,而无服药史。龈增生较广泛,大多覆盖牙面的 2/3 以上,以纤维性增生为主,详见遗传性牙龈纤维瘤病。

五、治疗

1. 停止使用或更换引起牙龈增生的药物 停药是最根本的治疗,然而大多数患者的病情并不允许停药。因此必须与相关的专科医师协商,考虑更换使用其他药物或与其他药物交替使用,以减轻不良反应。

2. 去除局部刺激因素 通过洁治、刮治去除菌斑、牙石,消除其他一切导致菌斑滞留的因素,并指导患者切实掌握菌斑控制的方法。治疗后多数患者的牙龈增生可明显好转甚至消退。

3. 局部药物治疗 对于牙龈炎症明显的患者,除了去除菌斑和牙石外,可用 3% 过氧化氢液冲洗龈袋,并在袋内置入抗菌消炎的药物,待炎症减轻后再做进一步的治疗。

4. 手术治疗 对于虽经上述治疗但增生的牙龈仍不能完全消退者,可进行牙龈切除并成形的手术治疗；对于重度增生的患者为避免角化龈切除过多可采用翻瓣加龈切术的方法。术后若不停药和忽略口腔卫生，则易复发。

5. 指导患者严格控制菌斑 以减轻服药期间的牙龈增生程度，减少和避免手术后的复发。

对于需长期服用苯妥英钠、硝苯地平、环孢素等药物的患者，应在开始用药前先治疗原有的慢性牙龈炎。

第五章 牙周疾病

第一节 慢性牙周炎

慢性牙周炎（CP）原名成人牙周炎（adult peridontitis，AP）或慢性成人牙周炎（chronic adult perio-dontitis，CAP）。更改名称是因为此类牙周炎虽最常见于成年人，但也可发生于儿童和青少年，而且由于本病的进程缓慢，通常难以确定真正的发病年龄。大部分慢性牙周炎呈缓慢加重，但也可出现间歇性的活动期。此时牙周组织的破坏加速，随后又可转入静止期。大部分慢性牙周炎患者根本不出现爆发性的活动期。

本病为最常见的一类牙周炎，约占牙周炎患者的95%，由长期存在的慢性牙龈炎向深部牙周组织扩展而引起。牙龈炎和牙周炎之间虽有明确的病理学区别，但在临床上，两者却是逐渐、隐匿地过渡。因此早期发现和诊断牙周炎十分重要，因为牙周炎的后果远比牙龈炎严重。

一、临床表现

本病一般侵犯全口多数牙齿，也有少数患者仅发生于一组牙（如前牙）或少数牙。发病有一定的牙位特异性，磨牙和下前牙区以及邻接面由于菌斑牙石易堆积，故较易患病。牙周袋的炎症、附着丧失和牙槽骨吸收在牙周炎的早期即已出现，但因程度较轻，一般无明显不适。临床主要的症状为刷牙或进食时出血，或口内有异味，但通常不引起患者的重视。及至形成深牙周袋后，出现牙松动、咀嚼无力或疼痛，甚至发生急性牙周脓肿等，才去就诊，此时多已为晚期。

牙周袋处的牙龈呈现不同程度的慢性炎症，颜色暗红或鲜红、质地松软、点彩消失、边缘圆钝且不与牙面贴附。有些患者由于长期的慢性炎症，使牙龈有部分纤维性增生、变厚，表面炎症不明显，但牙周探诊后，袋内壁有出血，也可有脓。牙周袋探诊深度（PD）超过3mm，且有附着丧失。如有牙龈退缩，则探诊深度可能在正常范围，但可见釉牙骨质界已暴露。因此附着丧失能更准确地反映牙周支持组织的破坏。

慢性牙周炎根据附着丧失和骨吸收的范围（extent）及其严重程度（severity），可进一步分型。范围是指根据患病的牙数将其分为局限型和广泛型。全口牙中有附着丧失和骨吸收的位点（site）数占总位点数≤30%者为局限型；若>30%的位点受累，则为广泛型。也可根据牙周袋深度、结缔组织附着丧失和骨吸收的程度来分为轻度、中度和重度。上述指标中以附着丧失为重点，它与炎症的程度大多一致，但也可不一致。一般随病程的延长和年龄的增长而使病情累积、加重。流行病学调查资料表明，牙周病的

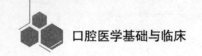

患病率虽高，但重症牙周炎只发生于 10% ~ 15% 的人群。

轻度：牙龈有炎症和探诊出血，牙周袋深度 ≤ 4mm，附着丧失 1 ~ 2mm，X 线片显示牙槽骨吸收不超过根长的 1/3。可有轻度口臭。

中度：牙龈有炎症和探诊出血，也可有脓。牙周袋深度 ≤ 6mm，附着丧失 3 ~ 4mm，X 线片显示牙槽骨水平型或角型吸收超过根长的 1/3，但不超过根长的 1/2。牙齿可能有轻度松动，多根牙的根分叉区可能有轻度病变。

重度：炎症较明显或发生牙周脓肿。牙周袋 >6mm，附着丧失 ≥ 5mm，X 线片示牙槽骨吸收超过根长的 1/2，多根牙有根分叉病变，牙多有松动。

慢性牙周炎患者除有上述特征外，晚期常可出现其他伴发症状，如：①由于牙松动、移位和龈乳头退缩，造成食物嵌塞。②由于牙周支持组织减少，造成继发性𬌗创伤。③牙龈退缩使牙根暴露，对温度敏感，并容易发生根面龋，在前牙还会影响美观。④深牙周袋内脓液引流不畅时，或身体抵抗力降低时，可发生急性牙周脓肿。⑤深牙周袋接近根尖时，可引起逆行性牙髓炎。⑥牙周袋溢脓和牙间隙内食物嵌塞，可引起口臭。

二、诊断特征

（1）多为成年人，也可见于儿童或青少年。

（2）有明显的菌斑、牙石及局部刺激因素，且与牙周组织的炎症和破坏程度比较一致。

（3）根据累及的牙位数，可进一步分为局限型（<30% 位点）和广泛型（>30%）；根据牙周附着丧失的程度，可分为轻度（AL 1 ~ 2mm）、中度（AL 3 ~ 4mm）和重度（AL ≥ 5mm）。

（4）患病率和病情随年龄增大而加重，病情一般缓慢进展而加重，也可间有快速进展的活动期。

（5）全身一般健康，也可有某些危险因素，如吸烟、精神压力、骨质疏松等。

中度以上的慢性牙周炎诊断并不困难，但早期牙周炎与牙龈炎的区别不甚明显，须通过仔细检查而及时诊断，以免贻误正确的治疗（表 5-1）。

表 5-1　牙龈炎和早期牙周炎的区别

	牙龈炎	早期牙周炎
牙龈炎症	有	有
牙周袋	假性牙周袋	真性牙周袋
附着丧失	无 *	有，能探到釉牙骨质界
牙槽骨吸收	无	嵴顶吸收，或硬骨板消失
治疗结果	病变可逆，牙龈组织恢复正常	炎症消退，病变静止，但已破坏的支持组织难以完全恢复正常

注：*1999 年对牙龈炎的定义增加了 "在一定条件下可以有附着丧失"。

在确诊为慢性牙周炎后，还应通过仔细的病史询问和必要的检查，发现患者有无牙周炎的易感因素，如全身疾病、吸烟等；并根据病情确定其严重程度、目前牙周炎是否为活动期等，并据此制订针对性的治疗计划和判断预后。

三、治疗原则

慢性牙周炎早期治疗的效果较好，能使病变停止进展，牙槽骨有少量修复。只要患者能认真清除菌斑并定期复查，则疗效能长期保持。治疗应以消除菌斑、牙石等局部刺激因素为主，辅以手术等方法。由于口腔内各个牙的患病程度和病因刺激物的多少不一致，必须针对每个患牙的具体情况，制订全面的治疗计划。

1. 局部治疗

（1）控制菌斑：菌斑是牙周炎的主要病原刺激物，而且清除之后还会不断在牙面堆积。因此必须向患者进行细致的讲解和指导，使其充分理解坚持不懈地清除菌斑的重要性。此种指导应贯穿于治疗的全过程，每次就诊时均应检查患者菌斑控制的程度，并做记录。有菌斑的牙面应占全部牙面的 20% 以下才算合格。牙周炎在龈上牙石被刮除以后，如菌斑控制方法未被掌握，牙石重新沉积的速度是很快的。

（2）彻底清除牙石，平整根面：龈上牙石的清除称为洁治术，龈下牙石的清除称为龈下刮治或深部刮治。龈下刮治除了刮除龈下石外，还须将暴露在牙周袋内的含有大量内毒素的病变牙骨质刮除，使根面平整而光滑。根面平整使微生物数量大大减少，并搅乱了生物膜的结构，改变了龈下的环境，使细菌不易重新附着。牙龈结缔组织有可能附着于根面，形成新附着。

经过彻底的洁治和根面平整后，临床上可见牙龈的炎症和肿胀消退，出血和溢脓停止，牙周袋变浅、变紧。袋变浅是由于牙龈退缩及袋壁胶原纤维的新生，使牙龈变得致密，探针不再穿透结合上皮进入结缔组织内；也可能有新的结缔组织附着于根面。洁治和刮治术是牙周炎的基础治疗，任何其他治疗手段只应作为基础治疗的补充手段。

（3）牙周袋及根面的药物处理：大多数患者在根面平整后，组织能顺利愈合，不需药物处理。对一些炎症严重、肉芽增生的深牙周袋，在刮治后可用药物处理袋壁。必要时可用复方碘液，它有较强的消炎、收敛作用，注意避免烧灼邻近的黏膜。

近年来，牙周袋内局部放置缓释型的抗菌药物取得较好的临床效果，药物能较长时间停留于牙周袋内，起到较好的疗效。可选用的药物如甲硝唑、四环素及其同族药物如米诺环素、氯己定（洗必泰）等。有人报道，用含有上述药物的凝胶或溶液冲洗牙周袋，取得良好的临床疗效，袋内的微生物也消失或明显减少。但药物治疗只能作为机械方法清除牙石后的辅助治疗，不能取代除石治疗。

（4）牙周手术：上述治疗后，若仍有较深的牙周袋，或根面牙石不易彻底清除，炎症不能控制，则可进行牙周手术。其优点是可以在直视下彻底刮除根面的牙石及不健康的肉芽组织，必要时还可修整牙槽骨的外形或截除患根、矫正软组织的外形等等。手术后牙周袋变浅、炎症消退、骨质吸收停止，甚至可有少量骨修复。理想的手术效果是形成新附着，使牙周膜的结缔组织细胞重新在根面沉积牙骨质，并形成新的牙周膜纤维束和牙槽骨。这就是牙周组织的再生性手术，是目前临床和理论研究的热点，临床取得一定的成果，但效果有待提高。

（5）松动牙固定术：用各种材料和方法制成牙周夹板，将一组患牙与其相邻的稳固牙齿连结在一起，使𬌗力分散于一组牙上，减少了患牙承受的超重力或侧向扭转力的损害。这种固定术有利于牙周组织的修复。一般在松牙固定后，牙齿稳固、咀嚼功能改善。有些病例在治疗数月后，X线片可见牙槽骨硬骨板致密等效果。本法的缺点是，对局部的菌斑控制措施有一定的妨碍。因此，一定要从有利于菌斑控制方面改善设计，才能使本法持久应用。如果患者有缺失牙齿需要修复，而基牙或邻近的患牙因松动而需要固定，也可在可摘式义齿上设计一定的固定装置，或用制作良好的固定桥来固定松动牙。并非所有松动牙都需要固定，主要是患牙动度持续加重、影响咀嚼功能者才需要固定。

（6）调𬌗：如果X线片显示牙槽骨角形缺损或牙周膜增宽，就要对该牙做有无𬌗干扰的检查。如有扣诊震颤，再用蜡片法或咬合纸法查明早接触点的部位及大小，然后进行选磨。如果不能查到𬌗干扰，说明该牙目前并不存在创伤，可能是曾经有过创伤，但由于早接触点已被磨损，或由于牙周组织的自身调节，创伤已经缓解，这种情况不必做调𬌗处理。

（7）拔除不能保留的患牙：严重而无法挽救的患牙必须及早拔除，以免影响治疗和增加再感染的机会。拔牙创的愈合可使原来的牙周病变区破坏停止而出现修复性改变，这一转机对邻牙的治疗有着良好的影响。

（8）坚持维护期治疗：牙周炎经过正规治疗后，一般能取得较好的效果，但长期疗效的保持取决于是否能定期复查和进行必要的后续治疗，患者的自我菌斑控制也是至关重要的。根据患者的病情以及菌斑控制的好坏来确定复查的间隔时间，每次复查均应对患者进行必要的口腔卫生指导和预防性洁治。若有病情未被控制的牙位，则应进行相应的治疗。总之，牙周炎的治疗绝非一劳永逸的，维护期治疗是保持长期疗效的关键。

2. 全身治疗　慢性牙周炎除非出现急性症状，一般不需采用抗生素类药物。对严重病例可口服甲硝唑0.2g，每日3～4次，共服一周。或服螺旋霉素0.2g，每日4次，共服5～7日。有些患者有慢性系统性疾病，如糖尿病、心血管疾患等，应与内科医师配合，积极治疗和控制全身疾病。成功的牙周治

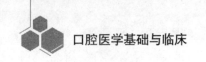

疗对糖尿病的控制也有积极意义。

大多数慢性牙周炎患者经过恰当的治疗后，病情可得到控制，但也有少数患者疗效很差。1978年，Hirschfeld等报告，对600名牙周炎患者追踪观察平均22年后，83%患者疗效良好、13%病情加重、4%则明显恶化（人均失牙10～23个）。过去把后两类患者称为难治性牙周炎或顽固性牙周炎。这些患者可能有特殊的致病菌，或牙体和牙周病变的形态妨碍了彻底地清除病原刺激物。有人报告此类患者常为重度吸烟者。

第二节 侵袭性牙周炎

侵袭性牙周炎（aggressive periodontitis，AgP）是一组在临床表现和实验室检查（包括化验和微生物学检查）均与慢性牙周炎有明显区别的、相对少见的牙周炎。它包含了1989年旧分类中的三个类型，即青少年牙周炎、快速进展性牙周炎和青春前期牙周炎，一度曾将这三个类型合称为早发性牙周炎(EOP)。实际上这类牙周炎虽多发于年轻人，但也可见于成年人。本病一般来说发展较迅猛，但也可转为间断性的静止期，而且临床上对进展速度也不易判断。因此在1999年的国际研讨会上建议更名为侵袭性牙周炎。

一、侵袭性牙周炎的危险因素

对侵袭性牙周炎的病因尚未完全明了，大量的病因证据主要源于过去对青少年牙周炎的研究结果。现认为某些特定微生物的感染及机体防御能力的缺陷是引起侵袭性牙周炎的主要因素。

1. 微生物 大量的研究表明伴放线菌嗜血菌（Aa）是侵袭性牙周炎的主要致病菌，其主要依据如下：

（1）从局限性青少年牙周炎患牙的龈下菌斑中可分离出Aa，阳性率高达90%～100%，而同一患者口中的健康牙或健康人则检出率明显的低（<20%），慢性牙周炎患者Aa的检出率也低于局限性青少年牙周炎。但也有些学者（尤其是中国和日本）报告未能检出Aa，或是所检出的Aa为低毒性株，而主要分离出牙龈卟啉单胞菌、腐蚀艾肯菌、中间普氏菌、具核梭杆菌等。这可能是由于重症患者的深牙周袋改变了微生态环境，使一些严格厌氧菌成为优势菌，而Aa不再占主导；也可能确实存在着种族和地区的差异。广泛型侵袭性牙周炎的龈下菌群主要为牙龈卟啉单胞菌、福赛拟杆菌（现名为Tanncrella forsythia，Tf）、腐蚀艾肯菌等。也有学者报告，在牙周健康者和儿童口腔中也可检出Aa，但占总菌的比例较低。

（2）伴放线菌嗜血菌产生多种对牙周组织有毒性和破坏作用的毒性产物，例如白细胞毒素，能损伤乃至杀死中性粒细胞和单核细胞，并引起动物的实验性牙周炎。Aa表面的膜泡脱落可使毒素播散。还产生上皮毒素、骨吸收毒素、细胞坏死膨胀毒素和致凋亡毒素等。

（3）引发宿主的免疫反应：局限型侵袭性牙周炎（LAgP）患者的血清中有明显升高的抗Aa抗体，牙龈局部和龈沟液内也产生大量的特异抗体甚至高于血清水平，说明这种免疫反应发生于牙龈局部。Aa产生的内毒素可激活上皮细胞、中性粒细胞、成纤维细胞和单核细胞，产生大量的细胞因子，引发炎症反应。

（4）牙周治疗可使Aa量明显减少或消失，当病变复发时，该菌又复出现。Slots等报告，由于Aa能入侵牙周组织，单纯的机械治疗不能消除Aa，临床疗效欠佳，口服四环素后，Aa消失，临床疗效转佳。

近年来有些学者报告，从牙周袋内分离出病毒、真菌甚至原生动物，可能与牙周病有关。

2. 全身背景

（1）白细胞功能缺陷：已有大量研究证明本病患者有周缘血的中性粒细胞（PMN）和（或）单核细胞的趋化功能降低。有的学者报告，吞噬功能也有障碍，这种缺陷带有家族性，患者的同胞中有的也可患侵袭性牙周炎，或虽未患牙周炎，却也有白细胞功能缺陷。但侵袭性牙周炎患者的白细胞功能缺陷并不导致全身其他部位的感染性疾病。

（2）产生特异抗体：研究还表明与Aa的糖类抗原发生反应的抗体主要是IgC_2亚类，在局限型侵袭性牙周炎患者中升高，而广泛型侵袭性牙周炎则缺乏此亚类。提示IgC_2抗体起保护作用，可阻止病变的扩散。

（3）遗传背景：本病常有家族聚集现象；也有种族易感性的差异，如 1987 年，Saxby 报告，7 266 名 15～19 岁的英国学生中，局限性青少年牙周炎的总患病率为 0.1%，其中白种人 0.2%、非洲裔人为 0.8%、亚裔人 0.2%。黑人中患局限性青少年牙周炎的概率远高于白人和亚洲人。本病也可能有遗传背景。有研究报告，Fcγ R Ⅱ基因多态性、维生素 D 受体基因多态性等可能为本病的易感因素。

（4）牙骨质发育异常：1928 年，Cottlieb 曾提出本病的原因是牙骨质的继续形成受到抑制，妨碍了牙周膜纤维附着于牙体。此后有少量报道，发现局限性青少年牙周炎患者的牙根尖而细，牙骨质发育不良，甚至无牙骨质，不仅已暴露于牙周袋内的牙根如此，在其根方尚未发生病变处的牙骨质也有发育不良。说明这种缺陷不是疾病的结果，而是发育中的问题。国内有报告侵袭性牙周炎患者发生单根牙牙根形态异常的概率高于牙周健康者和慢性牙周炎患者；有牙根形态异常的牙，其牙槽骨吸收重于形态正常者。

3. 环境和行为因素　吸烟的量和时间是影响年轻人牙周破坏范围的重要因素之一。吸烟的广泛型侵袭性牙周炎患者比不吸烟的广泛型侵袭性牙周炎患者患牙数多、附着丧失量也多。吸烟对局限型患者的影响较小。口腔卫生的好坏也对疾病有影响。

总之，现代的观点认为牙周炎不是由单一种细菌引起的，而是多种微生物共同的相互作用；高毒性的致病菌是必需的致病因子，而高易感性宿主的防御功能低下和（或）过度的炎症反应所导致牙周组织的破坏是发病的重要因素；吸烟、遗传基因等调节因素也可能起一定的促进作用。

二、组织病理学改变

侵袭性牙周炎的组织学变化与慢性牙周炎无明显区别，均以慢性炎症为主。免疫组织化学研究发现，本病的牙龈结缔组织内也以浆细胞浸润为主，但其中产生 IgA 的细胞少于慢性牙周炎者，游走到袋上皮内的中性粒细胞数目也较少，这两种现象可能是细菌易于入侵的原因之一。电镜观察到在袋壁上皮、牙龈结缔组织甚至牙槽骨的表面可有细菌入侵，主要为革兰阴性菌及螺旋体。近年还有学者报告，中性粒细胞和单核细胞对细菌的过度反应，密集的白细胞浸润及过量的细胞因子和炎症介质表达，可能导致严重的牙周炎症和破坏。

三、临床表现

根据患牙的分布可将侵袭性牙周炎分为局限型（LAgP）和广泛型（GAgP）。局限型大致相当于过去的局限型青少年牙周炎；广泛型相当于过去的弥漫型青少年牙周炎和快速进展性牙周炎。局限型侵袭性牙周炎和广泛型侵袭性牙周炎的临床特征有相同之处，也各有其不同之处。在我国，典型的局限型侵袭性牙周炎较为少见，这一方面可能由于患者就诊较晚，病变已蔓延至全口多个牙，另一方面可能有种族背景。

1. 快速进展的牙周组织破坏　快速的牙周附着丧失和骨吸收是侵袭性牙周炎的主要特点。严格来说，"快速"的确定应依据在两个时间点所获得的临床记录或 X 线片来判断，然而此种资料不易获得。临床上常根据"严重的牙周破坏发生在较年轻的患者"来做出快速进展的判断。有人估计，本型患者的牙周破坏速度比慢性牙周炎快 3～4 倍，患者常在 20 岁左右即已需拔牙或牙自行脱落。

2. 年龄与性别　本病患者一般年龄较小，发病可始于青春期前后，因早期无明显症状，患者就诊时常已 20 岁左右。有学者报告，广泛型的平均年龄大于局限型患者，一般也在 30 岁以下，但也可发生于 35 岁以上的成年人。女性多于男性，但也有人报告年幼者以女性为多，稍长后性别无差异。

3. 口腔卫生情况　本病一个突出的表现是局限型患者的菌斑、牙石量很少，牙龈表面的炎症轻微，但却已有深牙周袋，牙周组织破坏程度与局部刺激物的量不成比例。牙龈表面虽然无明显炎症，实际上在深袋部位是有龈下菌斑的，而且袋壁也有炎症和探诊后出血。广泛型的菌斑、牙石量因人而异，多数患者有大量的菌斑和牙石，也可很少；牙龈有明显的炎症，呈鲜红色，并可伴有龈缘区肉芽性增殖，易出血，可有溢脓，晚期还可以发生牙周脓肿。

4. 好发牙位　1999 年，新分类法规定，局限型侵袭性牙周炎的特征是"局限于第一恒磨牙或切牙的邻面有附着丧失，至少波及两个恒牙，其中一个为第一磨牙。其他患牙（非第一磨牙和切牙）不超过两个。"换言之，典型的患牙局限于第一恒磨牙和上下切牙，多为左右对称。X线片可见第一磨牙的近远中均有垂直型骨吸收，形成典型的"弧形吸收"，在切牙区多为水平型骨吸收。但早期的患者不一定波及所有的切牙和第一磨牙。广泛型的特征为"广泛的邻面附着丧失，侵犯第一磨牙和切牙以外的牙数在三颗以上"。也就是说，侵犯全口大多数牙。

5. 家族聚集性　家族中常有多人患本病，患者的同胞有 50% 患病机会。其遗传背景可能与白细胞功能缺陷有关，也有人认为是 X 连锁性遗传或常染色体显性遗传等。但也有一些学者认为是由于牙周致病菌在家族中的传播所致。临床上并非每位侵袭性牙周炎患者均有家族史。

6. 全身情况　侵袭性牙周炎患者一般全身健康，无明显的系统性疾病，但部分患者具有中性粒细胞及（或）单核细胞的功能缺陷。多数患者对常规治疗，如刮治和全身药物治疗，有明显的疗效，但也有少数患者经任何治疗效果都不佳，病情迅速加重直至牙齿丧失。

广泛型和局限型究竟是两个独立的类型，抑或广泛型侵袭性牙周炎是局限型发展和加重的结果，尚不肯定。但有不少研究结果支持两者为同一疾病不同阶段的观点，例如：①年幼者以局限型较多，而年长者患牙数目增多，以广泛型为多。②局限型患者血清中的抗 Aa 特异抗体水平明显地高于广泛型患者，起保护作用的 IgG_2 亚类水平也高于广泛型。可能机体对致病菌挑战所产生的免疫反应使感染局限，而广泛型患者的抗体反应较弱，使感染扩散。③有些广泛型侵袭性牙周炎患者的第一磨牙和切牙病情较重，且有典型的"弧形吸收"影像，提示这些患者可能由局限型病变发展而来。

四、诊断特点

本病应抓住早期诊断这一环，因患者初起时无明显症状，待就诊时多已为晚期。如果一名青春期前后的年轻患者，菌斑、牙石等刺激物不多，炎症不明显，但发现有少数牙松动、移位或邻面深袋，局部刺激因子与病变程度不一致等，则应引起重视。重点检查切牙及第一磨牙邻面，并拍摄 X 线片，骀翼片有助于发现早期病变。有条件时，可做微生物学检查，发现伴放线菌嗜血菌或大量的牙龈卟啉单胞菌，或检查中性多形核白细胞有无趋化和吞噬功能的异常，若为阳性，对诊断本病十分有利。早期诊断及治疗对保留患牙和控制病情极为重要。对于侵袭性牙周炎患者的同胞进行牙周检查，有助于早期发现其他病例。

临床上常以年龄（35 岁以下）和全口大多数牙的重度牙周破坏，作为诊断广泛型侵袭性牙周炎的标准，也就是说牙周破坏程度与年龄不相称。但必须明确的是，并非所有年轻患者的重度牙周炎均可诊断为侵袭性牙周炎，应先排除一些明显的局部和全身因素。如①是否有严重的错骀导致咬合创伤，加速了牙周炎的病程。②是否曾接受过不正规的正畸治疗，或在正畸治疗前未认真治疗已存在的牙周病。③有无食物嵌塞、邻面龋、牙髓及根尖周病、不良修复体等局部促进因素，加重了菌斑堆积，造成牙龈的炎症和快速的附着丧失。④有无伴随的全身疾病，如未经控制的糖尿病、白细胞黏附缺陷、HIV 感染等。上述①~③的存在可以加速慢性牙周炎的牙槽骨吸收和附着丧失；如有④则应列入伴有全身疾病的牙周炎中，其治疗也不仅限于口腔科。如有条件检测患者周缘血的中性粒细胞和单核细胞的趋化及吞噬功能、血清 IgG_2 水平，或微生物学检测，则有助于诊断。有时阳性家族史也有助于诊断本病（表 5-2）。

表 5-2　侵袭性牙周炎的诊断特点

1. 年龄一般在 35 岁以下，但也可超过

2. 无明显的全身疾病

3. 快速的骨吸收和附着丧失

4. 家族聚集性

5. 牙周组织破坏程度与菌斑及局部刺激量不一致

注：慢性牙周炎与侵袭性牙周炎的鉴别主要应排除后者（AgP）。

最近有学者提出，在有的年轻人和青少年，有个别牙齿出现附着丧失，但其他方面不符合早发性牙周炎者，可称之为偶发性附着丧失。例如个别牙因咬合创伤或错骀所致的牙龈退缩、拔除智齿后第二磨

牙远中的附着丧失等。这些个体可能为侵袭性牙周炎或慢性牙周炎的易感者，应密切加以复查和监测，以利早期诊断。

五、治疗原则

1. 早期治疗，防止复发　本病常导致患者早年失牙，因此特别强调早期、彻底的治疗，主要是彻底消除感染。治疗原则基本同慢性牙周炎，洁治、刮治和根面平整等基础治疗是必不可少的，多数患者对此有较好的疗效。治疗后病变转入静止期。但因为伴放线菌嗜血菌及其他细菌可入侵牙周组织，单靠机械刮治不易彻底消除入侵的细菌，有的患者还需用翻瓣手术清除组织内的微生物。本病治疗后较易复发（国外报道复发率约为 1/4），因此应加强定期的复查和必要的后续治疗。根据每位患者菌斑和炎症的控制情况，确定复查的间隔期。开始时为每 1 ~ 2 个月一次，半年后若病情稳定，可逐渐延长。

2. 抗菌药物的应用　Slots 等报告，本病单纯用刮治术不能消除入侵牙龈中的伴放线菌嗜血菌，残存的微生物容易重新在牙根面定植，使病变复发。因此主张全身服用抗生素作为辅助疗法。国外主张使用四环素 0.25g 每日 4 次，共服 2 ~ 3 周。但在我国，由于 20 世纪四环素的滥用导致耐药菌株，对国内患者效果不理想。也可用小剂量多西环素（强力霉素），50mg 每日两次。这两种药除有抑菌作用外，还有抑制胶原酶的作用，可减少牙周组织的破坏。近年来还主张在龈下刮治后口服甲硝唑和阿莫西林（羟氨苄青霉素），两者合用效果优于单一用药。在根面平整后的深牙周袋内放置缓释的抗菌制剂，如甲硝唑、米诺环素、氯己定等，也有良好疗效。文献报道，可减少龈下菌斑的重新定植，减少病变的复发。

3. 调整机体防御功能　宿主对细菌感染的防御反应在侵袭性牙周炎的发病和发展方面起重要的作用。近年来人们试图通过调节宿主的免疫和炎症反应过程来减轻或治疗牙周炎。例如多西环素可抑制胶原酶，非甾体消炎药（NSAID）可抑制花生四烯酸产生前列腺素，阻断和抑制骨吸收，这些均有良好的前景。祖国医学强调全身调理，国内有些学者报告用六味地黄丸为基础的固齿丸（膏），在牙周基础治疗后服用数月，可提高疗效和明显减少复发率。服药后，患者的白细胞趋化和吞噬功能以及免疫功能也有所改善。吸烟是牙周炎的危险因素，应劝患者戒烟。还应努力发现和调整其他全身因素及宿主防御反应方面的缺陷。

4. 综合治疗　在病情不太重而有牙移位的患者，可在炎症控制后，用正畸方法将移位的牙复位排齐，但正畸过程中务必加强菌斑控制和牙周病情的监控，加力也宜轻缓。牙体或牙列的修复也要注意应有利于菌斑控制。

如前所述，侵袭性牙周炎的治疗需要强化的、综合的治疗，更要强调基础治疗后的定时维护治疗。Buchmann 等对 13 名侵袭性牙周炎患者进行基础治疗、阿莫西林＋甲硝唑和手术治疗后，每年 3 ~ 4 次复查、复治，共追踪观察 5 年。临床附着水平从基线到治疗后 3 个月时改善 2.23mm，此后的 5 年内，94.6% 的人附着水平保持稳定，仅 2% ~ 5% 有加重或反复发作的附着丧失。

总之，牙周炎是一组临床表现为慢性炎症和支持组织破坏的疾病，它们都是感染性疾病，有些人长期带菌却不发病，而另一些人却发生牙龈炎或牙周炎。牙周感染与身体其他部位的慢性感染有相同之处，但又有其独特之处，主要由牙体、牙周组织的特点所决定。龈牙结合部直接暴露在充满各种微生物的口腔环境中，细菌生物膜长期不断地定植于表面坚硬且不脱落（non-shedding）的牙面上，又有丰富的来自唾液和龈沟液的营养；牙根及牙周膜、牙槽骨则是包埋在结缔组织内，与全身各系统及组织有密切的联系，宿主的防御系统能达到牙周组织的大部分，但又受到一定的限制。这些都决定着牙周炎的慢性、不易彻底控制、容易复发、与全身情况有双向影响等特点。

牙周炎是多因素疾病，决定着发病与否和病情程度的因素有微生物的种类、毒性和数量；宿主对微生物的应战能力；环境因素（如吸烟、精神压力等）；某些全身疾病和状况的影响（如内分泌、遗传因素）等。有证据表明牙周炎也是一个多基因疾病，不是由单个基因所决定的。

牙周炎在临床上表现为多类型（CP，AgP 等）。治疗主要是除去菌斑及其他促进因子，但对不同类型、不同阶段的牙周炎及其并发病变，需要使用多种手段（非手术、手术、药物、正畸、修复等）的综合治疗。

牙周炎的治疗并非一劳永逸的，而需要终身维护和必要的重复治疗。最可庆幸和重要的一点是：牙

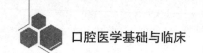

周炎和牙龈炎都是可以预防的疾病，通过公众自我保护意识的加强、防治条件的改善及口腔医务工作者不懈的努力，牙周病是可以被消灭和控制的。

第三节　牙　周　脓　肿

牙周脓肿是发生于牙周袋壁的急性局限性化脓性炎症，并非独立的疾病，而是牙周炎发展到中、晚期出现深牙周袋后的一个常见的伴发症状，可以发生于任何一型牙周炎。

一、发病因素

在下列情况下，易发生急性牙周脓肿。

（1）深牙周袋内壁的化脓性炎症向深部结缔组织扩展，而脓液不得向袋内排出时，即形成袋壁软组织内的脓肿。

（2）迂回曲折的、涉及多个牙面的深牙周袋，特别是累及根分叉区时，该处脓液及渗出物排出受阻。

（3）洁治或龈下刮治时，操作不当，感染或牙石碎片被推入牙周深部组织，或损伤牙龈组织。

（4）深牙周袋的刮治术不彻底，袋口虽然紧缩，但袋底处的炎症仍然存在，并得不到引流。

（5）牙根纵裂、牙髓治疗时根管或髓室底侧穿等牙体疾患，有时也可引起牙周脓肿。

（6）机体抵抗力下降或有严重的全身疾患，如糖尿病患者。

二、病理

镜下可见牙周脓肿形成于牙周袋壁。上皮水肿并有白细胞移出。结缔组织中有局限的生活或坏死的中性粒细胞浸润。坏死的白细胞释放各种酶，使周围的细胞和组织坏死、溶解，形成脓液，位于脓肿中心，周围有急性炎症反应。在脓肿组织内的细菌主要为革兰阴性球菌、梭杆菌和螺旋体等。

三、临床表现

急性牙周脓肿发病突然，在患牙的唇颊侧或舌腭侧牙龈形成椭圆形或半球状的肿胀突起。牙龈发红、水肿，表面光亮。脓肿的早期，炎症浸润广泛，使组织张力较大，疼痛较剧烈，可有搏动性疼痛。因牙周膜水肿而使患牙有"浮起感"，叩痛，松动明显。

脓肿的后期，脓液局限，脓肿表面较软，扪诊可有波动感，疼痛稍减轻，此时轻压牙龈可有脓液从袋内流出，或脓肿自行从表面破溃，肿胀消退。急性牙周脓肿患者一般无明显的全身症状，可有局部淋巴结肿大，或白细胞轻度增多。

脓肿可以发生在单个牙齿，磨牙的根分叉处较为多见，也可同时发生于多个牙齿，或此起彼伏。此种多发性牙周脓肿的患者十分痛苦，也常伴有较明显的全身不适。牙周脓肿由于位置较浅（与根尖脓肿和牙槽脓肿相比），多数能自行破溃引流，但在有全身疾病背景者，或存在其他不利因素时，也可有炎症范围扩散。

牙周脓肿一般为急性过程，并且可自行破溃排脓和消退，但急性期过后若未及时治疗，或反复急性发作，可成为慢性牙周脓肿。一般无明显症状，可见牙龈表面有窦道开口，开口处可以平坦，须仔细检查；也可呈肉芽组织增生的开口，压时有少许脓液流出。叩痛不明显，有时可有咬合不适感。

四、诊断与鉴别诊断

牙周脓肿的诊断应结合病史、临床表现和 X 片表现，主要应与牙龈脓肿及牙槽脓肿鉴别。

1. 牙周脓肿与龈脓肿的鉴别诊断　龈脓肿仅局限于龈乳头，呈局限性肿胀，探诊为龈袋，有时可探及刺入牙龈的异物，X 线片示无牙槽骨吸收和破坏，仅需局部排脓引流，治疗效果较好。牙周脓肿是牙周支持组织的局限性化脓性炎症，有较深的牙周袋，X 线片可显示牙槽骨吸收，在慢性牙周脓肿，还可见到牙周和根尖周围弥散的骨质破坏。

2. 牙周脓肿与牙槽脓肿的鉴别　二者的感染来源和炎症扩散途径不同，因此临床上表现的区别如下（表5-3）。

表5-3　牙周脓肿与牙槽脓肿的鉴别

症状与体征	牙周脓肿	牙槽脓肿
感染来源	深牙周袋	牙髓炎或根尖周炎
牙周袋	有	一般无
牙体情况	一般无龋	有龋齿或非龋疾病，或修复体
牙髓活力	有	无
脓肿部位	局限于牙周袋壁，较近龈缘	范围较弥散，中心位于龈颊沟附近
疼痛程度	相对较轻	较重
牙松动度	松动明显，消肿后仍松动	松动可轻，可重。治愈后可恢复稳固
叩痛	相对较轻	很重
X线相	牙槽骨嵴有破坏，可有骨下袋	根尖周围可有骨质破坏，也可无
病程	相对较短，一般3～4天可自溃	相对较长。脓液从根尖周围向黏膜排出需5～6天

表5-3所列只是一般情况下的鉴别原则，有时二者容易混淆。如牙周－牙髓联合病变时，根尖周围的炎症可向牙龈沟内排脓；长期存在的深牙周袋中的感染可逆行性引起牙髓坏死；牙周炎症兼有𬌗创伤时，既可形成窄而深的牙周袋，又可影响根尖孔区的血运而致牙髓坏死；有的牙周脓肿可以范围较大，波及龈颊移行沟处，或因脓肿张力较大，探诊时疼痛严重，使牙周袋不易被发现和探入，易被误诊为牙槽脓肿；有些慢性牙槽脓肿形成的瘘口位于靠近龈缘处，易误诊为牙周脓肿。总之，二者的鉴别诊断应依靠仔细地询问病史，对牙体、牙髓和牙周组织的检查以及X线片的综合分析。

五、治疗原则

急性牙周脓肿的治疗原则是消炎止痛、防止感染扩散以及使脓液引流。

第四节　反映全身疾病的牙周炎

在1989年制订的牙周炎分类法中，有一项"伴有全身疾病的牙周炎"。它是指一组伴有全身性疾病的、有严重而迅速破坏的牙周炎。1999年的分类法基本保留了此范畴，而将名称改为"反映全身疾病的牙周炎"。这个改动似乎更强调了它所涵盖的是一组以牙周炎作为其突出表征之一的全身疾病，而不仅仅是"相伴"或某些全身因素（如内分泌、药物等）对牙周炎的影响。

属于本范畴的牙周炎主要有两大类，即血液疾病（白细胞数量和功能的异常、白血病等）和某些遗传性疾病。本节重点介绍一些较常见而重要的全身疾病在牙周组织的表现。

一、掌跖角化－牙周破坏综合征

本病又名 Papillon-Lefevre 综合征，由这两人在1924年首次报告本病。其特点是手掌和足跖部的皮肤过度角化，牙周组织严重破坏，故由此得名。有的病例还伴有硬脑膜的钙化。患者全身一般健康，智力正常。本病罕见，患病率约为百万分之一至四。

（一）临床表现

皮损及牙周病变常在4岁前共同出现，有人报告，可早在出生后11个月。皮损包括手掌、足底、膝部及肘部局限的过度角化、鳞屑、皲裂，有多汗和臭汗。约有1/4患者易有身体他处感染。牙周病损在乳牙萌出不久即可发生，深牙周袋炎症严重，溢脓、口臭，骨质迅速吸收，在5～6岁时乳牙即相继脱落，创口愈合正常。待恒牙萌出后又发生牙周破坏，常在10多岁时自行脱落或拔除。有的患者第三磨牙也会在萌出后数年内脱落，有的则报告第三磨牙不受侵犯。

（二）病因

（1）本症的菌斑成分与成人牙周炎的菌斑较类似，而不像侵袭性牙周炎。在牙周袋近根尖区域有大量的螺旋体，在牙骨质上也黏附有螺旋体。有人报告，患者血清中有抗伴放线菌嗜血菌的抗体，袋内可分离出该菌。

（2）本病为遗传性疾病，属于常染色体隐性遗传。父母不患该症，但可能为血缘婚姻（约占23%），双亲必须均携带常染色体基因才使其子女患本病。患者的同胞中也可有患本病者，男女患病机会均等。有人报告本病患者的中性粒细胞趋化功能异常。

（三）病理

与慢性牙周炎无明显区别。牙周袋壁有明显的慢性炎症，主要为浆细胞浸润，袋壁上皮内几乎见不到中性粒细胞。破骨活动明显，成骨活动很少。患牙根部的牙骨质非常薄，有时仅在根尖区存在较厚的有细胞的牙骨质。X线片见牙根细而尖，表明牙骨质发育不良。

（四）治疗原则

对于本病，常规的牙周治疗效果不佳，患牙的病情常持续加重，直至全口拔牙。近年来有人报告，对幼儿可将其全部乳牙拔除，当恒切牙和第一恒磨牙萌出时，再口服10～14天抗生素，可防止恒牙发生牙周破坏。若患儿就诊时已有恒牙萌出或受累，则将严重患牙拔除，重复多疗程口服抗生素；同时进行彻底的局部牙周治疗，每2周复查和洁治一次，保持良好的口腔卫生。在此情况下，有些患儿新萌出的恒牙可免予罹病。这种治疗原则的出发点是基于本病是伴放线菌、嗜血菌或某些致病微生物的感染，而且致病菌在牙齿刚萌出后即附着于该牙面。在关键时期（如恒牙萌出前）拔除一切患牙，造成不利于致病菌生存的环境，以防止新病变的发生。这种治疗原则取得了一定效果，但病例尚少，仍须长期观察，并辅以微生物学研究。患者的牙周炎控制或拔牙后，皮损仍不能痊愈，但可略减轻。

二、Down 综合征

本病又名先天愚型，或染色体21-三体综合征，为一种由染色体异常所引起的先天性疾病。一型是典型的染色体第21对三体病，有47个染色体；另一型为只有23对染色体，第21对移到其他染色体上。本病可有家族性。

患者有发育迟缓和智力低下。约一半患者有先天性心脏病，约15%患儿于1岁前天折。面部扁平、眶距增宽、鼻梁低宽、颈部短粗。常有上颌发育不足、萌牙较迟、错𬌗畸形、牙间隙较大、系带附着位置过高等。几乎100%患者均有严重的牙周炎，且其牙周破坏程度远超过菌斑、牙石等局部刺激物的量。本病患者的牙周破坏程度重于其他非先天愚型的弱智者。全口牙齿均有深牙周袋及炎症，下颌前牙较重，有时可有牙龈退缩。病情迅速加重，有时可伴坏死性龈炎。乳牙和恒牙均可受累。

患者的龈下菌斑微生物与一般牙周炎患者并无明显区别。有人报告，产黑色素普雷沃菌群增多。牙周病情的快速恶化可能与中性粒细胞的趋化功能低下有关，也有报告白细胞的吞噬功能和细胞内杀菌作用也降低。

对本病的治疗无特殊。彻底的常规牙周治疗和认真控制菌斑，可减缓牙周破坏。但由于患儿智力低下，常难以坚持治疗。

三、糖尿病

糖尿病是与多种遗传因素有关的内分泌异常。由于胰岛素的生成不足、功能不足或细胞表面缺乏胰岛素受体等机制，产生胰岛素抵抗，引起患者的血糖水平升高，糖耐量降低。糖尿病与牙周病在我国的患病率都较高，两者都是多基因疾病，都有一定程度的免疫调节异常。对于两者之间的关系，是人们长期研究的课题。

1999年的牙周病分类研讨会上，专家们认为糖尿病可以影响牙周组织对细菌的反应性。他们把"伴糖尿病的牙龈炎"列入"受全身因素影响的菌斑性牙龈病"中，然而在"反映全身疾病的牙周炎"中却未列入糖尿病。在口腔科临床上看到的大多为Ⅱ型糖尿病患者，他们的糖尿病主要影响牙周炎的发病和严重程度。尤其是血糖控制不良的患者，其牙周组织的炎症较重，龈缘红肿呈肉芽状增生，易出血和发生牙周脓肿，牙槽骨破坏迅速，导致深袋和牙松动，牙周治疗后也较易复发。血糖控制后，牙周炎的情况会有所好转。有学者提出将牙周炎列为糖尿病的第六并发症（其他并发症为肾病变、神经系统病变、视网膜病变、大血管病变、创口愈合缓慢）。文献表明，血糖控制良好的糖尿病患者，其对基础治疗的疗效与无糖尿病的、牙周破坏程度相似的患者无明显差别。近年来国内外均有报道，彻底有效的牙周治疗不仅使牙周病变减轻，还可使糖尿病患者的糖化血红蛋白（HbAlc）和 TNFa 水平显著降低，胰岛素的用量可减少，龈沟液中的弹力蛋白酶水平下降。这从另一方面支持牙周炎与糖尿病的密切关系。但也有学者报告，除牙周基础治疗外，还需全身或局部应用抗生素，才能使糖化血红蛋白下降。

四、艾滋病

（一）临床表现

1987 年，Winkler 等首先报告 AIDS 患者的牙周炎，患者在 3 ~ 4 个月内牙周附着丧失可达 90%。目前认为与 HIV 有关的牙周病损主要有两种。

1. 线形牙龈红斑（linear gingival erythema，LCE） 在牙龈缘处有明显的、鲜红的、宽 2 ~ 3mm 的红边，在附着龈上可呈瘀斑状，极易出血。此阶段一般无牙槽骨吸收。现认为该病变是由于白色念珠菌感染所致，对常规治疗反应不佳。对线形牙龈红斑的发生率报告不一，它有较高的诊断意义，可能为坏死性溃疡性牙周炎的前驱。但此种病损也可偶见于非 HIV 感染者，需仔细鉴别。

2. 坏死性溃疡性牙周病（necrotizing ulcerative periodontal diseases） 1999 年的新分类认为尚不能肯定坏死性溃疡性牙龈炎（NUG）和坏死性溃疡性牙周炎（NUP）是否为两个不同的疾病，因此主张将两者统称为坏死性溃疡性牙周病。

AIDS 患者所发生的坏死溃疡性牙龈炎（NUG）临床表现与非 HIV 感染者十分相似，但病情较重，病势较凶。需结合其他检查来鉴别。坏死性溃疡性牙周炎（NUP）则可由于患者抵抗力极度低下而从坏死性溃疡性牙龈炎迅速发展而成，也可能是在原有的慢性牙周炎基础上，坏死性溃疡性牙龈炎加速和加重了病变。在 HIV 感染者中坏死性溃疡性牙周炎的发生率在 4% ~ 10% 之间。坏死性溃疡性牙周炎患者的骨吸收和附着丧失特别重，有时甚至有死骨形成，但牙龈指数和菌斑指数并不一定相应的高。换言之，在局部因素和炎症并不太重，而牙周破坏迅速，且有坏死性龈病损的特征时，应引起警惕，注意寻找其全身背景。有人报告，坏死性溃疡性牙周炎与机体免疫功能的极度降低有关，T 辅助细胞（CD4$^+$）的计数与附着丧失程度呈负相关。正常人的 CD4$^+$ 计数为 600 ~ 1 000/mm^3，而 AIDS 合并坏死性溃疡性牙周炎的患者则明显降低，可达 100/mm^3 以下，此种患者的短期死亡率较高。严重者还可发展为坏死性溃疡性口炎。

AIDS 在口腔黏膜的表现还有毛状白斑、白色念珠菌感染、复发性口腔溃疡等，晚期可发生 Kaposi 肉瘤，其中约有一半可发生在牙龈上，必要时可做病理检查以证实。

如上所述，线形牙龈红斑、坏死性溃疡性牙龈炎、坏死性溃疡性牙周炎、白色念珠菌感染等均可发生于正常的无 HIV 感染者，或其他免疫功能低下者。因此不能仅凭上述临床表征就做出艾滋病的诊断。口腔科医师的责任是提高必要的警惕，对可疑的病例进行恰当和必要的化验检查，必要时转诊。

（二）治疗原则

坏死性牙龈炎和坏死性牙周炎患者均可按常规的牙周治疗，如局部清除牙石和菌斑，全身给以抗菌药，首选为甲硝唑 200mg，每日 3 ~ 4 次，共服 5 ~ 7 日，它比较不容易引起继发的真菌感染；还需使用 0.12% ~ 0.2% 的氯己定含漱液，它对细菌、真菌和病毒均有杀灭作用。治疗后疼痛常可在 24 ~ 36 小时内消失。线形牙龈红斑（LGE）对常规牙周治疗的反应较差，难以消失，常需全身使用抗生素。

第六章　口腔黏膜疾病

第一节　口腔单纯性疱疹

口腔单纯性疱疹由感染单纯疱疹病毒（herpes simplex virus，HSV）引起。人类是单纯疱疹病毒的天然宿主，口腔、皮肤、眼、阴部、神经系统是易感染部位，临床上根据是否首次感染分为原发性疱疹性口炎（primary herpetic stomatitis）和复发性疱疹性口炎（recurren therpetic stomatitis）两大类。前者以口腔黏膜充血、水疱、浅表性溃疡为临床特征；后者是因潜伏于体内的病毒在感冒、发烧、疲劳等条件下发生的复发性损害，以口唇及口周成簇小水疱、溃破、渗出、结痂为临床特征。本病有自限性，可复发。儿童多原发性疱疹性口炎，成人多复发性疱疹性口炎。原发感染可能在体内广泛扩散，引起脑炎、脑膜炎以及其他危及生命的并发症，但临床较少见。

本病属中医的"口疮""口舌生疮""热疮""热毒口疮""口糜"等范畴。

一、病因病理

1. 西医病因病理

（1）病因：病原体为单纯疱疹病毒，是疱疹病毒的一种，根据病毒核苷酸序列的差别，分为Ⅰ型和Ⅱ型。原发性疱疹性口炎由Ⅰ型病毒引起。该病毒初次感染人体后常潜伏于神经节或泪腺、唾液腺，在情绪烦躁、重病、曝晒、外伤、疲劳等因素刺激下，潜伏的病毒沿感觉神经干向外迁移到神经末梢，并在邻近的上皮细胞复制，引起复发性损害。

（2）病理：有特殊的细胞学改变，包括病毒侵入宿主易感上皮细胞后产生的细胞核包涵体、细胞气球样变性和因胞浆水肿而出现的网状变性、多核巨细胞、上皮内疱或上皮下疱。受害细胞坏死脱落后形成溃疡和糜烂，多个相邻的损害相互融合则形成边界不规则的浅溃疡。

2. 中医病因病机　可归纳为以下4个方面：

（1）外邪侵袭：外感风寒，或风热邪毒侵袭，灼伤口腔黏膜，溃破成疮而致本病。

（2）心脾积热：素体心脾蕴热，复感外邪，外邪引动内热，循经上攻，熏灼口舌而成本病。

（3）阴虚火旺：素体阴虚，或温热病后期余热未尽，气阴两伤，阴津不足，虚火上炎于口而致本病。

（4）脾经湿困：嗜食肥甘，膈肠难化，水湿内生，膀胱湿热，上溢脾经，热气熏蒸于口而发病。

二、临床表现

1. 原发性疱疹性口炎　初次感染而发本病。儿童多见，以6岁以下尤其是6个月到2岁更多，成人亦可见。感染单纯疱疹病毒后经潜伏期4～7日，儿童出现发热、流涎、拒食、烦躁不安，成人则有发热、头痛、肌肉疼痛、乏力、咽喉疼痛等症状。再经 1 ~ 2 日后口腔黏膜广泛充血水肿，出现成簇小水疱，疱壁较薄，不久溃破，形成浅表溃疡，甚者融合成大面积糜烂，附着龈和边缘龈也有明显的急性炎症损害，整个病程 7 ~ 10 日，自限性痊愈。部分患者可于口周皮肤、鼻翼、颏下等处并发疱疹。

2. 复发性疱疹性口炎　初次感染后30% ~ 50%患者可复发。复发性疱疹性口炎多见于成年人。复发部位一般多在原先发作过的位置或邻近。复发时间一般间隔数月，但也可数周、数日后再次发作。病损局部先有灼热疼痛、肿胀发痒感觉，继之出现红斑发疱，水疱逐渐扩大融合，疱破后糜烂或干涸结痂。病程有自限性，约 10 日愈合，不留瘢痕，但可有色素沉着。

复发的诱因包括情绪烦躁、重病、曝晒、外伤、疲劳、感冒发热等，对免疫功能正常的患者，复发性口腔内单纯疱疹病毒感染实际上很少见，并且比初次发作症状轻。有免疫缺陷的患者口腔面部感染较重，且易播散。

三、实验室及其他检查

1. 补体结合试验　初发者可有补体结合抗体升高。

2. 病理涂片　取疱疹的基底物直接涂片，可发现被病毒损害的上皮细胞，如气球样变性水肿的细胞，以及多核巨细胞、核内包涵体等。

四、诊断与鉴别诊断

1. 诊断要点　根据"成簇的小水疱、疱破后浅溃疡、结痂、自限性愈合后不留瘢痕"等临床特点可对大多数病例做出诊断。一般不需借助实验室检查。

2. 鉴别诊断　口腔单纯性疱疹需与球菌性口炎、疱疹型复发性阿弗他溃疡（口炎型口疮）、带状疱疹、手－足－口病、疱疹性咽峡炎、多形性红斑等疾病相鉴别。

（1）口腔单纯性疱疹与球菌性口炎的鉴别：球菌性口炎小儿、成人均可发病，无季节性。可发生于口腔任何部位，起病较急，病损局部充血、潮红、糜烂，但界限清楚。可融合成片，上覆光滑致密的灰白色或黄褐色假膜，不易拭去，涂片培养可找到致病性球菌。

（2）口腔单纯性疱疹与口炎型口疮的鉴别：损害为散在分布的口腔内单个小溃疡，皮肤损害少见，溃疡数量较多，但不丛集成簇，不造成龈炎。

（3）口腔单纯性疱疹与带状疱疹的鉴别：带状疱疹由水痘－带状疱疹病毒引起，疱疹病损沿三叉神经的分支走向分布于颜面皮肤和口腔黏膜。水疱较大，疱疹聚集成簇，排列呈带状，但不超过中线。疼痛剧烈，愈合后原损害处仍持续疼痛较长时间。本病任何年龄都可发生，愈合后不再复发。

（4）口腔单纯性疱疹与手－足－口病的鉴别：手－足－口病由柯萨奇病毒 A16 感染引起。前驱症状有低热、困倦与局部淋巴结肿大，其后口腔黏膜、手掌、足底出现散在水疱、丘疹与斑疹，数量不等。斑疹周围有红晕，中央为小水疱，无明显压痛，口腔损害遍布于唇、颊、舌、腭等处，疱破成为溃疡，经 5 ~ 10 日后愈合。

（5）口腔单纯性疱疹与疱疹性咽峡炎的鉴别：疱疹性咽峡炎因感染柯萨奇病毒 A4 引起。以口腔后部疱疹性损害为主，不累及皮肤，牙龈不受损害。临床表现似急性疱疹性龈口炎，但前驱症状和全身反应较轻，病损限于软腭、悬雍垂、扁桃体等处，初起为丛集成簇的小水疱，不久溃破成溃疡。病程约 7 天。

（6）口腔单纯性疱疹与多形性红斑的鉴别：多形性红斑为口腔黏膜突发性广泛糜烂性急性疾病。常涉及唇部；有糜烂、结痂、出血，但弥散性龈炎非常少见，皮肤损害为特征性靶形红斑或虹膜状红斑。诱发的因素包括感染、药物的使用，但也可无明确诱因而发病。

五、治疗

1. 治疗原则

（1）以抗病毒药物治疗为首选：可用阿昔洛韦（无环鸟苷）、利巴韦林（病毒唑）、干扰素、聚肌胞等等，但迄今为止，对于口腔单纯疱疹病毒感染仍缺乏理想的抗病毒药物。

（2）免疫调节剂胸腺素、转移因子等有调节和增强免疫功能的作用，但不能解决复发问题。

（3）中医药辨证施治，可以减轻局部和全身症状，缩短病程。

（4）局部使用抗病毒药物对复发性唇疱疹有效；急性疱疹性龈口炎有全身症状时，应采取卧床休息、供给足够营养等支持措施，并防止继发感染。

2. 西医治疗

（1）抗病毒药物：阿昔洛韦（无环鸟苷），每次200mg，每日4次，共5天；利巴韦林（病毒唑），每次200mg，每日3次。

（2）免疫增强剂：①聚肌胞：肌注，每次2mg，每3日1次，共5次。②胸腺素：肌注，每次5mg，隔日1次。③左旋咪唑：每次50mg，每日3次，每周服用2天，停5天。

（3）局部治疗：5%碘苷（疱疹净）的二甲基亚砜液，或5%无环鸟苷膏，局部涂抹每日4～6次；唇疱疹继发感染用温生理盐水或0.01%硫酸锌，湿敷患处，每日2次；新霉素或杆菌肽软膏涂搽局部，每日2次。

3. 中医治疗

（1）辨证论治

①外邪侵袭证：口腔黏膜或有成簇、散在小水疱；伴有恶寒发热，口渴心烦，小儿有夜间啼哭不休、拒食、烦躁不安等。舌质淡或红，舌苔薄白或薄黄，脉浮数有力。

治法：疏散外邪。

方药：银翘散加黄芩、板蓝根。若口渴心烦，加生地黄、栀子、麦冬；便秘者，加大黄。

②心脾积热证：口腔黏膜及牙龈红肿，疱破溃成糜烂面，可相互融合成片；伴发热面赤，口渴，心烦不安，大便秘结，小便黄赤。舌质红，舌苔黄，脉洪数。

治法：清心泻脾，凉血解毒。

方药：凉膈散加味。口渴烦躁者，加生石膏；小便短赤者，加生地；溃烂不敛，加入中白、五倍子。

③阴虚火旺证：病程缠绵，反复发作，口唇起疱，病损范围小，不甚疼痛，但久不愈合；可伴有咽干口燥，五心烦热，精神困倦。舌质红，苔少，脉细数。

治法：滋阴降火，凉血解毒。

方药：知柏地黄汤加味。可加金银花、板蓝根；若病损久不愈合，加生黄芪、人中白。

④脾经湿困证：口舌糜烂，上覆黄白色假膜，口周皮肤小疱溃烂流黄水，纳呆口臭，脘腹闷胀，尿少尿赤尿痛，便溏肢软，身重困倦。舌苔厚腻，脉滑。

治法：清热利湿，健脾化浊。

方药：导赤散加味。可加生地黄、淡竹叶、黄连、藿香、佩兰；若脘腹闷胀，加焦山楂、谷麦芽、神曲。

（2）外治法

①含漱：板蓝根30g，煎水含漱；金银花、竹叶、白芷、薄荷各适量，水煎，含漱；金银花、紫花地丁、侧柏叶各15～30g，水煎，含漱。

②外敷：可选用冰硼散、锡类散、青黛散、青吹口散等吹患处，每日5～6次。

（3）针刺疗法

体针：取地仓、颊车、承浆、合谷等穴，每次取1～2穴，平补平泻，每日1次。

（4）单方验方

①板蓝根30g，桑叶6g，灯芯草1.5g，竹叶10g。水煎，1日3次，口服。

②马齿苋30g，板蓝根15g，紫草10g，败酱草10g。每日1剂，水煎服。

六、预防与调护

（1）增强体质，预防感冒。

（2）不宜过食膏粱厚味及辛辣之品。

（3）对原发性疱疹性口炎患者应予以隔离休息，特别要避免与其他儿童、婴儿接触。

（4）感染患者应注意保持口腔卫生，以防继发感染。

第二节 口腔念珠菌病

口腔念珠菌病（oral candidiasis）是由念珠菌引起的急性、亚急性或慢性真菌病。念珠菌是一种真菌，属隐球酵母科。在迄今发现的150种里仅有白色念珠菌、热带念珠菌、类星形念珠菌、克柔念珠菌、近平滑念珠菌、高里念珠菌、假热带念珠菌等7种有致病性。其中又以白色念珠菌的正常人群带菌率最高，致病力最强。但白色念珠菌是条件致病菌，即健康带菌者可以表现为无临床症状，只在防御能力下降时才转化为有临床体征的口腔念珠菌病。近年来，抗生素和免疫抑制剂的滥用易引发菌群失调和免疫力降低，艾滋病的出现和蔓延，亦增多了口腔黏膜念珠菌病的发生率。同时，由于真菌耐药性的增加，使得口腔念珠菌病的治疗难度上升。因此，提高对口腔念珠菌病的认识，防止因漏诊、误诊延误治疗十分重要。

本病相当于中医的"鹅口疮""雪口"。

一、病因病理

1. 西医病因病理

（1）病因：白色念珠菌呈椭圆形酵母细胞样，以芽生孢子型存在，其毒力与其菌丝、黏附力、侵袭酶，以及表面受体有关。白色念珠菌是口腔念珠菌病的主要病原菌。该菌在大多数正常人的口腔中可以检出，与宿主有共生关系，正常情况下并不致病。

下述诱因可使宿主致病：①念珠菌本身毒力增强：当白色念珠菌由芽生孢子型转为假菌丝型时毒力增强，具有致病性。②患者的防御功能降低：年老体弱或长期患病，特别是干燥综合征、消化道溃疡、恶性疾病放疗后、大手术后致使身体抵抗力极度低下时；新生儿出生半年内，血清白色念珠菌抑制因子含量比母体低，易感染致病。③原发性或继发性免疫缺陷：先天免疫功能低下，如胸腺萎缩，X线的大量照射，无α-球蛋白血症，以及影响免疫功能的网状内皮系统疾病，如淋巴瘤、霍奇金病、白血病等均易并发念珠菌病。获得性免疫缺陷综合征（艾滋病）也可引起本病发生。④代谢或内分泌疾病：铁代谢异常，血中铁含量降低；糖尿病引起糖代谢异常，血糖升高；甲状腺功能低下、艾狄森病、脑垂体功能低下、内分泌功能低下易合并念珠菌；妊娠妇女孕激素水平升高而致阴道念珠菌病，分娩时易感染婴儿。⑤维生素缺乏：维生素A缺乏、上皮细胞角化变性、角层增厚而致白色念珠菌大量繁殖而致病；维生素B及叶酸缺乏引起黏膜的退行性病变、机械屏障作用下降，使白色念珠菌易于侵入，导致感染。⑥医源性因素：医治疾病过程中使用抗生素、肾上腺皮质激素、免疫抑制剂、化疗、放疗等，使宿主防御功能下降，破坏体内生态平衡，致菌群失调，而利于念珠菌的感染。⑦其他因素：环境因素和工作条件均与白色念珠菌发病有关。如在低温潮湿的条件下工作易发生皮肤念珠菌病；慢性局部刺激，如义齿、矫形器、过度吸烟等均可为白色念珠菌感染的因素；接触传染也是致病的重要因素。

（2）病理：口腔白色念珠菌病的病理以上皮不全角化增生为特征。PAS染色可见白色念珠菌菌丝垂直侵入棘层细胞上方的角化层，棘层增厚，基底层以及固有层大量炎性细胞聚集可有微脓肿形成。

2. 中医病因病机 中医对多发于婴幼儿的"鹅口疮"有较多论述，认为发病有内因与外因之分。内因为体质差异；外因为口腔不洁，或乳母乳头不净，婴儿吮乳后染毒而发。

（1）心脾积热：乳母孕期嗜食辛辣炙煿之品，郁久化热，遗患胎儿，胎中伏热，蕴积心脾，出生后护理不当，复感外邪，引动内热，循经上炎，熏灼口舌发为本病。

（2）脾虚湿热：患儿素体脾虚，或久病久泻，脾胃受损，或过食苦寒药物损伤脾胃，致使脾运失职，水湿上泛，浸渍口舌，变生白腐而致本病。

（3）阴虚火旺：婴儿先天禀赋不足，或久病久泻损伤肾阴，致使阴虚火旺，虚火上炎，熏蒸口舌而致本病。

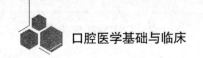

二、临床表现

口腔念珠菌病临床分型并不统一，目前比较公认的是按主要病变部位的分类法，包括念珠菌性口炎、念珠菌性唇炎与口角炎、慢性黏膜皮肤念珠菌病。本节主要介绍念珠菌性口炎（candidal stomatitis）的临床表现类型。

1. 急性假膜型　又称"新生儿鹅口疮""雪口病"，因该型好发于出生后 2 ~ 8 日的新生婴儿而命名，发生率达 4%。好发部位为颊、舌、软腭及唇。损害区先黏膜充血、水肿，有灼热、干燥、刺痛感。后出现散在的色白如雪的柔软小斑点，状如凝乳略高出黏膜，不久相互融合为白色或蓝白色丝绒状斑片。斑片稍用力可擦去，暴露出红的黏膜糜烂面和轻度出血。患儿烦躁不安、啼哭、哺乳困难，有时有轻度发热，全身反应较轻。极少数病例可能蔓延至咽、食道、肺或进入血液循环，引起心内膜或脑膜念珠菌病，可危及生命。涂片可见典型念珠菌菌丝。该型也可发生于任何年龄，但少见。

2. 急性萎缩型　多见于成年人，根据其临床表现特点和常见发病因素又称"急性红斑型口炎""抗生素性口炎"。临床表现特点是外形弥散的口腔黏膜红斑，以舌背黏膜多见，两颊、上腭及口角亦可发生红斑，唇部亦偶有发生。严重者舌乳头萎缩消失，舌背黏膜呈光滑鲜红状或糜烂充血，损害周围丝状乳头增生。在后牙前庭沟等不易摩擦部位可伴鹅口疮样损害。同时患者常有味觉异常或丧失，口干，黏膜灼痛。涂片不易见到典型念珠菌菌丝。该型常见于广谱抗生素长期应用者，或患者原患消耗性疾病、白血病、营养不良、内分泌紊乱、肿瘤化疗后等。

3. 慢性萎缩型　该型因红色病损以及多见于戴义齿者而又称为"慢性红斑型口炎"或"义齿性口炎"。临床表现为义齿基托承托区黏膜形成鲜红色界限弥散的广泛红斑。严重者腭黏膜水肿和牙槽嵴边缘水肿，上颌义齿基托后缘线腭部病损区与正常区间分界清晰。基托组织面和承托区黏膜密合状态不佳者，红斑表面可有颗粒形成。患者自觉灼痛、不适感。该型患者多数为日夜戴义齿的老年人，女性多于男性。

4. 慢性增生型　因病损色白如白斑，又称为"念珠菌性白斑"，是口腔黏膜一种慢性增生性念珠菌病。该型病程长、病情较重，有癌变危险，多见于颊、舌背及腭黏膜、颊黏膜病损，常对称地位于口角内侧三角区，呈结节状或颗粒状增生，或为固着紧密的白色角质斑块。腭部病损可由"义齿性口炎"发展而来，黏膜呈乳头状增生或肉芽肿样增生。舌背病损，多见于长期吸烟者，表现为丝状乳头增殖，色灰黑，称为"黑毛舌"。

三、实验室及其他检查

1. 直接镜检法　轻刮损害表层，刮取物置于载玻片上，滴 10% 氢氧化钾数滴，覆盖玻片，在微火焰上加热以溶解角质，于低倍或高倍镜下直接观察菌丝和孢子。

2. 唾液培养法　收集非刺激性混合唾液 1 ~ 2mL，接种于沙氏平皿上，常规培养，记录每毫升唾液形成的念珠菌菌落数。

3. 病理学检查法　活检标本光镜下可见前述病理特征。

4. 其他方法　包括免疫法、基因检测法等。因假阳性率高或操作不便，而未能在临床上大量使用。

四、诊断与鉴别诊断

1. 诊断要点　根据各型典型的临床症状、病史、全身情况，可以判断有无念珠菌感染以及可能的诱因。病损区涂片直接镜检及唾液念珠菌培养阳性，可以确诊。慢性增生型白色念珠菌病属癌前病变应引起重视，必要时需要病理学检查做出疾病程度的诊断。

2. 鉴别诊断　口腔念珠菌病需与球菌性口炎、白喉、扁平苔藓等疾病相鉴别。

（1）口腔念珠菌病与球菌性口炎（膜性口炎）的鉴别：球菌性口炎是由金黄色葡萄球菌、溶血性链球菌、肺炎双球菌等球菌感染引起的口腔黏膜急性感染性炎症，可发生于口腔黏膜任何部位，病损区充血水肿明显，有大量纤维蛋白原从血管内渗出，凝结成灰白色或灰黄色假膜，表面光滑致密，略高于黏膜面，可伴有全身反应，区域淋巴结肿大，涂片检查或细菌培养可确定病原菌。

（2）口腔念珠菌病与白喉的鉴别：白喉为明显的灰白色假膜覆盖于扁桃体，不易擦去，若强行剥离则创面渗血。局部无明显炎症反应，但全身中毒症状明显，淋巴结肿大，涂片可见白喉杆菌。

（3）口腔念珠菌病与扁平苔藓的鉴别：扁平苔藓呈白色网纹状病损，可交替出现糜烂，病程较长。

五、治疗

1. 治疗原则　因含片溶解缓慢，药物与口腔黏膜接触充分，随吞咽可覆盖咽喉与食管，故片剂被认为是较为有效的局部制剂。口腔念珠菌病以局部治疗为主，但严重病例及慢性念珠菌病需辅以全身治疗。对黏膜明显充血水肿、萎缩发红、全身症状明显者，可采用辨证施治与抗真菌药物配合治疗。

2. 西医治疗

（1）局部治疗：①2%～4%碳酸氢钠（小苏打）溶液：含漱或清洗局部，每1～2小时1次，每次5分钟。②氯己定：可选用0.5%溶液或1%凝胶局部涂布、冲洗或含漱。③甲紫：选用0.05%甲紫液外涂口腔黏膜病损区，每日3次。

（2）抗真菌药物治疗：①制霉菌素：局部用5万～10万U/mL的水混悬液涂布，每2～3小时1次，可咽下。儿童口服每次10万U，每日3次；成人口服每次50万～100万U，每日3次。口服副作用小，偶有恶心、腹泻或食欲减退，疗程7～10天。②硝酸咪康唑：硝酸咪康唑商品名达克宁，可局部使用。散剂可用于口腔黏膜，霜剂适用于舌炎及口角炎，疗程一般为10天。③克霉唑：成人每日口服3次，每次0.5g，剂量不超过3g。该药的主要不良反应为肠道反应，长期应用可能引起肝功能异常和白细胞减少，目前多作为局部制剂使用。④酮康唑：剂量为每日1次口服，每日200mg，2～4周为1个疗程。该药不可与制酸药或抗胆碱药同服，以免影响吸收。

（3）免疫治疗：对身体衰弱，有免疫缺损病或与之有关的全身疾病及慢性念珠菌感染的患者，常需辅以增强免疫力的综合治疗。可选用：①转移因子：淋巴结周围皮下注射，每次3U，每周1～2次。②胸腺素：肌注，每次2～10mg，每周1～2次。③脂多糖：肌注，每次2mL，每日1次，20次为1个疗程。④其他：补充铁剂、维生素A、多次少量输血等。

（4）手术治疗：是非常规治疗方法。针对慢性增殖型念珠菌病经治疗3～4个月疗效不显著者使用，以防止癌变为目的。

3. 中医治疗

（1）辨证论治

①心脾积热证：口腔黏膜充血发红，初期出现散在白色斑点，以后融合成片，呈白色绒状斑膜，迅速满布；并见面赤唇红，口臭流涎，烦躁不安，便秘尿赤。舌尖红赤，苔黄或腻，指纹紫滞。

治法：清泻心脾积热。

方药：导赤散合清热泻脾散。若便秘者，加大黄；若烦躁不安，加钩藤、蝉蜕。

②脾虚湿盛证：口腔黏膜充血不甚，上布白屑，范围广泛，且较湿润；并见面色萎黄无华，形体消瘦，倦怠无力，纳呆食少，大便溏薄。舌体肥胖，舌质淡白，苔白腻，脉沉缓无力，指纹淡红。

治法：健脾燥湿，芳香化浊。

方药：参苓白术散加味。若口干者，加黄连、麦冬；若恶心、呕吐，加生姜、半夏；若四肢不温，脉沉微，加附子、干姜。

③阴虚火旺证：口腔黏膜暗红无光，或见白屑散在、稍干；伴有形体消瘦，潮热盗汗，两颧发红，倦怠乏力，口干。舌质光红，苔少，脉沉细数无力，指纹淡紫。

治法：滋阴清热降火。

方药：六味地黄汤加味。可加黄连、肉桂；若舌质光红无苔者，加沙参、麦冬、石斛等；若脾气虚者，加党参、生黄芪。

（2）外治法

①含漱或清洗局部：黄连、金银花、甘草各适量，煎水含漱；儿茶、青黛适量，煎水漱口。

②外用散剂：冰硼散、锡类散、青吹口散、柳花散、养阴生肌散等撒患处，每日3次。

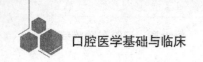

六、预防与调护

（1）哺乳期婴儿、久病患儿应注意保持口腔清洁卫生，可选用淡盐水或2%碳酸氢钠溶液搽洗口腔。

（2）乳母哺乳前洗净乳头，奶瓶要经常消毒。

（3）注意义齿卫生，义齿性口炎患者在治疗的同时，需行义齿重衬。

（4）合理应用抗生素及免疫抑制剂，有系统性疾病需长期应用者，应经常用1%～2%小苏打水漱口。

（5）冬季防止口唇干裂，可应用甘油等护肤品，纠正舔唇习惯。

（6）避免产房交叉感染，接生工具以及分娩过程注意消毒。

七、预后

预后一般良好。急性假膜型损害通过正确的治疗可以得到痊愈。但据报道，慢性增殖型白色念珠菌病有4%的癌变可能，故应引起高度重视。

第三节　口腔扁平苔藓

口腔扁平苔藓（Oral Lichen Planus，OLP）是一种非感染性慢性浅表性炎症。病变可于口腔黏膜和皮肤先后或同时发生，也可以单独发生。口腔黏膜表现为珠光色白色条纹交织成条索状、网状、树枝状、环状及斑块状等多种形态，也可以先后出现或重叠发生丘疹、水疱、糜烂、萎缩、色素沉着等病损。该病发病率不超过1%，好发年龄为13～80岁。男女比例为1：1.5，患者伴皮肤损害的概率约有54%，因有恶变可能，有人将其归于癌前状态。

本病属于中医"口藓""口蕈""口破"等范畴。

一、病因病理

1. 西医病因病理

（1）病因：尚未明确，可能与下列因素有关：

①细菌与病毒感染：有人提出与幽门螺杆菌感染有关，也有人在病损上皮细胞中发现类似病毒的核内小体，但都需要更多研究和更直接的证据证实。

②神经精神因素：临床可以发现很多口腔扁平苔藓患者有精神紧张、精神抑郁、精神创伤病史，并在精神神经功能紊乱时病情加重。有人做了临床调查，结果有50%的患者存在精神紧张和焦虑。

③内分泌功能紊乱：有人报道，本病与雌二醇 E_2 以及睾酮 T 水平下降有关。

④免疫因素：日益增多的对口腔扁平苔藓免疫状态的研究发现，本病与病损部位的淋巴细胞浸润带直接有关。进一步的研究表明，口腔扁平苔藓很可能是一种 T 淋巴细胞介导的机体免疫应答。

⑤遗传因素：有人发现，本病有家族集聚现象，并找到一些家系进行基因研究，报道了一些出现频率较高的白细胞抗原位点，但也有人提出不同意见。

⑥系统性疾病因素：有报道称，有超过30%的本病患者同时存在肝病、消化道疾病、高血压病、糖尿病等。但不能证明本病是由这些系统性疾病引起的。

（2）病理：本病的特征性病理表现为上皮不全角化、基底层液化变性、固有层密集的淋巴细胞浸润带。

2. 中医病因病机　可归纳为以下三方面：

（1）湿热上蒸：风热湿毒之邪侵袭口腔留滞不去，或脾失健运，湿浊内生，郁而化热，湿热上蒸于口，邪毒蓄积于局部引起糜烂、充血。

（2）肝郁气滞：情志不畅，肝气郁滞，气机失和，气滞血瘀于局部，运行不畅形成黏膜斑纹和疼痛。

（3）阴虚内燥：肝肾阴虚，阴虚火旺，虚火上炎于口；或血虚黏膜失于濡养，发生黏膜粗糙、萎缩或增厚。

二、临床表现

1. 口腔病损 特征性表现为口腔黏膜珠光白色条纹，以颊部、舌部、下唇、附着龈、移行部黏膜多见，病损可累及口腔黏膜任何部位。珠光白色条纹的形状、范围、轻重程度可不相同，并可转变为糜烂、充血、萎缩等损害。多种病损可重叠发生，病损消退后留有色素沉着。颊部病损最具典型性，左右对称，黏膜柔软，弹性正常。患者有异物感、粗糙感、牵拉感、疼痛感。病情迁延，反复发作。根据临床表现口腔扁平苔藓可分为以下三型：

（1）斑纹型：与上述典型临床表现相同，多见于颊、舌、唇、附着龈及移行部黏膜。

（2）糜烂型：在白色斑纹基础上出现剥脱状充血糜烂面，上覆淡黄色假膜，糜烂面形状不规则，多见于颊黏膜、舌背、舌腹。发生于软腭的病损可有上皮菲薄的水疱，疱破后呈糜烂面。

（3）萎缩型：常见于舌背、硬腭部，舌背表现为圆形、椭圆形的乳头萎缩斑片，呈稀疏云雾状白色损害，表面平伏。硬腭部呈不规则星状形萎缩斑，略红，周围有乳白角化斑点。

2. 皮肤病损 本病的皮肤损害特点为扁平而有光泽的多角形扁平丘疹，微高出皮肤表面，绿豆大小，浅紫色，融合后状如苔藓。病损区粗糙，用石蜡油涂在丘疹表面在放大镜下可观察到细白纹。指（趾）也可受累，多见于拇指（趾）。病损表现为甲增厚，有甲板纵沟及变形。

三、实验室及其他检查

1. 病理检查 典型表现如上述。

2. 血液流变学测定 全血比黏度、红细胞电泳时间、细胞聚集指数、血小板黏附率、全血还原比黏度、血小板聚集率、血浆纤维结合蛋白率、纤维蛋白原等指数均增高。

3. T细胞亚群（OKT单克隆抗体）测定 OKT3下降，OKT4下降或升高，OKT4/OKT8比例下降。

4. 血清干扰素（IFN-r）、白细胞介素（1L-2） 检查二者均增高。

5. 幽门螺杆菌检测 部分患者病损区幽门螺杆菌检测阳性。

四、诊断与鉴别诊断

1. 诊断要点 口腔颊、舌、唇、龈等黏膜有白色斑纹，呈条索状、网状、树枝状、环状等，间或有糜烂、充血。反复发作，病程迁延不愈。

2. 鉴别诊断 口腔扁平苔藓需与皮脂腺异位、口腔白斑、口腔红斑、盘状红斑狼疮等鉴别。

（1）口腔扁平苔藓与皮脂腺异位的鉴别：皮脂腺异位呈淡黄色颗粒状，而非条纹，分布密集或散在，表面光滑，质地柔软，多发于颊黏膜与唇红。

（2）口腔扁平苔藓与口腔白斑的鉴别：单独发生于舌背部的口腔扁平苔藓需与白斑区别。舌背扁平苔藓病损灰白而透蓝色，舌乳头萎缩微凹，质地较软，平滑润泽。白斑多为白色斑块，有裂隙，界限清楚，触之较粗糙，病程进展缓慢，无自觉症状。

（3）口腔扁平苔藓与口腔红斑的鉴别：口腔红斑临床表现特征为持续存在的鲜红色斑，边缘清楚，触诊柔软，类似"天鹅绒"样。无明显疼痛或不适。

（4）口腔扁平苔藓与盘状红斑狼疮的鉴别：盘状红斑狼疮多发于下唇唇红缘与皮肤黏膜交界处，病损中央萎缩如盘状，周围有白色放射状条纹。可有糜烂、出血、结痂。

五、治疗

1. 治疗原则 目前尚无特效疗法。西医治疗本病以肾上腺皮质类固醇和磷酸氯喹为主，对改善黏膜充血糜烂有一定效果，但对过度角化无作用，长期服用有副作用。中医药治疗有安全、持久、稳定的特点，对糜烂充血及白纹均有一定的改善作用。临床应根据患者病情采取中西医结合治疗。

2. 西医治疗

（1）病情稳定者可选用维生素 B_1、维生素 B_{12}、维生素 E、维生素 A、维生素 B_6 等口服。

（2）糜烂病损长期不愈者，可考虑应用肾上腺皮质类固醇及免疫抑制剂，但细胞免疫功能低下者应以免疫增强剂治疗。幽门螺杆菌检测阳性者可选用抗幽门螺杆菌药物。

①肾上腺皮质类固醇：如泼尼松，每次 15mg，每日 3 次，共服 1～2 周。可用角炎舒松注射液等激素类药物局部注射。

②免疫抑制剂：磷酸氯喹，每次 0.25g，每日 2 次，1 个月为 1 个疗程，需定期检查白细胞数。雷公藤，每日 2 次，每次 3～4 片。昆明山海棠，每日 3 次，每次 2 片，需定期检查肝功能。

③免疫增强制剂：转移因子皮下注射，每次 1mg，每周 1～2 次，10 支为 1 个疗程。

④抗幽门螺杆菌：三钾二枸橼酸铋剂，每次 110mg，每日 4 次，2 个月为 1 个疗程、配合甲硝唑，每次 200mg，每日 3 次；羟氨苄青霉素，每次 250mg，每日 3 次。

⑤伴真菌感染者用抗真菌药物治疗。

3. 中医治疗

（1）辨证论治

①湿热内阻证：两颊、舌、唇部白色斑纹，间有形状不规则糜烂，并有黄色渗出物覆盖，局部疼痛明显；伴有口干或口苦，便结溲赤。舌红，苔薄黄或腻，脉滑数。

治法：清热解毒祛湿。

方药：平胃散合二妙丸加薏苡仁、土茯苓、夏枯草。便秘者，加瓜蒌仁；咽干甚者，加北沙参。

②肝郁血瘀证：口腔颊、舌、唇、龈等出现白色斑纹，中间夹有充血红斑，轻度疼痛不适，进食时局部敏感；往往伴有性情急躁或抑郁，胸胁胀满，月经不调。舌紫暗有瘀点，脉弦涩。

治法：疏肝理气，活血化瘀。

方药：柴胡疏肝散加丹参、藏红花、郁金。充血红斑明显者，加丹皮、生地。

③阴虚内燥证：黏膜呈白色损害，表面粗糙、萎缩或增厚，无光泽。

治法：滋阴清热，养血润燥。

方药：知柏地黄汤加麦冬、当归、白芍、丹参、生黄芪等。

（2）外治法

①中药含漱：金银花、黄芩、白鲜皮等量煎水含漱。

②中药外敷：养阴生肌散、锡类散等涂敷糜烂面。

（3）针刺疗法

①体针：取双侧侠溪、中渚，留针 15 分钟，每日 1 次，2 周为 1 个疗程。

②耳针：神门、交感、皮质下及压痛点，每次留针 20～30 分钟，隔日 1 次，10 次为 1 个疗程。

六、预防与调护

（1）生活有规律，适当进行体育锻炼。保持精神愉快。

（2）避免酸、辣、烫、麻、涩等刺激性食物，戒烟酒。

（3）保持口腔卫生，消除口腔内的局部刺激物，例如去除不良修复体、残根残冠、牙结石等。

七、预后

本病一般预后良好，患者可长期处于稳定状态。但对反复急性发作而充血、糜烂经治不愈或基底变硬的患者应提高警惕，需要及时进行活体组织检查，防止癌变。

第四节　口腔黏膜下纤维变性

口腔黏膜下纤维变性（oral submucosa fibrosis，OSF）是以病理特征为主要依据命名的一种口腔黏膜慢性疾病，属癌前病变。可侵犯口腔黏膜的各个部位，但以颊、腭部多见。本病多发生于东南亚、印度，我国主要见于台湾地区以及湖南的湘潭、长沙、海南、云南等地，20～40 岁成人多见，性别差异不大。

患病率约为 1%。

本病与咀嚼槟榔、过食辣椒等有关，也有报道与免疫、遗传、维生素缺乏等其他因素有关。

一、病因病理

1. 西医病因病理

（1）病因：确切病因尚不明，可能与以下因素有关：①咀嚼槟榔：细胞培养显示，槟榔中的生物碱能促进黏膜成纤维细胞增殖及胶原的合成，所含鞣酸能抑制胶原纤维的降解。研究发现，槟榔含有高浓度铜，氯化铜作用于体外培养的人口腔成纤维细胞，能使成纤维细胞合成胶原明显增加，而且铜可介导 OSF 基因畸变。②刺激性食物：喜食辣椒、吸烟、饮酒等因素可能加重黏膜下纤维化。③其他因素：研究发现，OSF 还可能与维生素缺乏、免疫功能异常、遗传、微循环障碍、微量元素缺乏、血液流变学异常等因素有关。

（2）病理：结缔组织胶原纤维出现以变性为主要表现。在病程不同时期，其特点有所不同。

早期：有一些细小的胶原纤维，并有明显水肿。血管有扩张充血和中性粒细胞浸润。继而上皮下方出现一条胶原纤维玻璃样变性带，再下方的胶原纤维间水肿，伴淋巴细胞浸润。

中期：胶原纤维玻璃样变逐渐加重，有淋巴细胞、浆细胞浸润。

晚期：胶原纤维全部玻璃样变，结构完全消失，折光性强。血管狭窄或闭塞。上皮萎缩，钉突变短或消失。有时上皮增生、钉突肥大、棘层增生肥厚、上皮各层内有细胞空泡变性，并以棘细胞层较为密集。张口度严重受损的患者，可见大量肌纤维坏死。上皮有时可见异常增生。上皮下结缔组织弹力纤维变性，并有慢性炎性细胞浸润。

电镜检查可见上皮细胞间隙增宽，有大量游离桥粒或细胞碎片。线粒体数量减少，部分线粒体肿胀，伴有玻璃样变的胶原纤维呈束状分布。

2. 中医病因病机

（1）气滞血瘀：外邪侵袭，毒邪郁积于局部，引起局部气机不畅，血运受阻，气血失和，瘀血滞留，导致本病。

（2）气血不足：素体禀赋不足或后天失养，气血亏虚，肌肉黏膜失于濡养；加之外邪毒气（烟草、槟榔、辣椒及局部慢性理化刺激）乘虚而入，导致气血失调，发为本病。

二、临床表现

可发生于口腔黏膜任何部位，以颊、咽、软腭多见。初起为反复发生的小水疱与溃疡，灼痛，后渐形成淡黄、不透明、无光泽的条索样损害，损害区色泽与周围正常组织有明显差别，患者张口受限，甚至吞咽进食困难、语言障碍。指检可于苍白的黏膜下触及质地坚韧、无痛的条索状物，但在舌背常表现为舌乳头萎缩。病损区黏膜可出现混杂分布的不规则的苍白、淡黄、鲜红与黑色素沉着等色泽改变，如大理石样。本病不会累及内脏或身体其他部位。

三、实验室及其他检查

病理学检查的典型表现如上所述。

四、诊断与鉴别诊断

1. 诊断要点　患者来自本病的高发地区，临床表现为口腔黏膜变白、发硬、张口受限，纤维组织增生，扪诊有明显的条索感。病理学检查可帮助确诊。

2. 鉴别诊断　口腔黏膜下纤维变性需与口腔白斑、硬皮病相鉴别。

（1）口腔黏膜下纤维变性与白斑的鉴别：口腔白斑的外形多见斑块状，触之柔软，无僵硬的纤维条索感。白斑可无症状或轻度不适；但不会有张口受限、吞咽困难等症状。病理检查有上皮增生或异常增生。

（2）口腔黏膜下纤维变性与硬皮病的鉴别：可能是自身免疫性疾病罹患口腔的硬皮病患者，可因张

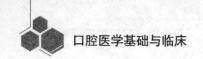

口受限而变小，形成苍白纤维化"鸡"舌，口腔毛细血管扩张，吞咽困难。某些患者 X 片显示牙周间隙增宽，但牙齿不松动。皮肤变紧且呈蜡样。

五、治疗

1. 目前尚无特效疗法　禁食槟榔、辣椒、烟草等刺激物是首要措施。局部治疗可缓解病情发展。早期以中药或西药扩张血管治疗为主。后期有严重功能障碍者，可选择手术治疗。

2. 西医治疗

（1）选用维生素 A、维生素 E、烟酰胺类药物治疗。

（2）扩张血管：硝苯地平，每次 10mg，每日 3 次；地巴唑，每次 10mg，每日 3 次；菸酸，每次 100mg，每日 3 次。

（3）抗代谢药物：硫唑嘌呤，每次 50mg，每日 2 次。

（4）用依曲替酸、类固醇制剂等病损下局部注射。

（5）雷公藤多苷片，每次 10mg，每日 3 次。

（6）手术切断纤维条索，创面植皮。

3. 中医治疗　中医辨证论治。

（1）气滞血瘀证：口腔黏膜苍白或灰白、发硬，张口受限。情绪不畅，口苦咽干。舌质偏暗或偏紫，舌旁或见瘀点，苔薄白，脉弦或涩。

治法：理气活血，化瘀软坚。

方药：桃红四物汤加丹参、郁金、枳壳、威灵仙等。若口苦咽干，加柴胡、龙胆草、玄参；若伴水疱、糜烂，加薏苡仁、土茯苓。

（2）气血失和证：口腔黏膜苍白，质地较韧，或见舌背质地变薄光滑，面色㿠白，乏力。舌质淡，苔薄白，脉细缓。

治法：补益气血，调和营卫。

方药：八珍汤加丹参、香附、黄芪等。若伴糜烂、疼痛，加白扁豆、薏苡仁。

六、预防与调护

（1）戒除咀嚼槟榔的不良习惯，戒烟酒，避免辛辣食物。

（2）饮食清淡，起居有节；心情愉悦。

七、预后

本病属癌前病变，印度的统计资料表明：1/3 的 OSF 会发展为口腔鳞癌，有 40% 的口腔鳞癌患者伴发 OSF，在 OSF 病损区常会发生白斑的叠加性病损。因此，早期诊断、及时治疗、制止发展对于防止发生癌变具有重要意义。

第五节　口腔白斑

口腔白斑（oral leukoplakia，OLK）是口腔黏膜斑纹类疾病中最常见的癌前病变之一。虽然临床表现中以"白色斑块"为特点，但并非口腔黏膜上出现的所有白色斑块均可诊断为白斑。OLK 最早于 20 世纪 70 年代由 WHO（世界卫生组织）首次统一定义，随后又有两次比较重要的修订。WHO 最近对它的定义为："口腔白斑是口腔黏膜上以白色为主的损害，不具有其他任何可定义的损害特征；一部分口腔白斑可转化为癌。"可见，OLK 的定义越来越突出临床特征、病理特点以及癌变倾向。

口腔白斑的癌变率因调查者掌握标准不同而从 0.4% ~ 26% 皆有报道。其患病率各国调查报告不一致，但多发生于 40 岁以上中年人，并随年龄增加而增高，男性患者多于女性。

中医典籍中未发现"口腔白斑"的病名。但有一些可以参考的提法与近代关于口腔白斑的临床描述相近。例如，隋代·巢元方《诸病源候论》中提及"斑点成大片，面赤斑斑如锦文，抚之不碍手者谓之斑。"明代·薛己在《口齿类要》中曾描写道："若唇肿起白皮皱裂如蚕茧，名曰茧唇。""若患者忽略，治者不察，反为翻花败症矣。"因此，有关本病的中医认识虽可参考散见于中医的"茧唇""斑疹"等病症，但更多的认识和诊治是基于现代中西医结合的。

一、病因病理

1. 西医病因病理

（1）病因：白斑发病机制尚不明了，但局部刺激因素占重要地位已得到许多流行病学和实验数据支持。全身因素虽有不少发现，但尚缺乏有力证据。

①局部刺激因素

吸烟：调查证明，吸烟与 OLK 的发生呈正相关，包括吸烟史的长短、每日吸烟数量和吸烟品种。

咀嚼槟榔会对口腔黏膜造成直接损害，在黏膜长期刺激和反复修复过程中产生白斑。

饮酒和嗜食辛辣、烫、酸、麻食物会损伤黏膜而形成白斑。

不良修复体或残根残冠的机械刺激，以及两种不同金属修复材料同处口腔所带来的微电流影响。

②全身因素

微量元素：例如锰、锶和钙的含量与白斑发病呈显著负相关。

微循环障碍：临床微循环观察见到白斑处有微循环障碍，活血化瘀治疗白斑有改善。

遗传因素：有人研究了口腔白斑患者、正常人和口腔癌患者的姊妹染色单体交换率（SCE），结果发现，口腔白斑与口腔癌患者 SCE 频率高于对照组，提示染色体不稳定性增加可能是某些口腔白斑患者的发病因素之一。

营养代谢因素：维生素 A 缺乏可引起黏膜上皮过度角化。维生素 E 缺乏能造成上皮的氧化异常，对刺激敏感者易患口腔白斑。另外，缺铁性贫血、维生素 B_{12} 和叶酸缺乏、梅毒以及射线、口干症等均与口腔白斑相关。

生物刺激因素：念珠菌感染主要是白色念珠菌，还有星状念珠菌和热带念珠菌可能与口腔白斑发生有密切关系。临床见到伴有白色念珠菌感染的"白念白斑"更容易发生恶性变化。临床还发现口腔白斑患者若同时有 HPV、HIV 等病毒感染，或在病损区有反复的糜烂和继发感染，其恶变的可能性均会增加，显示两者间有一定的关联。

（2）病理：光镜下显示典型的上皮过度正角化；过度不全角化；粒层明显，棘层增厚；上皮钉突增大；表皮变薄，异常增生，核深染，有丝分裂增加，极性消失，核浆比改变，结缔组织中有炎细胞浸润等。

2. 中医病因病机

（1）气滞血瘀：感受风热邪毒，或长期不良刺激，经络气血运行不畅，气血不和，邪毒蕴积不散，气滞血瘀导致口腔白斑。

（2）湿聚痰凝：饮食不节，损伤脾气，脾失健运，水湿内停，湿聚成疾，痰浊上聚，浸渍于口而发生口腔白斑。

（3）阴虚内热：思虑过度，劳伤心脾，阴液暗耗，虚火上炎；或肝肾阴亏，相火偏亢，循经上炎，灼伤肌膜而致口腔白斑。

（4）脾肾阳虚：久病及肾，肾阳不足；或因饮食不节，伤及脾阳。先天之本与后天之本受损而致脏腑功能失常，阳不制阴，阴水上泛，肌膜失养而致口腔白斑。

（5）正气虚亏：因先天禀赋不足、后天调养不善、久病体力不支、外邪久留不去等原因造成正气衰败，邪气滞留肌肤而成口腔白斑。

由此可见，口腔白斑之发病不外乎风邪、湿邪外侵，气滞、血瘀、痰湿内生，脾、胃、肾、肺不健所致，局部刺激因素使之加剧。

二、临床表现

1. 典型临床症状 表现为口腔黏膜一处或多处白色斑块状损害，也可表现为红白相间的损害。以颊黏膜最多见，唇、舌（包括舌背、舌缘、舌腹）腭较多，牙龈及口底较少见。患者可有不适感、粗糙感、木涩感、味觉减退、局部发硬。伴有溃烂时可有自发痛及刺激痛。白斑病损面积可局限或广泛，色泽乳白或灰白，周围黏膜可有充血发红，犹如炼乳滴于红色绸布面上。白斑质地紧密，界限清楚，稍高出黏膜表面，黏膜弹性及张力降低。

2. 分型 根据发病部位、病损表面特点、数目及范围、自觉症状等分型。

（1）斑块型：口腔黏膜呈白色或灰白色均质型斑块，外形呈圆形、椭圆形或不规则。斑块表面可有皲裂，平或稍高出黏膜表面，边界清楚，触之柔软，不粗糙或略粗糙，周围黏膜多正常。患者多无自觉症状或略有粗糙感。

（2）皱纸型：多发生于口底及舌腹。病损呈灰白色或垩白色，边界清楚，表面略粗糙呈皱纹纸状，触之柔软，周围黏膜正常。患者除粗糙不适感外，继发感染后有刺激痛症状。

（3）颗粒型：亦称颗粒—结节状白斑，口角区黏膜多见。此型实质上是红、白相间的红白斑（speckled leukoplakia），或称斑点型黏膜红斑，与黏膜红斑不易区别。白色损害呈颗粒状凸起，稍硬，黏膜表面不平整，病损间黏膜充血，似有小片状或点状糜烂，患者可有刺激痛。该型常伴白色念珠菌感染，癌变可能性比斑块型、皱纸型大。

（4）疣型（verrucous）：白斑乳白色，粗糙呈刺状或绒毛状凸起，明显高出黏膜，质稍硬。多发生于牙槽嵴、口底、唇、上腭等部位，常可找到明显的局部刺激因素（如义齿基板、残根、残冠等）。癌变危险性大。

（5）溃疡型：在增厚的白色斑块基础上出现糜烂或溃疡，常常是各型白斑的继发感染期，而非独立的分型。有局部刺激因素或感染因素。有反复发作史，疼痛明显，长期不愈者癌变可能性大。

三、实验室及其他检查

（1）组织病理检查 光镜典型表现见前述。

（2）脱落细胞检查 刮取病损区脱落细胞，光镜下可见细胞核增大4～5倍、核浆比例增加、细胞核脓染、细胞异形性、胞浆空泡形成、核膜模糊等现象。

（3）甲苯胺蓝染色检查 擦干病损表面，以棉签蘸甲苯胺蓝涂于病损处，0.5分钟后再以1%的醋酸洗去，着深蓝色的部位是可疑癌变的部位，也是组织活检的最佳部位。

四、诊断与鉴别诊断

1. 诊断要点 根据临床表现，综合运用病理检查、脱落细胞学检查、甲苯胺蓝染色等特殊检查，做出口腔白斑的诊断并不难。因口腔白斑属于癌前病变，因此在白斑的临床诊断中，对其癌变危险性的评估占有极为重要的位置，许多研究提示有以下8种情况者癌变倾向较大，需予密切观察。

（1）年龄：60岁以上者。

（2）性别：不吸烟的女性，特别是年轻女性患者。

（3）吸烟：吸烟史长，吸烟量大。吸烟年数 × 每天支数 >40 者。

（4）病损部位：位于舌缘、舌腹、口底及口角部位的白斑。

（5）病损类型：疣型、颗粒型、溃疡型或糜烂型及伴有念珠菌感染的白斑。

（6）病理特点：检查发现伴有上皮异常增生者，其癌变危险性随异常增生程度加重而加大。

（7）患病时间：病程时间越长越危险。

（8）自觉症状：有刺激性疼痛或自发性痛的白斑。

口腔白斑的诊断和治疗流程：1994年瑞典的Uppsala口腔白色损害会议就本病的诊断和治疗流程原则达成共识，并得到了WHO的承认，分为暂时性（provisional）诊断和肯定性（definitive）诊断两个阶段。

　　暂时性诊断是指口腔黏膜上的白色损害在初次临床就诊时，不能被明确诊断为其他任何疾病的情况。肯定性诊断是指在鉴别或去除可能的病因因素后，通过 2～4 周的观察，病变没有任何好转的迹象和（或）经由病理活检明确诊断的病例。同时并列出一些确定性因子（Certainty factor，Cfactor）以助于口腔白斑的临床诊断。2004 年，中华口腔医学会口腔黏膜病专业委员会参照国际做法进行了 OLK 诊断标准的专题讨论，提出了以 C 因子为主要依据的诊断体系，将 OLK 的诊断分为 C_1（暂时性临床诊断）、C_2（肯定性临床诊断）和 C_3（病理学证实性诊断）。

中华口腔医学会口腔白斑的诊断和治疗程序示意图

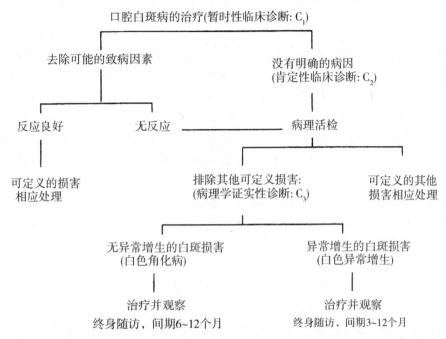

　　2. 鉴别诊断　根据口腔白斑的临床特征，应与黏膜上可能发生白色斑块的疾病相鉴别。由于口腔白斑有癌变可能，因此与其他相对良性的白色病损的鉴别就格外重要。

　　（1）口腔白斑与白色角化症的鉴别：白色角化症是长期受到机械或化学因素刺激而引起的黏膜白色角化斑块。临床表现为灰白色或白色的斑块或斑片，边界不清，不高于或微高于黏膜表面，平滑而柔软。去除刺激因素后，病损可完全消退。组织病理学检查有上皮过度正角化或不全角化，但无异常增生。因其不易癌变，而被称为良性过角化症。包括：

　　①戴不良义齿引起的义齿下牙槽嵴黏膜表面呈现的平滑或表面凹凸不平的白色斑块。

　　②不正确刷牙致磨牙颊侧牙龈均质化白色角化病损，伴牙龈退缩、牙楔状缺损。

　　③由食物压力和摩擦引起的牙槽黏膜白色角化病损。

　　（2）口腔白斑与烟草引起的白色角化病损的鉴别，包括：

　　①腭部尼古丁白色角化症：或称尼古丁口炎。多见于用烟斗吸烟者，与烟草的化学刺激和热刺激有关。初期黏膜充血，渐变为灰白色。晚期黏膜增厚，软硬腭交界处呈现很多小凸起，其中央凹陷并有红色小点。组织病理学检查有上皮过度角化，棘层增厚，小涎腺导管扩张，导管上皮有时发生鳞状化生，上皮下及小涎腺处有炎性细胞浸润。

　　②颊和唇黏膜的白色角化病损：多见于吸香烟或雪茄者。颊部病损多见于双颊咬合线处，表面可见细胞白色棘状突起，指纹样浮石状。唇部病损在上下唇对称分布，与吸烟的部位一致，表面可见白色细条纹。组织学上见条纹状的不全角化，条纹可延伸至下方的细胞层，形成人字形。人字形的两嵴状凸起之间，细胞有空泡形成。上皮下轻度炎性细胞浸润。上述病变均可逆，除去刺激因素后病损会消退。

　　（3）口腔白斑与由微电流刺激引起的病损的鉴别：口腔内如有不同的金属修复体时，可出现电位差，能引起黏膜病变。多发生于金属修复体附近的颊黏膜或舌侧缘，黏膜充血，周围有白色角化斑纹，有如扁平苔藓或白斑样。组织病理学显示，上皮表层有过度角化或不全角化或有上皮萎缩，结缔组织有炎性细胞浸润。病损可逆，拆除金属修复体可以消退。

（4）口腔白斑与白色水肿的鉴别：为透明的灰白色光滑膜，但在晚期则表面粗糙有皱纹，部分可以刮去，多见于前磨牙和颊侧磨牙咬殆线部位。组织病理特征为上皮增厚，上皮细胞内水肿，胞核固缩或消失，出现空泡性变。该病不会癌变，预后良好。

（5）口腔白斑与白色海绵状斑痣的鉴别：又称白皱襞病，是一种原因不明的遗传性家族性疾病。表现为灰白色病损，呈水波样皱襞或沟纹，有特殊的珠光色，表面有形似海绵的小滤泡，扪诊与正常口腔黏膜同样柔软、有弹性。白色皱襞可以刮去或揭去，无痛，不出血，创面类似正常上皮的光滑面。病理变化为过度角化和不全角化，棘细胞增大，层次增多，可达40～50层。结缔组织有少量炎性细胞浸润。该病为良性病损。

（6）口腔白斑与扁平苔藓的鉴别：舌背扁平苔藓往往为白色斑块，需靠组织病理学检查与白斑鉴别。典型的扁平苔藓为不规则白色线状花纹，用放大镜观察可以见到细小珠光白色丘疹，可有充血、糜烂；而白斑比较均匀，表面粗糙，无线状损害，较少伴发充血糜烂。扁平苔藓的皮肤病损发生率高，而白斑往往没有皮肤病变，少数女性患者可伴发外阴黏膜白斑。

（7）口腔白斑与黏膜下纤维变性的鉴别：有明确的长期咀嚼槟榔或吸烟习惯史。中后期可出现云雾状淡白色斑纹，并可触及黏膜下纤维性条索，伴舌活动和张口受限、吞咽困难。病理学检查可见过度不全角化，上皮萎缩，钉突消失，有时上皮增生及萎缩同时存在。部分患者伴有上皮异常增生、上皮下胶原纤维增生及玻璃样变。该病与白斑均属黏膜癌前病变。

（8）口腔白斑与黏膜梅毒斑的鉴别：见于Ⅱ期梅毒，颊黏膜多见，称为"梅毒斑"。患者有明确的不良性接触史，梅毒螺旋体测试阳性。黏膜乳白色或黄白色斑块状损害，稍高出黏膜表面，中间凹陷，表面柔软，基部较硬。患者可同时伴有皮肤梅毒玫瑰疹。

（9）口腔白斑与白念白斑的鉴别：见于慢性增殖性白色念珠菌病患者，活检标本或刮涂片采用过碘酸雪夫（PAS）染色可见上皮内有大量白色念珠菌丝，上皮浅层有微小脓肿。白念白斑癌变危险性大。

（10）口腔白斑与毛状白斑的鉴别：是艾滋病患者常见的口腔症状之一，多发生于两面舌侧及口角。病损呈白色或灰白色，类似疣状白斑。

五、治疗

1. 治疗原则和治疗程序

（1）去除任何可能的刺激因素作为治疗的第一步，包括纠正不良生活习惯，例如：戒烟戒酒，不吃刺激食品和过烫、粗糙食物等；去除局部刺激因素，如拔除残根残冠；淘汰陈旧的全口义齿或局部义齿和不良修复体，重装义齿等。

对均质型白斑如诊断确定，无明显症状，临床上可定期观察。对非均质型白斑必须做组织病理学检查，注意有无上皮异常增生，并区分轻度、中度、重度。轻度者可暂不处理，或做一般性治疗，密切观察。中度及重度上皮异常增生者，需手术切除。

（2）有充血、糜烂、溃疡等急性发作情况时应加强局部治疗措施，同时加强内治措施，消除症状，争取病情稳定。

（3）进入稳定期应抓紧时机做组织活检，明确诊断和有无异常增生及其程度。

（4）有中度以下异常增生者，应加强内治，但必须注意保护肝肾功能。可采用中西医结合的治疗方案，改善微循环，改善上皮的异常角化。

（5）有重度异常增生者应抓紧手术或采用其他理疗方法；有原位癌变者应立即手术切除。

（6）无异常增生者或病情长期稳定白斑不消退者，可用中西医结合治疗，并根据病情进行3～12个月不等的终生定期随访。

2. 西医治疗

（1）药物治疗

①维生素A酸：临床上对非充血、糜烂的病损，可以局部用0.1%～0.3%维A酸软膏，或1%维A

酸的衍生物—维胺酸局部涂搽，每日 1～2 次。由于该药有一定的刺激性，涂搽时必须注意药液不能搽到白斑周围的正常黏膜上。1 周至数周可见白斑逐渐消退，但停药后易复发。

②维生素 A 和维生素 E：两者有协同作用，可使上皮过度角化得以纠正。口服维生素 A，每次 2.5 万 U，每日 3 次。维生素 E，每次 50mg，每日 3 次。

③酮康唑或氟康唑：对伴白色念珠菌感染的白斑患者应作为常规治疗措施。酮康唑片每日 200mg，每日 1 次口服；氟康唑口服，首日 200mg，其后每日 100mg。口服 1～2 周为 1 个疗程。因抗真菌药物可能引起肝功能受损，故使用时间不宜过长，一般以不超过 2 周为宜。

④其他抗感染、消水肿、促愈合的药物：在白斑患者出现黏膜水肿、糜烂、充血等继发感染的急性发作症状时，可用抗生素或有消炎、消肿、促进愈合的各种漱口剂、散剂等。必要时可短期使用糖皮质激素。

⑤抗上皮异常增生的药物：包括维 A 酸及其衍生物（retinoids）、β－胡萝卜素（β－rotene）、博来霉素（bleomycin）、环氧合酶 -2（Cox-2）抑制剂和大豆提取物 Bowman-Birk 抑制剂（Bowman-Birk inhibitor，BBI）等。中药作为一种具有"低毒、有效、安全、价廉"等特点的药物，现代研究发现，活血化瘀类药物有促进良性血管的生成、维护血管内皮的完整性和连续性的作用，如灯盏细辛。扶正祛邪类药物具有调节细胞免疫、体液免疫，稳定细胞膜性结构，阻断细胞异常增生、演变的效果，如绞股蓝和山豆根。

（2）非药物治疗：对于有重度上皮异常增生和原位癌倾向的 OLK，除药物治疗外，采用非药物治疗措施非常必要，包括激光、冷冻、微波治疗，但疗效仍待商榷。

（3）手术治疗：用外科手术切除白斑是目前一种不可缺少的治疗方法，主要适用于一些已有上皮重度异常增生及癌变危险区的白斑。病损范围小的均质型白斑也是手术治疗的适应证。但术后复发以及对于多发性白斑如何处置，仍然是困扰学界的问题，从而限制了手术疗法的应用范围。

3. 中医治疗

（1）辨证论治

①气滞血瘀证：白斑粗糙较硬，病损局限；烦躁不安。舌质暗红或偏紫，有瘀斑；舌下静脉瘀血紫暗，脉涩。

治法：理气活血，化瘀消斑。

方药：柴胡疏肝散合桃红四物汤加味。若白斑硬厚，可加制乳香、制没药、丹参等；局部胀痛，加路路通、全虫等；若表面溃烂，可加山慈姑、重楼、白花蛇舌草等。

②湿聚痰凝证：白斑厚而凸起，多伴有糜烂；并见胸脘痞闷，纳差食少，大便溏薄。舌质淡红，苔腻，脉滑。

治法：健脾化湿，祛痰化斑。

方药：二陈汤加味。可加薏苡仁、白术、全瓜蒌、海浮石等；若伴糜烂，加佩兰、藿香、厚朴、海桐皮等；病情进一步发展，有癌变征兆者，加白花蛇舌草、半边莲。

③阴虚火旺证：白斑，或黏膜红白相间，干燥、皲裂；伴有形体消瘦，口干舌燥，失眠多梦，腰膝酸软，五心烦热。舌质红，苔少，脉细数。

治法：滋阴养血，清热解毒。

方药：知柏地黄汤加味。若阴虚较甚、口干舌燥，加北沙参、麦冬、花粉、石斛、火麻仁、何首乌等。

④脾肾阳虚证：白斑色泽淡，周围黏膜色淡无津，扪诊感觉僵硬，多见皱纹纸状或斑块状白斑。面白肢冷，腰膝酸疼，腹中不温，完谷不化。舌淡胖，苔白滑，脉沉微或沉迟无力。

治法：温补肾阳，健脾助阳。

方药：右归丸合归脾汤加减。腰酸重，加狗脊、川断；泄泻甚，加诃子、山楂炭；舌肿齿痕多、气促，加黄精、党参。

⑤正气虚亏证：白斑色泽黯淡，表面有糜烂、浅表性溃疡，经久不愈，疼痛不明显，周边不充血，病程长而反复。脉沉细无力，或沉迟弱。舌质淡胖，色白无华，常伴乏力倦怠，头晕目眩，自汗盗汗，

动则气促，面色苍白，形寒肢冷，亦有伤风感冒、发热不高等全身症状。

治法：益气补血，气血双补。

方药：当归补血汤合四君子汤加减。气促甚，加党参、太子参、黄精；胸闷、腹中寒，加附子、细辛、佛手柑、青皮；头晕目花，加赤芍、牛膝、阿胶。

（2）外治法：①冰硼散用蜂蜜调，涂于患处。②糜烂有渗出，可用柏石散、青吹口散吹之。③蜂胶局涂，不可涂于白斑之外的正常黏膜上。④含漱：用金银花15g，生地黄15g，地肤子12g等煎水，漱口；或用苦参9g，白鲜皮9g，白芷6g等煎汤，含漱。

六、预防与调护

（1）去除一切刺激因素，如残根、残冠、不良修复体等，禁止滥用腐蚀剂。

（2）戒烟戒酒，忌食辛辣刺激之品。

（3）定期复查，争取长期稳定。

七、预后

1. 痊愈　一般来说，初发病时活检报告无上皮异常增生的患者痊愈的可能性大。痊愈的标准是口腔黏膜上的白色损害完全消失；疼痛、粗糙、紧绷感等不良感觉消失；病理证实上皮结构和细胞正常。

2. 稳定或缓解　多数口腔白斑患者经治疗能够处于这种状态，表现为临床检查见口腔白色斑块长期处于稳定，无扩大或略有缩小，色泽不变或略变浅淡，周围黏膜无充血、水肿、溃疡、糜烂等急性发作症状；患者自觉症状轻微。病理证实上皮结构和细胞为白斑典型表现，无上皮异常增生，或异常增生程度无加重。这类患者常为初诊时上皮轻度异常增生或无异常增生者。

3. 癌变　少数口腔白斑患者因不及时就诊，或依从性差，不能接受正规治疗，或因去除局部刺激因素不到位，或因不适当的理疗等，可能出现癌变。但因对白斑癌变确切机制仍缺乏全面了解，因而也有虽做积极治疗，仍不能避免癌变的病例。有一些OLK患者，因查不出明显致病因素而被确定为特发性白斑，其癌变率高，预后亦差。

微信扫码
◆临床科研
◆医学前沿
◆临床资讯
◆临床笔记

第七章　口腔颌面部创伤

第一节　口腔颌面部软组织损伤

一、擦伤

为皮肤表皮层及真皮浅层与粗糙面的物体摩擦而引起的损害，常与挫伤合并发生。

（一）临床表现

（1）面部的擦伤多发生于较突出的部位，如颏部、颧部、鼻尖及唇部等处。

（2）创面边缘不整齐，少量渗血，创面常有泥沙、煤渣等污物附着，有时可见创面有淡黄色血浆渗出，创面有烧灼样疼痛。

（二）治疗

清洁创面，除去附着于创面的泥沙或其他异物，创面周围皮肤可用碘酒、酒精消毒，创面用生理盐水及 3% H_2O_2 清洗，任其干燥结痂，数日即可愈合。创面较大皮肤缺损较多者，可用油纱布覆盖创面，预防感染。对于创面未经清洁而有继发感染的擦伤，应行湿敷，一般 1 周左右也能愈合。

二、挫伤

挫伤多由于钝物直接打击或硬质物体直接撞击所致皮下组织、肌肉，甚至骨与关节的损伤，造成组织内溢血，形成瘀斑或血肿，表面皮肤无开放创口。

（一）临床表现

（1）局部皮肤瘀血、肿胀和疼痛。

（2）颞下颌关节发生挫伤后，可发生关节内或关节周围溢血、疼痛、张口受限或轻度错𬌗。血肿的纤维化可导致关节强直。

（二）治疗

治疗原则是止血、止痛、预防感染、促进血肿吸收和恢复功能。

（1）早期采取止血措施，使组织溢血局限化和停止。常用的方法是冷敷和加压包扎。如已形成血肿，在止血后可用热敷、理疗以促进血肿吸收。如血肿较大，止血后，可在无菌条件下，用粗针穿刺血肿，将血液抽出，然后加压包扎。如血肿过大，且已凝结，或压迫呼吸道，则应手术切开，将内容物放出。如果有感染，也应切开冲洗，清除坏死的血凝块及感染物，建立引流，同时用抗生素控制感染。

（2）颞下颌关节挫伤的治疗，可根据不同情况分别对待。如果关节内有大量溢血，可用无菌注射器吸出血液。对一般的挫伤，则可采取关节减压与休息的办法，即在磨牙间放置 2 ~ 3mm 厚的橡皮垫，左右各一块，再用弹性绷带将下颌颏部向上吊紧，使髁状突下降，松解关节内压力，减轻疼痛。伤后 10 ~ 15 天，即应开始做按摩、理疗、张口锻炼，以促使功能恢复，防止发生关节内强直。

三、挫裂伤

由较大力量的钝器造成的颌面部皮肤、软组织及颌骨的开放性损伤。创口的特点是裂口较深，创缘不整齐，常呈锯齿状，裂口较广伴有紫绀色坏死组织及挫伤的症状，深层可伴发开放性骨折。

清创时应充分洗刷伤口，除去坏死组织，修整边缘，彻底止血对位缝合。如伴有骨折，应同时处理好骨折，先使骨折复位固定后再缝合软组织伤口。若组织缺损，可同期或待后期整复。

四、刺伤

刺伤是由尖锐的物品如缝针、刀片、木片或牙碎片等物刺入软组织而发生。创口的特点是入口小而伤道深。可以是盲管伤或贯通伤。刺入物若折断可存留在组织内形成异物。刺入物也可将沙土和细菌带入创口深部，引起继发感染。颌面部刺伤，可刺入口腔、鼻腔、鼻窦、眼眶、甚至深达颅底等部位。

清创时应彻底清除异物和止血，应用抗生素防治感染，注射破伤风抗毒素。硬腭部刺伤如未穿通骨质，清洗后可任其自愈。

五、切割伤

切割伤是由于锐利物如刀片或玻璃碎片等割裂软组织而引起的开放性损伤。其特点是边缘整齐，如伤及知名血管则有大量出血；如切断面神经，可造成面瘫。

清创缝合。遇有面神经较大分支切断时，应尽可能在清创后立即进行神经吻合术，以加速面神经功能的恢复，防止或减轻畸形。腮腺导管断裂者及早对位吻合或再造开口。颈总动脉或颈内动脉损伤时需做动脉吻合。切割伤如无感染，清创缝合后可以迅速愈合。

六、撕脱伤

为较大的机械力量将组织撕裂或撕脱。撕脱伤创口的边缘不整齐，出血多，常有肌肉、血管、神经及骨骼暴露。撕脱伤伤情较严重，疼痛剧烈，易发生休克和继发感染。

有休克者应先纠正休克，否则应及时清创，复位缝合。如为撕脱伤又有血管可行吻合者，应即吻合血管后行再植术；如无血管可供吻合，在伤后 6 小时内，应将撕脱的皮肤在清创后，切削成近似全厚或中厚皮片做再植。如组织不能利用，在控制感染的基础上，应及早进行断层皮肤移植，消灭创面。

七、咬伤

咬伤指由动物或人的牙齿所造成的创伤。动物咬伤可造成颌面部大块组织撕脱，使深部组织和骨面暴露，或伴开放性骨折。其创口污染较重，易于感染。人咬伤一般伤势较轻，多伴有鼻、唇、耳等器官缺损。

处理时应首先彻底清创，无组织、器官缺损者严密对位缝合。有组织、器官缺损者应视情况不同处理。如组织块或器官片段离体时间短、破坏及污染轻、体积较小，则处理后予以再植；如为大面积撕脱，部分患者可在彻底清创后即刻以皮肤移植或局部皮瓣修复，另一部分创面情况差者可经换药使创面愈合后行二期修复。颌骨骨折应尽量同期复位固定。

八、爆炸伤

爆炸伤指由爆炸所造成的颌面部严重损伤。创口极不整齐，外翻且多伴组织缺损，创面污染严重，有大量坏死组织及异物，并常伴开放性粉碎骨折或骨缺损。可伴有休克或颅脑损伤。

保持呼吸道通畅，纠正休克并及时处理颅脑损伤等严重合并症。尽早彻底清创，尽量保留可存活的软组织，对位或定向拉拢缝合以消灭创面。尽量同期行颌骨骨折复位固定，如有困难可简单固定待二期处理。大面积软组织缺损留待二期修复。

第二节 上颌骨骨折

上颌骨骨折发生率比下颌骨少。据有关资料统计，上颌骨骨折的发生率占颌面骨损伤总数的15%～27%。

一、上颌骨骨折分类

最常使用的上颌骨骨折分类是 Le Fort 分型。

1. Le Fort I 型

此型又称上颌骨低位骨折。骨折线相当于下薄弱线，即从梨状孔下部开始，在牙槽突底部及上颌结节的上方，水平向后延伸至翼突。这类损伤可包括鼻中隔及上颌窦，同时可有牙槽突及牙的损伤，仅借助口腔及上颌窦等黏膜与骨折片相连。摇动骨折片上的牙，可见整个骨折块随之移动。

2. Le Fort Ⅱ 型

此型又称锥型或颧弓下骨折。骨折线相当于中薄弱线，横过鼻梁，沿眶内侧壁向下到眶底；然后通过颧骨下方或颧上颌缝到达到蝶骨翼突。有时可以波及筛窦而达颅前窝，出现脑脊液鼻漏。有鼻及眶下缘的变形、鼻腔侧壁及上颌窦的损伤。

3. Le Fort Ⅲ 型

此型又称上颌骨高位骨折或颧弓上骨折。骨折线相当于上薄弱线，横过鼻梁、眶部，再经过颧骨和颧弓上方，向后达翼突，形成完全的颅面分离。多伴有颅脑损伤、颅底骨折。面部中分凹陷并变长；眼睑结膜下出血，眼球下移；眶周皮下瘀血，耳、鼻出血或出现脑脊液鼻漏等。此外，在上颌骨上尚可发生垂直骨折又称矢状骨折或正中骨折。骨折线将腭骨分成左右两半，使上颌牙弓变宽。在临床上骨折线并不一定都是如此典型。由于暴力方向和大小不同，可呈现为非典型性骨折。两侧骨折线常不在同一平面或不属同一类型，也可以发生单侧上颌骨骨折。

在各型上颌骨骨折中，常有各种合并伤，其中以颅脑损伤发生率最高，尤其在 LeFon Ⅱ、Ⅲ型骨折时几乎全部有合并伤。

二、临床表现

上颌骨骨折的临床表现，除具有一般骨折的共同症状和体征如肿胀、疼痛、出血、移位及畸形外，还有一些特有的表现。

1. 面形改变

上颌骨骨折后，骨折段的移位取决于外力的大小、方向和颌骨本身的重量，常向下坠，使面中1/3变长，翼外肌和翼内肌的牵拉，可将骨折片拉向后下，可出现面中部凹陷、后缩，称为"碟形面"。如上颌骨骨折仅仅是裂缝骨折，则不发生移位。

2. 咬合错乱

上颌骨发生横断骨折时，向后下移位，可使后牙早接触，前牙开，如一侧横断骨折下垂，患侧早接触，健侧开𬌗。

3. "眼镜"状瘀斑

这是上颌骨 LeFort Ⅱ、Ⅲ型骨折后，出现的一种特殊体征。由于眼睑及眶周组织疏松，伤后发生水肿，加之骨折后组织内出血淤积其间，使眼球四周的软组织呈青紫色肿胀区，好似佩戴了墨镜。虽然在单纯软组织伤或颧骨骨折时也可能出现类似体征，但结合眼其他症状和体征可以鉴别。

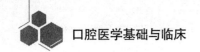

4. 口、鼻腔出血

上颌骨骨折常合并口、鼻腔黏膜撕裂或鼻窦黏膜损伤。有时口腔内并无破损，血仅由鼻孔流出，或同时由后鼻孔经口咽部流至口腔。

5. 眼的变化

上颌骨骨折波及眶底时，可出现一系列眼的症状和体征，如眼球结膜下出血、眼球移位和复视等。如损伤动眼神经或外展神经，可使眼球运动障碍；如伤及视神经或眼球，则引起视觉障碍或失明。

6. 脑脊液漏

上颌骨骨折时如伴发颅底骨折，骨折线经过蝶窦、额窦或筛窦时，发生硬脑膜撕裂，可出现脑脊液鼻漏。如合并有耳岩部损伤，还可发生脑脊液耳漏。

三、诊断

通过询问病史，查体，结合 X 线片观察，对上颌骨骨折的诊断并不困难。首先应问明受伤的原因，了解致伤力的性质、大小、速度、方向和受力部位等，可作为诊断的重要依据。同时要了解患者受伤后有无上颌骨骨折的相关症状，如面中部疼痛或麻木，口、鼻有无伤口和出血，牙咬合异常，鼻阻塞和呼吸困难等。

观察面中 1/3 部有无伤口、肿胀、出血或瘀斑，有无"碟形面"或长面等面形改变；口、鼻有无伤口和出血；鼻、耳部有无脑脊液漏；有无张口受限及咬合关系错乱；检查上颌骨有无异常动度、摩擦音和台阶等。X 线摄片以华氏位为主，必要时加照头颅侧位片，上颌咬合片等。在 X 线片上可观察：骨折线的部位、数量、方向，骨折类型，骨折段移位情况，牙与骨折线的关系等。CT 可清晰显示上颌骨各面骨折及移位情况。

四、治疗

1. 早期处理

注意有无颅脑、胸及腹腔等处合并伤，有严重合并伤的伤员，以处理合并伤为主。对上颌骨的创伤可先做简单应急处理，以减轻症状，稳定骨折片，待后期复位治疗。上颌骨骨折时由于骨折段向下后方移位，将软腭压接于舌根部，使口腔、咽腔缩小，同时鼻腔黏膜肿胀、出血，鼻道受阻，都可引起呼吸困难，应注意防止窒息。

2. 复位与固定

上颌骨骨折的治疗原则是使错位的骨折段复位，获得上、下颌牙的原有咬合关系后进行固定。

（1）复位方法

①手法复位：在新鲜的单纯性骨折的早期，骨折段比较活动，用手或借助于上颌骨复位钳，易于将错位的上颌骨恢复到正常位置。手法复位，方法简单，一般在局麻下即可进行，简单的骨折，也可不用麻醉。②牵引复位：骨折后时间稍长，骨折处已有部分纤维性愈合，或骨折段被挤压至一侧或嵌入性内陷，或造成腭正中裂开，向外侧移位，用手法复位不能完全回复到原有位置，或一时无法用手法复位时，则采用牵引复位。③手术复位：如骨折段移位时间较长，骨折处已发生纤维愈合或骨性愈合，用上述 2 种方法都难以复位时，则需采用手术复位，即重新切开错位愈合的部位，造成再次骨折，而后用合适器械撬动、推、拉，使骨折段复位到正常解剖位置。如伴有颧骨、鼻骨或额、眶区骨折时，现多采用头皮冠状切口，向下翻起额、颞部大皮瓣，可以充分显露额、鼻、眶及颧区及部分上颌骨骨面，便于在直视下进行骨折段复位和固定，容易做到解剖复位，取得较好的治疗效果。此种手术切口，隐蔽在发际线以上，术后无面部瘢痕，患者比较愿意接受。尤其适用于在额鼻眶颧区有多处骨折的病例，可以避免在面部做多处切口。

（2）固定方法：上颌骨骨折的固定方法有几种类型，原则上是利用没有受伤的颅、面骨骼固定上颌骨骨折段，同时做颌向固定，以恢复咬合关系。固定方法较多，最常用以下几种：

①颌间牵引固定加颅颌固定：于上下牙列上安置有挂钩的牙弓夹板，使骨折段复位后按需要的方向

和力量在上、下颌之间挂若干橡皮圈进行固定，并以颅颌弹性绷带或颏兜将上、下颌骨一起固定于颅骨上。上颌骨骨折一般固定3周左右。②切开复位坚强内固定：在开放性上颌骨骨折、上颌骨无牙可做固定、上颌骨多发及粉碎性骨折或骨折处已发生纤维性愈合的病例，均可采用切开复位，复位后以微型或小型钛夹板行坚强内固定。在上颌骨LeFort Ⅱ型和LeFort Ⅲ型骨折时，由于牵涉的骨折部位较多，可选用头皮冠状切口，切开至帽状腱膜下层，将头皮及颞面部皮瓣向下翻转，可显露出额、颞、眶、鼻、颧弓、颧骨及上颌骨骨面，必要时可加做口内前庭沟切口，从口内进一步显露上颌骨骨折部位。这种切口由于可充分显露多处骨折的部位，便于探查、骨折段复位及固定的操作，尤其适用于陈旧性上颌骨骨折合并颧骨、鼻。

第三节　下颌骨骨折

下颌骨骨折的发生率占颌面骨骨折的55% ~ 72%，好发部位有颏部、颏孔部、下颌角部及髁状突部。其中以颏正中、颏孔部、髁状突颈部较多见，磨牙区和升支部相对较少。

一、临床表现

下颌骨骨折时除会发生一般骨折所具有的肿胀、疼痛、出血和功能障碍等症状和体征外，由于下颌骨的解剖生理特点，骨折时有一些特殊的临床表现。

1. 骨折段移位

下颌骨骨折后，有多种因素可以影响骨折段的移位，其中以咀嚼肌对颌骨的牵拉为主要原因，其他因素还有外力的方向、骨折的部位、骨折线的方向和倾斜度及骨折段上是否有牙存留等。不同部位其骨折段移位情况如下。

（1）颏正中部骨折：下颌骨颏正中部骨折，可以是单发的、双发的线形骨折或粉碎性骨折。在单发的正中颏部线形骨折时，由于骨折线两侧肌的牵拉力量相等，方向相对，常无明显移位或不发生移位，如为斜行骨折，一侧骨折片有颏棘，一侧骨折片无，则可能发生移位。如为颏部双发骨折，两骨折线之间的颏骨折段可因颏舌骨肌、颏舌肌、下颌舌骨肌和二腹肌前腹的牵拉，而向后下移位。如为颏部粉碎性骨折或伴有骨质缺损，则两侧骨折段由于下颌舌骨肌的牵引，而向中线方向移位，使下颌骨前端变窄。后两种情况，都可使舌后退，有引起呼吸困难，甚至发生窒息的可能，应特别注意。

（2）颏孔区骨折：单侧颏孔部骨折，多为垂直骨折或斜行骨折，常将下颌骨分成前后两段，前骨折段与健侧下颌骨保持连续性，由双侧降颌肌群的牵引，向下、后方移位并稍偏向患侧，同时因有健侧关节为支点，故稍向内转而使前牙微呈开𬌗；如果骨折断端彼此重叠，则颏部后退更显著，向患侧移位也更为明显。后骨折段因所附升颌肌群的牵引，多向前上方移位，并微偏向健侧。

（3）下颌角部骨折：此类骨折也是将下颌骨分为前后两个骨折段。如果骨折线正在下颌角，两个骨折段都有嚼肌与翼内肌附丽，骨折段可不发生错位；若骨折线在这些肌肉附丽处之前方，则前骨折段因降颌肌群的牵引，向下、向后移位，与颏孔区骨折的情况相似。

下颌骨骨折的移位与骨折线方向及骨折段上有无牙存在也有一定的关系。如果上下颌都有牙，骨折线系由下颌骨下缘从后向前上斜行至牙槽突，由于升颌肌群的牵引，可将后骨折段拉向上内侧，直至上下牙接触为止。如后骨折段无牙，则向上移位更明显。如果骨折线的方向从下颌下缘自前向后上斜行至牙槽突，则这类骨折片移位可不明显。

（4）髁状突骨折：髁状突骨折多发生于它的颈部。骨折后的髁状突，常因其所附着的翼外肌的牵拉而向前内方移位。同时，下颌升支部受嚼肌、翼内肌和颞肌的牵拉而向上移位，使患侧牙早接触而健侧牙及前牙形成开𬌗。双侧髁状突发生骨折时，两侧下颌升支被拉向上方，后牙早接触，前牙明显开𬌗。

（5）多发骨折：下颌骨发生多发骨折时，骨折段的移位常无一定的规律。有肌肉附着的骨折段一般向肌肉牵拉方向发生移位；无肌肉附着或原附着的肌肉也损伤断裂，则骨折段常随外力方向或重力而发

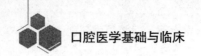

生移位。

2. 咬合错乱

咬合错乱是颌骨骨折中最常见和最有特点的体征。下颌骨骨折后，骨折段多有移位，有时即使只有轻度移位，也可出现咬合错乱。自觉症状是牙咬不上，咬合无力或咬合疼痛。客观检查则发现早接触、反𬌗、开𬌗，多数牙无接触关系或咬不住置于上下牙间的压舌板。

3. 骨折段异常动度

正常情况下，是全下颌骨整体协调的生理运动。当下颌骨骨折后，则可出现分段不协调的异常动度，同时可出现骨折断端间的异常摩擦感、摩擦音或骨断端形成的台阶。

4. 牙龈及黏膜撕裂

下颌体部的骨折常致骨折处的牙龈和黏膜撕裂，成为开放性骨折，并可伴发牙折、牙挫伤、牙脱位或牙缺失。

5. 骨折附近软组织出血或肿胀

骨折时均伴有局部出血，血液可从与骨折相通的面部伤口或口内牙龈撕裂处流出，也可积聚在组织内形成血肿。下牙槽血管如发生断裂，血液可渗至口底组织内，形成口底血肿。

6. 感觉异常

下颌骨骨折后，可因骨折断端活动或摩擦，发生疼痛。如伴发下牙槽神经损伤或断裂，则出现同侧下唇麻木。

7. 功能障碍

下颌骨骨折患者可由于疼痛、骨折段移位和咬合错乱，限制了正常的下颌骨运动，影响咀嚼、进食和吞咽。因局部水肿、血肿和涎液增多等，可影响正常呼吸，严重者可发生呼吸道梗阻。

二、诊断

询问病史时应了解受伤的原因、时间、部位、外力的大小及方向等。然后检查患者的全身情况和局部情况。观察颌面部有无创口、肿胀、出血和瘀血的部位。检查有无牙列移位、咬合错乱、开闭口障碍、下唇麻木、牙龈撕裂、局部压痛、台阶状移位和下颌骨异常动度等。X线摄片检查可进一步明确有无骨折线及骨折线的数目、方向、类型、范围及骨折段移位情况，同时注意有无其他颅面骨损伤。应拍摄下颌曲面断层片、下颌骨侧位片等。

三、治疗

1. 下颌骨骨折的复位方法

（1）手法复位：在单纯线形骨折的早期，骨折处尚未发生纤维性愈合，可用手法复位，将移位的骨折段回复至正常位置。

（2）牵引复位：多应用于手法复位效果不满意，或骨折处已有纤维性愈合，不能手法复位者。可应用牙弓夹板和橡皮圈做颌间牵引。即在上、下颌牙列上结扎、安置带有挂钩的牙弓夹板，然后根据骨折段需要复位的方向，套上橡皮圈，做弹性牵引，使骨折段逐渐恢复到正常的位置。在下颌骨体部有明显移位的骨折段，可采用分段式牙弓夹板，结扎在骨折线两侧的牙列上，套上橡皮圈做牵引。在牵引过程中，应经常检查复位的效果和骨折段移动的方向，随时调整橡皮圈牵引的方向和力量。

（3）切开复位：对新鲜开放性骨折，常可在软组织清创的同时，做骨折的复位和内固定。对于不能做手法复位的复杂性骨折，为了争取较好的复位、固定效果，也可采取手术切开复位的方法。对于骨折移位时间已较长，骨折处已有致密的纤维性或骨性错位愈合者，只有采用手术切开复位，才能将错位愈合中所形成的纤维组织切开，或将骨性愈合处凿开，将骨断端游离，使骨折段正确复位，并做骨断端的坚强内固定。

2. 下颌骨骨折的固定方法

（1）单颌固定：单颌固定的优点是固定后仍可张口活动，对进食和语言的影响较小，便于保持口腔卫生，同时，一定的功能活动对增进局部血运和骨折愈合有利。但单颌固定法的固定力量有限，不能对抗较大的移位力量，故一般用于无明显移位或易于复位的简单骨折，如下颌骨正中颏部线形骨折、牙槽突骨折等。单颌固定的另一个缺点是：仅用于能完全复位的病例，否则就难以恢复到原有的咬合关系。

①邻牙结扎固定：分别利用骨折线两侧的 2 ~ 3 个牙，做结扎固定。在每个牙的牙间隙内各穿过一根细不锈钢丝，先将单个牙拴住，再将这两个牙的结扎丝相互拧在一起，成为一股较粗的钢丝，然后，用手法将错位的骨折段复位，再将两侧的两股钢丝互相拧结在一起，最后将钢丝端剪短，并弯至钢丝下的牙缝中，以防刺伤黏膜。此法操作简单，适用于错位不大的简单骨折。缺点是固定力量较差，邻牙负担较重，已较少使用。②牙弓夹板固定：用一根粗金属丝或成品牙弓夹板，弯制成与下颌牙列唇颊面弧度一致的弓形夹板，在颌骨骨折段复位后，用细不锈钢丝将其结扎固定在骨折线两侧的数个牙上。如骨折处伴有牙缺失，为保持缺牙间隙，可在弯制牙弓夹板时，在相当于缺牙处，突向间隙内，挡住两侧的牙，以防骨折段向缺牙空隙移位。牙弓夹板固定最适用于牙折或牙槽突骨折。用以固定下颌骨骨折，有时嫌力量不足，仅用于无明显移位的单发、线型骨折的固定。③骨间结扎固定：骨间结扎固定是用手术方法暴露骨折断端，在骨断端近处钻孔，然后穿过不锈钢丝，进行结扎，将骨折段固定在正确的位置上。这是一种较可靠的固定方法，对于新鲜骨折、陈旧性骨折、有牙和无牙的颌骨骨折，都可适用。尤其是小儿下颌骨骨折，常因乳牙不便于做结扎固定，或乳恒牙交错时期，也无足够牢固的牙可做结扎固定时，采用此法则固定良好。骨间结扎固定的手术进路，应根据受伤部位而定，以能显露骨断端为目的。钻孔的部位应在下颌体近下缘处，以防损伤下牙槽神经血管、牙胚或牙根，孔的位置以距骨断面 0.5 ~ 1cm 为宜，钻孔数目一般 3 ~ 4 个，结扎后即可防止其移动。④坚强内固定：近年来已普遍应用钛夹板和钛钉的坚强内固定取代金属丝的结扎固定。这种坚强内固定适应证与骨间结扎固定相同。用得较多的是小型钛板和钛钉，临床上根据需要选用不同形态的小型钛板，采用口内切口或口外进路，显露骨折端，骨折段复位后分别将钉旋入骨折线两侧的骨中，使小型钛板固定在骨折线两侧的骨面上，固定骨断端。这种小型钛板由于体积小而薄，术后如无不适，骨折愈合后可不必拆除。也可采用超高分子量聚乳酸可吸收夹板及螺钉进行坚强内固定，术后 6 ~ 12 个月固定材料自动分解吸收，不必再次手术取出。如下颌骨损伤为粉碎性骨折或有骨质缺损时，上述固定方法都不适用，则可采用桥架式钛板内固定法。根据下颌骨缺损的范围，先选好适当长度的带孔钛板，手术显露骨折区和骨断端，使骨折段复位，恢复咬合关系，然后在两侧断端的近下缘处，安置一条事先准备的钛板，每一端按钛板孔的位置，在骨上钻 2 ~ 4 个孔，然后拧入钛钉固位，如此即可保持前后骨折段的位置。⑤颌周结扎固定：适用于无牙的下颌骨体部骨折，尤其是原来就戴有下颌全口义齿的患者，更为方便。以不锈钢丝环绕下颌骨体，钢丝两端在义齿基托上结扎固定，使骨折段获得固定。

（2）颌间固定：是颌骨骨折常用的固定方法。尤其对下颌骨骨折，可利用上颌骨来固定折断的下颌骨，并使上、下颌的牙固定在正常咬合关系的位置上，待骨折愈合后，恢复咀嚼功能，这也是颌间固定的主要优点。这种固定的缺点是在固定期间不能张口活动，影响咀嚼和进食，也不易进行口腔清洁和保持口腔卫生。带钩牙弓夹板颌间固定法：就是在牙弓夹板上带有突起的挂钩，以便悬挂小橡皮圈，做颌间牵引固定。这种带钩牙弓夹板，可用铝丝弯制，也有各种成品带钩夹板可供临床选用。

安置夹板的具体步骤：根据患者上、下牙弓大小，确定所用带钩牙弓夹板的长度，剪去多余部分，将其弯曲成弓形，使能与每个牙的唇、颊侧牙面贴附，而与牙龈间保持一定距离，以免压伤牙龈。用细不锈钢丝，将夹板分别结扎、固定到上、下颌的牙上。应将每个牙上结扎丝的末端剪短，弯成环形，使其位于牙间隙或贴附于夹板下，防止刺伤唇、颊黏膜。

安置好带钩牙弓夹板后，用小橡皮圈根据需要牵引下颌的方向和力量，套在上、下颌牙弓夹板的挂钩上，即可产生牵引、复位和固定的作用，一般固定 4 周左右，双发骨折或多发骨折时可适当延长固定时间。如骨折段错位明显，一时又难于复位，无法在下颌牙列上安置一个完整的牙弓夹板时，可将牙弓夹板在相当于骨折错位处剪断，分别结扎固定在骨折线两侧的牙上，然后套上橡皮圈，行弹性牵引复位。术后应及时观察，调整橡皮圈的方向和力量，直到恢复正常的咬合关系，并继续固定一段时间。必要时可换置一个完整的牙弓夹板，完成固定。下颌骨骨折如有骨质缺损，可以采用有间隔弯曲的牙弓夹板，以保持复位后留下的缺损间隙，防止因肌牵引或瘢痕挛缩而发生移位。

3. 特殊骨折的治疗

（1）髁状突骨折的治疗：下颌骨髁状突是构成颞颌关节的重要结构，具有特殊的功能，是下颌骨骨折的好发部位之一。常因下颌骨颏部受撞击而发生骨折，且多发生于髁状突颈部。髁状突颈部青枝骨折时可不发生移位，其他类型骨折则多有移位。移位多与翼外肌牵拉、升支部受力和推压有关。约有半数的髁状突骨折，髁状突头部从关节凹内移位。髁状突骨折的治疗，多年来在国内外学者中有不同的观点，有人主张用手术方法切开复位和固定；有人则主张采用非手术的保守治疗。

目前国内外多数学者的意见是：髁状突骨折有明显移位或完全脱位，或磨牙缺失，保守疗法不易复位固定者，宜做手术切开复位；骨折后移位不明显或儿童骨折病例，宜用闭合性复位的保守治疗。临床上还可根据患者的身体情况决定治疗方法。

保守治疗：①关节囊内闭合性髁状突骨折或髁状突颈部骨折无明显移位者可采用简单颌间结扎法限制关节活动2～3周即可。②颌间弹性牵引法：对于髁状突移位的患者在上、下颌牙列上安置带钩牙弓夹板，然后在磨牙的咬合面放置橡皮垫，单侧骨折者放在伤侧，双侧骨折者，两侧均放。然后在正中咬合位上做颌间固定，前牙区可做垂直方向的弹性牵引，以恢复正常咬合关系。成人需固定2～3周，儿童则固定10～14天后，即可逐渐做张口练习。儿童的早期活动尤为重要，有人甚至主张，骨折后如咬合关系无明显改变，又无明显疼痛时，可以不做固定，以免因固定而发生关节强直。③口内弹性牵引法：在上、下颌牙列上安置牙弓夹板，在上颌尖牙部和下颌最后磨牙部的牙弓夹板上焊有挂钩，在上、下两钩间挂上橡皮圈，方向尽量与咬合面平行，这样可使下颌向前牵引。牵引的力量不宜过大，可允许下颌做张口、前伸和侧向运动，维持翼外肌功能，有利于关节功能的恢复。一般牵引3～4周。

手术治疗：通过耳前切口显露髁状突骨折处，将骨折段复位，以微型钛板、钛钉固定两断端，以重建下颌骨正常形态与功能。近来有学者报道于耳前做小切口，以内窥镜技术行髁状突骨折复位及坚强内固定。

（2）上、下颌骨联合骨折：上、下颌骨联合骨折是口腔颌面部的一种严重损伤，不但多伴有软组织损伤，还常伴发颅脑损伤或其他损伤。除根据伤情采取急救及早期清创处理外，上下颌骨骨折可分情况做复位固定。由于下颌骨折后对位比较容易，因此，一般应先做下颌骨复位固定；然后再根据咬合关系来固定上颌骨。在固定方法上多采用颌间固定加颅颌固定。治疗过程中，还必须经常检查咬合情况。如果受伤后，用简单的方法不能达到骨折段复位的目的时，可采用牵引复位。如果骨折段已错位愈合，可采用切开复位法。在上、下颌多发或粉碎性骨折患者，如复位固定后咬合关系仍恢复不良，可待骨折愈合后根据复位愈合较好的上颌或下颌重新切开复位矫正相应的下颌或上颌，则可重建较理想𬌗关系。

（3）无牙颌骨骨折的治疗：无牙颌骨骨折多见于老年人，常发生于下颌骨。因为牙槽骨吸收，下颌骨变得纤细、脆弱，受到外力打击时极易折断。骨折片多与软组织相连，感染机会较少，愈合亦较快。常为单发性骨折，骨折片可重叠，发生在颏孔和下颌角部者较多见。

这类骨折无牙，不能使用牙弓夹板做固定，只能用下述方法进行复位固定。

①塑胶托状夹板固定：本法只适用简单骨折，无骨折片重叠，或骨折片仅有轻度移位时。如果伤员原先有义齿，则可利用义齿做固定夹板，再在口外加用颅颌弹性绷带；如果伤员原无义齿可临时取印模，制作适合的塑胶托，然后仍用颅颌弹性绷带固定。②颌周结扎固定：本法适用于无牙的下颌骨体部骨折，错位明显，不能利用牙做固定时，临时用印模胶制作夹板，或利用伤员原有的义齿在骨折段复位后进行颌周固定。③切开复位内固定：如果骨断端重叠，不能用手法复位，或为粉碎性骨折，此时可采用切开复位内固定。从口内做切开复位，以钛板、钛钉做坚强内固定。

（4）儿童颌骨骨折的治疗：儿童颌骨骨折较少见。多因跌倒、碰撞、交通事故等引起。由于儿童处于生长发育期，颌骨柔软，富于弹性，能耐受冲击力量，即使骨折亦多为"青枝"骨折。儿童期处于替牙阶段，恒牙萌出不全，牙冠又较短且不牢固，均不利于牙间或颌间固定。

①儿童期组织代谢旺盛，生长力强，故复位时间越早越好，一般不宜迟于5～7天，否则复位困难。儿童骨折后对𬌗关系的恢复可不必像成人那样严格，因为随以后恒牙的萌出移动，还有自行调整的机会。

固定的时间也可以缩短，通常 2 周即可。②儿童髁状突颈部骨折多为"青枝"骨折，一般能愈合而不导致关节强直。如为完全离断，可以发生关节强直并影响患侧下颌骨发育而形成畸形面容。儿童髁状突颈部骨折通常采用颅颌弹性绷带固定即可。对髁状突颈部完全离断患儿，为防止以后发育畸形，可采用切开复位固定方法以获得良好固定复位效果。对关节区受创伤的儿童应嘱其经常锻炼张口和注意追踪观察，以防继发关节强直。③儿童颌骨骨折尽可能不选用切开复位法，如必要时，亦慎勿伤及恒牙胚。自凝塑胶牙弓夹板颅颌弹性绷带固定是常选用的方法。

第四节　牙和牙槽骨损伤

牙及牙槽骨损伤较常见，可以单独发生，也可以和颌面其他损伤同时发生。前牙及上颌牙槽骨，因位置较突出，容易受到损伤。

一、牙挫伤

（一）临床表现与诊断

牙挫伤主要是直接或间接的外力作用使牙周膜和牙髓受损伤。由于伤后可发生创伤性牙周膜炎，特别是接近根尖孔处，血管常发生破裂、出血，致使患牙有明显叩痛和不同程度的松动。自觉牙伸长，对咬合压力和冷热刺激都很敏感等。如同时有牙龈撕裂伤，则可有出血及局部肿胀。损害轻者，尤其是青少年患者，损伤多可自行恢复，若损伤较重，甚至根尖孔处主要血管撕裂，则引起牙髓坏死，在临床上表现为牙冠逐渐变色，牙髓活力由迟钝渐渐变为无活力反应。偶然也可以出现牙髓炎症状。此种坏死的牙髓有时除牙冠变色外，可以终生不出现症状，也无危害。但也可以发生继发性感染，并引起根尖周围组织的急性或慢性炎症。

（二）治疗

牙挫伤的治疗比较简单，轻者可不做特殊处理。损伤较重者应使患牙得到休息，在 1～2 周内避免承受压力，可调磨对殆牙，使其与患牙不接触，也不要用患牙咀嚼食物。如果牙松动较明显，可做简单结扎固定。创伤牙齿定期观察，每月复查 1 次。半年后若无自觉症状，牙冠不变色，牙髓活力正常，可不必处理；如牙冠变色，牙髓活力不正常时，应考虑做根管治疗。

二、牙脱位

较重的暴力撞击可使牙齿发生部分脱位和完全脱位。

（一）临床表现与诊断

牙在牙槽窝内的位置有明显改变或甚至脱出。牙部分脱位，一般有松动、移位和疼痛，而且常常妨碍咬合；向深部嵌入者，则牙冠暴露部分变短，位置低于咬合平面。完全脱位者牙已脱离牙槽窝，或仅有软组织粘连。牙脱位时，局部牙龈可有撕裂伤与红肿，并可伴有牙槽突骨折。

（二）治疗

牙脱位的治疗，以尽量保存牙为原则。如部分脱位，不论是移位、半脱位或嵌入深部，都应使牙恢复到正常位置，然后固定 2～3 周；如牙已完全脱落，而时间不长，可将脱位的牙进行处理后再植。脱位固定的牙要定期复查，当牙冠变色或牙髓活力迟钝时，应做根管治疗。

牙脱位固定的常用方法有以下几种：

1. 牙弓夹板固定法

先将脱位的牙复位，再将牙弓夹板弯成与局部牙弓一致的弧度，与每个牙相紧贴。夹板的长短，根据要固定的范围而定。原则上牙弓结扎的正常的固位牙数应大于脱位牙的两倍，注意应先结扎健康牙，后结扎脱位牙。所有结扎丝的头，在扭紧后剪短，并推压在牙间隙处，以免刺激口腔黏膜。

2. 金属丝结扎法

用一根长结扎丝围绕损伤牙及其两侧 2～3 个健康牙的唇（颊）舌侧，做一总的环绕结扎；再用短

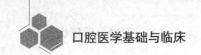

的结扎丝在每个牙间做补充垂直向结扎，使长结扎丝圈收紧，对单个牙的固定用"8"字结扎法。

三、牙折

牙折常由于外力直接撞击而产生；也可因间接的上、下牙相撞所造成。平时由于跌伤致使上前牙、特别是上中切牙的折断为最多见。

（一）临床表现与诊断

按解剖部位，牙折可分为冠折、根折和冠根联合折3类。冠折又可分为穿通牙髓与未穿通牙髓两种。冠根联合折也有斜折和纵折两类。冠折如穿通牙髓，则刺激症状明显；未穿通牙髓者，可有轻微的感觉过敏，或全无感觉异常。根折的主要特点是牙松动和触、压痛，折断线愈接近牙颈部，则松动度愈大；如折断线接近根尖区，也可无明显的松动。冠根联合折断，可见部分牙冠有折裂、活动，但与根部相连，在冠部可察见裂隙，并有明显咬合痛或触压痛。测牙髓活力、摄牙X线片等有助于对牙折的诊断。

（二）治疗

根据牙折的不同类型，采用不同的治疗方法。切缘折断少许只暴露牙本质者，可将锐利边缘磨去，然后脱敏治疗。切缘折断较多，但未露牙髓时，也可用上法保护断面。观察数月后如无症状，即可用套冠或光固化树脂修复缺损部分。牙冠折断已露牙髓，或在牙颈部折断但未到牙龈下时，应行根管治疗，然后用桩冠修复缺损部分。根折可用牙弓夹板或金属丝结扎固定，或用根管钉插入固定。冠根联合纵折，如有条件可行根管治疗后用套冠恢复其功能，否则可拔除。

四、乳牙损伤

乳牙损伤的处理有一定的特殊性，因保存正常的乳牙列，对今后恒牙萌出，颌面部发育及成长都很重要。因此，应当尽量设法保留受损伤的乳牙。

（一）临床表现与诊断

乳牙损伤的部位，多见于乳前牙，特别是上颌乳前牙。其损伤类型亦可分冠折、根折、嵌入、半脱位及脱位等，但以嵌入及半脱位为最多见。

（二）治疗

冠折、根折的处理与恒牙大体相同。儿童乳前牙因损伤而半脱位，若无感染，又距恒牙萌出尚有一定时间，可在局麻下用手法复位，然后用金属丝结扎固定。如有感染，则常需拔除。对向唇侧或腭侧半脱位或脱位的乳前牙，可应用牙弓夹板固定，并应调𬌗，使其暂时脱离咬合关系。

乳前牙因损伤牙冠嵌入牙槽内 1/3 ~ 2/3 者，可应用抗炎药物，预防感染，等待其再萌出；如牙冠完全嵌入，又无感染，复位后固定6 ~ 8周；如牙周组织破坏，并有感染者，则应拔除。损伤后经保存疗法处理的乳牙，应严密观察3 ~ 6个月，如发现牙髓坏死，应施行根管治疗，但一般只限于前牙；对嵌入的乳牙，应观察对恒牙的萌出有无影响。凡乳牙损伤需要拔除者，4岁以上儿童，为了防止邻牙向近中移动致恒牙萌出错位，应该做牙列间隙保持器，以保证未来的恒牙列排列整齐，获得正常的咬合关系。

五、牙槽突骨折

牙槽突骨折常因外力直接作用于局部的牙槽突而引起。多见于上前牙，可以单独发生，也可以伴有上、下颌骨或其他部位骨折和软组织损伤。

（一）临床表现与诊断

牙槽突骨折常伴有唇组织和牙龈的肿胀及撕裂伤。骨折片有明显的移动度，摇动单个牙，可见邻近数牙随之活动。出现这一症状，即可证实该部位牙槽突已折断。骨折片移位，取决于外力作用的方向，多半是向后向内移位，从而引起咬合错乱。较少发生嵌入性骨折。牙槽突骨折多伴有牙损伤，如牙折或脱位。在检查时，要注意牙槽突骨折线平面的部位，以便能够及时地诊断出是否存在牙根和上颌窦壁的骨折。为此，可摄颌骨正位或侧位X线片以助诊断。

（二）治疗

牙槽突骨折的治疗，首先应将移位的牙槽骨恢复到正常的解剖位置，然后根据不同情况，选择适当的固定方法。一般牙槽突骨折，在复位后常选用金属丝牙弓夹板结扎、固定 2 ~ 3 周，如不能立即复位者，也可做牵引复位固定。

第八章 颞下颌关节疾病

第一节 颞下颌关节的应用解剖和生理

颞下颌关节具有转动运动和滑动运动。转动运动又称铰链运动或屈戌运动，运动发生在关节下腔即由关节盘和髁突组成的盘－颌关节，又称铰链关节或屈戌关节；滑动运动发生在关节上腔即由关节盘和颞骨组成的盘－颞关节，又称滑动关节。因此，颞下颌关节是由铰链关节和滑动关节组成的复合关节。在转动和滑动的关节运动中形成多个运动轴心，如小开颌运动时，两侧髁突的内、外径横轴为其运动轴心；大开颌运动时，运动轴心则在下颌孔附近；侧方运动时，一侧滑动、一侧转动，转动侧则以髁突－下颌支后缘为其运动轴心。上述这些运动轴心和机械运动中的轴心不完全相同。它还取决于生物、生理学的规律，受多种本体感受器的反馈协调。因此，在某一具体下颌运动中，轴心不是固定的，而是随着变换着的下颌运动而变化其轴心，故又称瞬间轴心。

颞下颌关节是一个左右联动关节。马蹄形的下颌骨把左右两侧关节连接成一个整体。从功能解剖的观点看，没有一侧单独活动而另一侧不参与活动的下颌运动。因此，为强调此关节在功能上的左右侧的联动性，有人便称其为颅下颌关节。颞下颌关节紊乱病多发生在双侧。偏咀嚼习惯易发生颞下颌关节紊乱病，即与此关节的这一解剖特点有关。

颞下颌关节的解剖结构和功能运动又和𬌗、咬合密切相关。咀嚼运动是在𬌗和颞下颌关节两者协同作用下进行的。因此，把𬌗和颞下颌关节可以看作一个功能整体。这个功能整体可称作𬌗颌关节或牙𬌗颞下颌关节（temporomandibular-dental articulation）。换言之，𬌗可被看作一种特殊的关节，是颞下颌关节的延伸，而颞下颌关节可被看作一种特殊的𬌗，是第三磨牙的延伸。𬌗因素是颞下颌关节紊乱病的重要因素，是与这个解剖生理特点有关的。

综上所述，颞下颌关节是由左右两侧共四个关节，即两个铰链关节和两个滑动关节所组成。它与𬌗、咬合协同作用，形成功能整体。它是具有转动运动和滑动运动并有多个瞬间轴心的左右联动关节。

一、颞下颌关节的组成

颞下颌关节由下颌髁突、颞骨关节面、关节盘、关节囊和关节韧带所组成。

（一）下颌髁突

下颌髁突的内外径长，为 18 ~ 24mm；前后径短，为 5 ~ 8mm。髁突向内突出多，向外突出少。两侧髁突的水平轴与升支表面垂直，但并不平行，略偏向背侧，两侧水平轴的延长线相交于枕骨大孔前缘成 145° ~ 160° 角。从侧面观，有一横嵴将髁突顶分为前后两个斜面。前斜面较小，为功能面，是关节的负重区，许多关节病最早破坏此区；后斜面较大。从后面观，也有内外两个斜面。内侧斜面和侧方运动的非工作侧有关；外侧斜面和侧方运动的工作侧有关。髁突的颈部略变细，并稍弯向腹侧，是下颌骨骨折好发部位之一。两侧髁突的形状、大小和长度都是基本对称的。

（二）颞骨关节面（关节窝和关节结节）

颞骨鳞部的关节面位于颞骨鼓骨部的前方，包括关节面的凹部即关节窝和关节面的突部即关节结节。

关节窝粗观似横卵圆形，实际外形似三角形。底边在前方，为关节结节，外边为颧弓的后续部分，后内边为岩鼓裂、岩鳞裂和鼓鳞裂。内边比外边低，内外二边相交于一点，为三角形的顶点，有的此处为一骨性突起，呈锥形，称关节后结节。关节窝顶部与颅中窝之间仅有薄骨板相隔。因此，关节窝顶部的外伤或手术造成的创伤均可影响颅脑。关节窝与外耳道、中耳紧密相邻。幼儿期仅隔一层软组织。因而，中耳与颞下颌关节的感染可互相蔓延。常见的，如幼儿期化脓性中耳炎引起化脓性颞下颌关节炎，最后造成关节强直。

颞下颌关节窝比髁突大，使髁突无论在向前或侧方运动时都非常灵活，能在较大的关节窝内做回旋运动。这种回旋运动对用后牙磨碎食物所完成的殆运循环即下颌研磨运动或称咀嚼运动有重要意义。此关节与其他关节的关节囊包绕在关节窝的外周不同，颞下颌关节的关节囊在其后内部越过骨性关节窝止于鼓鳞裂和岩鳞裂。因此，可以此为界把关节窝分为两部分，即前部和后部。前部为关节窝的本体，容纳髁突；后部则是关节囊外的一些脂肪结缔组织和部分腮腺。这种特殊结构缩小了关节窝的骨性容积，保持髁突的稳定性，使髁突的运动既灵活又稳定。这种特殊结构对颞下颌关节紊乱病的发病有重要意义。它使髁突后移位在解剖学上有了可能性。

关节结节位于颧弓根部。侧面观是一个突起，正面观结节的内外方向又是一个凹面。关节结节有两个斜面。前斜面是颞下窝的延长，斜度较小，所以关节结节无明显的前界。关节结节的后斜面为功能面，是关节的负重区。它和髁突的前斜面构成一对功能区。

（三）关节盘

关节盘的内外径大于前后径。关节盘的厚度不是均匀一致的。从前到后可见四个清晰的分区。

1. 前带　较厚，前后径狭窄，其前方有两个附着即颞前附着和下颌前附着。颞前附着起自关节盘上方前缘，止于关节结节的前斜面；下颌前附着起自关节盘下方前缘，止于髁突前斜面的前端。关节盘前缘在颞前附着和下颌前附着之间为翼外肌上头的肌腱。以上两个附着及翼外肌上头肌腱和关节囊融合在一起又称关节盘的前伸部。

2. 中间带　最薄，前后径狭窄，介于关节结节后斜面和髁突前斜面之间。可见软骨样细胞和软骨基质，为关节盘的受压区。

3. 后带　最厚，前后径最宽，介于髁突横嵴和关节窝顶之间。后带的后缘位于髁突横嵴的上方。此点在关节盘和髁突两者精细的解剖结构上甚为重要。在临床上，常见的关节结构紊乱，由于这精细的解剖结构紊乱，关节盘后带的后缘移位于髁突横嵴的前方。在开口运动初，可发生开口初期弹响症。

4. 双板区　上板止于鼓鳞裂，即颞后附着；下板止于髁突后斜面的后端，即下颌后附着。属韧带性质。双板区有丰富的神经末梢，有调节关节周围肌肉的功能，也是临床上关节痛的主要部位之一。丰富的血管供给滑膜血液循环，产生滑液。

关节盘在组织学、解剖和功能结构方面具有以下特点，在下颌运动中起着重要的生物机械效应：①关节盘由致密的纤维组织（或称纤维软骨）组成。它不仅有抗压碎力而且有抗剪力。这与颞下颌关节在侧方运动和咀嚼运动中所产生的剪力相适应。纤维软骨富有弹性，在两个骨关节面之间起垫子作用，缓冲对骨面的压力。②关节盘大于髁突，覆盖在髁突顶面。但关节盘却又小于关节窝，这样就弥补了由于关节窝明显大于髁突可能产生在运动中的不稳定。使关节运动既灵活又稳定。③关节盘从前后向的矢状剖面看呈双凹形，凹面分别对着呈微微突起的关节结节后斜面和髁突的前斜面，协调着两个凸起的关节面，使关节运动既灵活又稳定。④关节盘各区的厚度不同，从前向后是不均质体，并可以弯曲。这种不均质体和可弯曲的性质，巧妙地调节着由于髁突从关节窝向前滑动所产生的变化着的关节间隙，在髁突运动中起稳定作用。⑤关节盘前方的翼外肌上头和关节盘后方双板区的上板的粗大弹力纤维，是一对关节盘在静止和运动状态中维持正常关系的平衡装置。一旦翼外肌功能紊乱，或弹力纤维松脱或撕裂，均

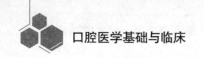

可造成关节结构紊乱和各种弹响。

（四）关节囊和关节间隙

关节囊为韧性很强的纤维组织，松而薄，是人体中唯一没有外伤即可以脱位，而脱位时关节囊并不撕裂的关节。关节囊外侧被颞下颌韧带加强。关节盘四周与关节囊相连，因而把关节间隙分为两个互不相通的上下腔，上腔大而松，允许关节盘和髁突做滑动运动；下腔小而紧，只允许髁突在关节盘下做转动运动。关节囊内衬以滑膜。滑膜在关节腔穹隆部形成皱褶和许多小绒毛，可能是为了调节滑液的产生。这些皱褶在髁突前伸时消失。滑膜分泌滑液与咀嚼运动的周期有关。当咀嚼运动到正中𬌗时，关节内压力增加，关节腔变小。一旦闭颌肌群放松，关节内压力减低，关节腔稍变宽，此时滑膜分泌滑液。滑液有滑润的作用，可以减少关节运动时的摩擦。

（五）关节韧带

每侧有 3 条：即颞下颌韧带、茎突下颌韧带和蝶下颌韧带。其主要功能是悬吊下颌，限制下颌运动在正常最大范围之内。

1962 年，Pinto；1986 年，皮昕以及徐樱华等通过尸体解剖观察发现关节盘锤骨韧带。此韧带一端连于关节盘和关节囊，另一端连于听骨链中的锤骨颈及其前突。牵拉此韧带可引起听小骨和鼓膜运动。移动关节盘时可见锤骨向前内侧移位，鼓膜内陷和紧张度增加。这种细微的关节和内耳之间的关系，被推测为颞下颌关节紊乱病出现耳症的原因。

二、下颌运动的神经控制

（一）下颌运动的神经控制

下颌运动是通过中枢神经系统的兴奋作用于有关肌群而产生的。兴奋发生在有意识的情况，可引起下颌的自主运动，如切咬食物；兴奋发生在无意识的情况，可引起非自主的下颌运动，如吞咽唾液。任何时候，运动神经细胞都可为刺激因素所影响，而产生抑制或兴奋。当下颌做闭合运动时，则闭口肌的神经细胞兴奋，张口肌的神经细胞被抑制；而做张口运动时，则张口肌的神经细胞兴奋，闭口肌的神经细胞被抑制。

凡是能感受人体内、外环境中的物理或化学变化，并将其变为神经兴奋的神经末梢装置，统称为感受器。在口腔中的黏膜有些感受器，如触觉感受器——麦克尔盘（Meckel disc）、压觉感受器——帕悉尼小体（Paciniancorp）、温度觉感受器——克劳泽末梢球（Krause end-bubl）及鲁非尼小体（Ruffini corpuscles）、痛觉感受器——游离神经末梢。另有一些位于牙周韧带、下颌肌群和关节韧带等，称为本体感受器，它们可促使下颌保持一定的位置。这些感受器受到刺激所产生的冲动，传到三叉神经感觉核或直接传到中脑核。由此两核的兴奋可通过丘脑（除嗅觉外，是所有感觉信息的中心）再传到肌组织，在有意识的情况下，产生下颌位置的自动改变；传送到三叉神经的运动核，再到下颌肌，引起下颌的非自主运动，或上两者传导作用的结合。

冲动亦可来自大脑皮质（如在思考问题时），通过三叉神经运动核的整合指令，到咀嚼肌完成所需要的运动。患者亦可通过训练，有意识地进行下颌铰链轴运动，从而使医师能确定铰链轴的位置。

从口腔感受器持续来的冲动到中枢神经系统，通过整合反馈到肌组织进行运动的调整，为个体建立下颌运动的记忆型。这样，具有真牙的患者，可无意识地绕过干扰性𬌗接触，建立适应性的下颌运动。但当记忆型由于牙齿的去除或𬌗状态的改变，则下颌运动亦将随之改变。

（二）控制下颌运动的因素

控制下颌运动的因素，可分为两类：①解剖性控制因素：为双侧颞下颌关节及牙齿的咬合接触关系。前者可作为下颌运动的转动轴及轴的滑动，机械性地限定其运动范围。②生理性控制因素：为神经肌群结构。在下颌的各种运动中，如咀嚼、吞咽、语言、歌唱等，肌群功能是不可缺少的。

在控制因素中，双侧颞下颌关节的接触关系是固定的，口腔医师无法改变。而咬合接触，医师能够修改甚至重建。通过修改𬌗面，可以改变加在牙周韧带的应力分布，从而改变本体感受的传入信号，间接地调节神经肌群的反应。例如人可以根据前牙排列情况，启动唇、颊、舌肌，按自己的愿望发出各种声音。𬌗面形态决定着牙齿支持组织受力的方向。支持组织的本体感受器受到应力的刺激，传到神经中枢，经过整合作用，形成对于个体来说，消耗能量少、避免疼痛与不适、能发挥最大效能的个体下颌运动型。例如某人的牙齿𬌗面已磨耗成平面，则咀嚼运动中的侧向运动幅度较大；如牙齿𬌗面牙尖斜度较大时，则咀嚼运动多为范围狭小的杵臼式运动。

在上述调节过程中，是从各个牙齿的牙周韧带及口－颌系统其他部分的本体感受传入神经中枢，经过综合比较而确定的。就当时咬合状况而言，牙齿的𬌗力负担较轻，是为了避免组织受损，采取最小的下颌运动型。这是口－颌系统保护性反射的结果。同理，当牙齿或其支持组织支持力减小时，亦会导致开口度减小，闭合速度变慢等。

当然，牙周韧带的本体感觉，只是口－颌系统传入信息的一部分。从颞下颌关节、肌群、肌腱、筋膜、韧带等处传入的信息也参与合成下颌的"运动程序"。来自口－颌系统本体感受器的信号，根据其强度的不同，有些在神经肌肉系统中出现反应，也有些不出现反应。反应可表现为咀嚼运动型的改变，限制某种运动。口腔医师可以通过调整𬌗面解除对某种运动方式的抑制。

下颌运动程序的形成是一个长期的过程。乳牙萌出后，婴儿开始获得牙位的感觉，探索为上下颌牙齿接触所需要的下颌位，并开始𬌗接触运动。最初运动是不协调的，就像开始学走路一样，随着更多的牙齿萌出在功能位置，由牙周韧带及颞下颌关节本体感觉与舌及黏膜的触觉逐渐诱导，形成个体特定的下颌运动型。在正常情况下，𬌗形态的演变极为缓慢，神经肌群的功能和颞下颌关节形态的改变完全能达到协调一致。但在某些异常情况，如不良修复体、充填体、缺隙两侧邻牙的倾斜和对𬌗牙的过长等，𬌗形态改变较大、较快，其他有关因素就不一定能与之适应，达到协调一致，从而产生潜在的或临床症状。

生理性控制机制在口－颌系统中起到分配应力和保护性的作用。如上下颌牙列在正中𬌗位有早接触时，通过生理性控制，就可使正中𬌗位移向在咀嚼、吞咽、发音等功能过程中创伤作用最小的位置，同时形成程序化的肌群反应，调节闭口弧。又如牙列的一侧有一个或几个牙的咬合偏高时，咀嚼肌群将做出反应，以使牙齿负荷不超过生理性限度。在咬合相对偏低的一侧，下颌升肌收缩将略大于咬合相对偏高的一侧者，结果是使肌群活动程序化，形成在现时咬合条件下，"最适宜"的"正中𬌗位"。此时，下颌处于一个歪斜的、扭转的位置。这种情况，就需要通过调𬌗或𬌗重建以改变肌群的活动程序，使之恢复正常。

总之，在下颌运动的控制因素中，双侧颞下颌关节是无法改变的，而𬌗可在一定范围内进行调整。神经肌肉的反应亦可通过𬌗调整间接地使之改变。

三、下颌运动

下颌运动虽然极为复杂，但可归纳为三种基本功能运动——开闭运动、前后运动和侧方运动。这三种基本功能运动可以单独进行，但多为同时进行的综合运动。下颌运动是通过关节的两种活动方式完成的，即髁突的转动和滑动。肌电图证明，下颌的每一个运动都由一组或几组肌群参与。由于运动的方式不同，各肌群之间有互相协助的，又有彼此对抗；有主固定的，有管运动的；有收缩，有弛缓。通过各肌肉配合和精细的协调来执行多种多样的下颌运动。如果破坏了这种协调，下颌运动就会出现异常。

（一）开闭运动（升降运动）

1. 开颌运动 正常情况下，两侧关节运动是对称的。开口型（从额面观下颌下降运动时𬌗中线运行的方向）呈"↓"。做开颌运动的肌群有翼外肌的下头、二腹肌、下颌舌骨肌和颏舌骨肌。对抗肌为咬肌、翼内肌和颞肌。固定舌骨协助开颌的肌肉为舌骨下肌群。为叙述方便，可将开颌运动分为三个阶段：①小开颌运动：下颌下降在 1 ～ 5cm 内。髁突仅做转动运动。运动轴心在髁突，活动发生在关节下腔，关节盘基本不动。②大开颌运动：下颌下降约大于 1.5cm 时，髁突不仅有转动运动，同时还有滑动运动。髁突带动关节盘协调地沿关节结节的后斜面向前下方滑动，关节盘在向前滑动的同时又稍向后方旋转。转动运动的轴心仍在髁突，而滑动运动的轴心则在下颌孔附近。因此，大开颌运动是转动运动和滑动运动相结合的混合运动。活动既发生在下腔又发生在上腔，并且有两个运动轴心。在正常情况下，大开颌运动时，髁突可滑动到关节结节处或稍前方。关节盘的中间带夹在关节结节顶和髁突嵴顶之间，此时关节盘双板区弹力纤维可被拉长 7 ～ 10mm。临床常见髁突过度向前滑动，可损伤此结构，从而破坏了关节盘的动力平衡装置，以至造成关节盘移位和脱出。③最大开颌运动：如在打哈欠时的下颌运动。此时翼外肌下头处于紧张状态，二腹肌出现强烈的收缩，使髁突停止在关节结节处仅做转动运动而不再向前滑动。其运动轴心又在髁突，活动口腔科疾病临床诊治要点只发生在关节下腔，开颌运动达到最大限度，此时髁突前斜面位于关节盘前带。

2. 闭颌运动　大致是循开颌运动原轨迹做相反方向运动。舌骨上肌群松弛，而颞肌、咬肌和翼内肌同时收缩，使下颌回到正中关系。

（二）前后运动

1. 前伸运动　前伸运动也是两侧对称性运动。如殆关系正常，前伸时下颌向前而不偏斜。前伸运动时，主要由两侧翼外肌下头同时收缩，使髁突和关节盘沿关节结节后斜面向前下方滑动。活动发生在关节上腔，参与前伸运动的肌肉还有翼内肌、咬肌和二腹肌。如前牙为对刃殆或开殆，下颌前伸运动就是髁突的滑动运动；如前牙为深覆殆，下颌前伸时必须先做小开颌运动，然后才能做前伸运动，这时的前伸运动则是转动和滑动相结合的混合运动。

2. 后退运动　大致循前伸运动原轨迹做相反方向运动。后退时两侧翼外肌下头松弛，而两侧翼外肌上头紧张，主要由颞肌后纤维牵引下颌向后退。二腹肌也参与后退运动。髁突和关节盘沿关节结节后斜面向后上方滑行。下切牙沿上切牙舌面向后上方滑行而回到正中殆。

（三）侧方运动

侧方运动是一种不对称运动。一侧髁突滑动，另一侧只做转动运动。每一侧的侧方运动，均有两种位置的移动，即从正中殆到侧方殆和从侧方殆回到正中殆。

（四）下颌边缘运动

边缘运动（border movement），指下颌在向各个方向所可能做的最大限度运动，代表了颞下颌关节、肌群、韧带等组织结构在下颌运动方面的功能潜力。

对边缘运动范围的确定可利用下颌运动轨迹描记仪，依下颌切点在各种颌殆边缘位运动中的轨迹图像说明（图8-1右）。图中，依下颌在正中殆位（CO）为起始点，向前伸经过上下切牙对刃到最大限度P，其距离约为10mm，是为下颌前伸最大范围。由P点做张口运动到最大限度O，其距离约为50mm，是为下颌张开最大范围。再由CO，下颌做后退运动到最大限度正中关系位（CR），其距离约0.5mm，是为下颌后退的最大范围。由CR位做开口运动到B，是为髁突的铰链运动，再由B继续开口到O，是为髁突的滑动与转动的结合运动。在左图中：由CO，下颌分别向左、右侧方运动到最大限度LB与RB。其距离各约为10mm，是为下颌侧方运动的最大范围。继由LB与RB分别做张口运动到O，是为侧方开口运动最大功能范围。

在正常情况下，下颌运动的轨迹应是平滑的。在额面的图像，两侧应是对称的。下颌边缘运动的范围，个体之间有一定的差异。但图形性质的改变，往往是病症因素影响的结果。

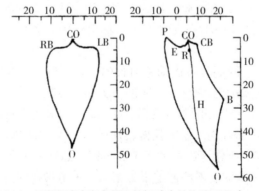

图8-1　下颌切点在各年颌殆位运动中的轨迹距离（mm）

左：额面观；CO：正中殆位；RB：右侧边缘运动；LB：左侧边缘运动；O：张口运动；右：矢状面观；
CO：正中殆位；E：前牙切端对刃；P：前伸边缘位；O：张口边缘位；CR：正中关系位；B：髁突铰
链运动范围；B→O：髁突的滑动与转动；R：颌休息位；H：习惯性张口运动

（五）下颌咀嚼运动轨迹的异常

在下颌运动中，咀嚼运动是最主要的，每日多达三千次左右，其在运动中轨迹的表现，在一定程度上，可说明口－颌系统的健康状态。由于下颌运动受很多因素影响，如颞下颌关节的结构、牙齿的咬合及神经肌群的作用等，假如这些因素，彼此间功能协调，则运动轨迹表现为正常。反之，如因某一因素的改变引起失调，则在运动中便会发生各种各样的轨迹异常。常见以下几点。

1. 节律异常　咀嚼是一种有节律的活动，其开𬌗运动规律在一定方位就会表现出来。造成这种情况的因素有不稳定的义齿、口腔手术后、急性颞下颌关节紊乱等，当然这并不一定是病理状态，有的经过适当时间或治疗后，就会恢复正常。

2. 开、闭口运动延缓　咀嚼频率个体间不同，开口阶段与闭口阶段也因人而异，有的属生理性的，如食物过硬，闭合阶段所需的时间就会长些。但节律是不变的。开口阶段延缓，可能伴随有关节囊韧带松弛。闭合阶段延缓与开口运动延缓相比，在额面图像上表现为运动轨迹的一侧扩展。这可能与牙齿接触负荷下的慢性疼痛有关。

3. 运动轨迹分布异常　无论测试是有意的还是随意的，只要轨迹偏于 Z 轴的一侧，即表明运动受限。其原因可能是单侧颞下颌关节失调（关节盘前移位），纤维性关节强直，创伤后后遗症及单侧肌群麻痹等。

4. 运动轨迹方向的异常顺序颠倒　一般的运动顺序是下颌在咀嚼中向食团所在侧偏斜，食物越硬，偏斜度越大。而当顺序颠倒时，下颌运动则反其道而行之，这种情况常见于后牙反𬌗者。也可能与下颌单侧后移，致使该侧髁突后移发生疼痛有关。

（六）下颌运动中的肌电图

正常的下颌运动是口－颌系统功能的动力，通过有关的神经肌群作用实现的。神经肌群在活动时产生的动作电位，通过肌电图机的面极与针极引出放大，显示在屏幕上，是为肌电图。由此，可借以了解各部分神经肌群作用的特点，这对维护本系统的健康，预防某些疾病的发生和发展有着重要的临床意义。现就颞肌前中束、咬肌、二腹肌前腹及翼外肌下头在口腔科疾病临床诊治要点颌各种颌、𬌗位运动中的作用概述如下。

肌电图表明，下颌在各种颌、𬌗位运动中，翼外肌下头几乎都积极参与，它是维护口－颌系统正常功能不可缺少的动力。颞肌前中束在下颌后退运动中亦多积极参与，但在前伸运动中活动不明显；在正中咬合运动、颞肌、咬肌及翼外肌下头活动最明显；二腹肌前腹在各种运动中的表现，因受颌舌骨肌及颏舌骨肌的影响，其特异性不够明显。

由于口－颌系统功能的持续性与复杂性，在活动过程中，无论由于功能过度，精神紧张，结构、形态失调及咬合失调等原因，都可能影响正常的神经肌肉活动。导致口－颌系统功能紊乱。其在肌电图的表现，便会有各式各样的异常现象。现举例如下。

（1）表现在咀嚼运动过程中，有关肌群活动间失调。

（2）表现在肌电图静息期（silent period, SP）的改变：咀嚼肌肌电图静息期是指下颌在正中𬌗位咬合过程中，叩击颏部所引发的颌反射活动的肌电图上，肌群活动突然处于抑制状态，在短时间内不再有冲动到肌群，这称之为肌电静息。其静息的时间，称为静息期时间（silent periodduration, SPD），表现为一条直线，其正常范围，个体差异很大，多数文献报道，多在 20ms 上下，之后，运动冲动恢复，肌群活动继续。

对 SPD 应用于临床，由于个体间差异大，SPD 的改变，治疗后 SPD 明显变短（由 30ms → 20ms）影响因素多，学者们多有争论。根据作者多年的体验，就个体本身而言，SPD 的延长与对病症治疗后的减短多与病症的轻重与缓解相关，因此，认为 SPD 对口－颌系统一些病症的诊断与治疗效果的评判是有一定参考价值的。

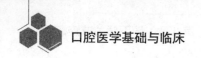

四、颞下颌关节生物机械作用

（一）翼外肌和关节盘的生物机械作用

开颌运动中，关节盘向前移动的距离小于髁突的移动距离。在小开颌运动时，髁突做转动而关节盘不动即关节盘和颞骨关节面的关系不变。但是由于髁突的转动，关节盘与髁突的关系发生改变，即髁突的横嵴从关节盘后带向前移到关节盘的中间带处。在大开颌运动时，髁突由转动到滑动，由于关节盘的内、外侧直接附着在髁突的内、外极，所以关节盘随着髁突的滑动被带动向前移动。关节盘向前移动又致使关节盘后部的双板区弹力纤维拉紧，因此，当关节盘在向前移动的同时沿髁突表面向后方转动。这种转动的程度随着开口运动的加大而明显，因此关节盘向前移动的距离比髁突移动的距离要小。关节窝愈深，关节盘向后转动就愈明显。这可能是因为在大开颌运动中，当髁突向前滑动时，为了保持运动时的稳定性，关节盘、髁突和颞骨关节面始终保持接触。髁突前斜面始终对着关节盘的中间带，故在关节盘随着髁突向前移动的同时相对地向后转动。肌电图研究说明，大开颌运动时，翼外肌上头松弛，而闭颌运动时，翼外肌上头反而收缩，呈紧张状态。由于大开颌运动时，关节盘是随着髁突的移动而带着向前下方移动的，并且同时还向后转动，可见翼外肌上头是松弛的。当闭颌运动时，髁突向后方退的推动力，以及弹力纤维的收缩力都会使关节盘迅速向后退。为了稳定关节盘，翼外肌上头收缩，呈紧张状态，从而精巧地和上述的后退力量平衡。

在咀嚼运动中，食物块在上下牙之间。当用力咬食物块而尚未咬碎的瞬间，咀嚼侧的下颌骨由于力矩作用使关节间隙增宽，关节内压力降低。为了保持在咀嚼运动中关节的稳定性，翼外肌上头产生强力收缩把关节盘后带的最厚处拉向关节间隙增宽处，使髁突、关节盘和颞骨关节面保持接触。当食物已被咬碎，下颌回到正中𬌗，翼外肌上头则松弛，关节盘又复原位，增宽了的关节间隙也复原位，关节内的压力由负压转为正压。

以上所述，可见翼外肌和关节盘在下颌运动或咀嚼运动中都起着极为重要的生物机械作用。这是理解正常下颌运动以及颞下颌关节功能和结构紊乱的关键所在。任何可能破坏这个精细的生物机械的协调作用，均可导致颞下颌关节紊乱病。

（二）颞下颌关节的生物杠杆作用

在下颌运动和咀嚼运动中，肌群是力点，牙列、下颌骨和食物作为重点，而关节可视为支点，这如同力学中的杠杆。但是，它与机械的杠杆作用不同。因为肌群、下颌骨和关节所组成的杠杆既符合力学原理又取决于生物学、生理学规律，受神经的调节和支配，以最小的能量消耗，获得最大的功能效果。因此，这种生物杠杆的支点和在运动中形成类似第一类、第二类或第三类的杠杆作用，不完全是单一的杠杆作用，常常是组合式的杠杆。不是固定不变的，而是随着不同的下颌运动方式，瞬时变换着支点和杠杆类型。

闭颌运动时，颞肌后纤维牵引喙突为力点，以下颌孔附近为支点，下颌体为重点形成第一类杠杆作用。

右侧磨牙区咀嚼食物时，右侧磨牙区为重点，右侧闭颌肌群为力点，左侧关节视为支点，形成第二类杠杆作用。

当用前牙切割食物时，切牙区为重点，闭颌肌群为力点，关节为支点，形成第三类杠杆作用。

当右侧磨牙区咀嚼食物时，以右侧磨牙区为重点，右侧闭颌肌群为力点，左侧即非工作侧关节为支点，形成第二类杠杆作用；另一个则以右侧即工作侧关节为支点，形成第三类杠杆。这时在下颌骨上形成两种类型的组合式杠杆。

第二节　颞下颌关节紊乱病

一、概述

颞下颌关节紊乱病是口腔科的常见病和多发病。部分病例病程迁延、反复发作、经久不愈，严重影响咀嚼功能和语言。本病发病率很高，其诊断和治疗所涉及的学科很多；许多口腔科医师对本病缺乏应有的认识；医源性颞下颌关节紊乱病也甚多。因此，已引起国内、外口腔医学界的广泛注意。

颞下颌关节紊乱病并非指单一的疾患，它是一组病因尚未完全清楚的临床症状和疾病的总称。它涉及咀嚼肌群和颞下颌关节或两者都涉及。一般认为有颞下颌关节区的疼痛、下颌运动异常、弹响或杂音三大症状，无风湿、类风湿等病史，而又不属于其他临床或病理上诊断已很明确的颞下颌关节疾病者，即属本病。

颞下颌关节紊乱病是一种慢性疾病，病期一般较长，几年或十几年。有的表现为一过性并可自愈，有的经常反复发作但常常有自限性。随着年龄增加而症状减轻。预后一般良好。颞下颌关节紊乱病一般不发生关节强直。

二、病理

颞下颌关节紊乱病的病理变化为典型的退行性改变。在结构紊乱期，即使 X 线平片检查无骨质改变，但病理检查时，见髁突和关节盘均已发生了退行性改变。在器质性破坏期，其实质属于退行性关节病的范畴，是继发性退行性关节病。

（一）关节盘的变化

肉眼见在关节盘后带及双板区之间有凹陷变薄区，且表面粗糙不平，甚至形成浅在的溃疡面。重时关节盘可发生穿孔，多见于双板区，在穿孔的四周为不规则的破裂边缘，盘穿孔周围组织有不同程度充血。

光镜可见穿孔或未穿孔关节盘的病理变化基本一致。关节盘的胶原纤维发生断裂及形成裂隙，胶原纤维呈玻璃样变，有时也呈嗜碱性变；中带及后带出现较多的软骨细胞，这些细胞变大，或成双或单个出现；前带及中带由前后一定方向排列的胶原纤维变成无定向排列；关节盘后带的胶原纤维中出现新生的毛细血管，双板区纤维化增加，局部血管减少，双板区可发生钙化；弹力纤维可以出现断裂。

电镜看到关节盘可出现胶原纤维走行紊乱、扭曲、不规则增粗及断裂，有的胶原纤维水肿、横纹消失，弹力纤维溶解成片状。成纤维细胞的胞浆内线粒体肿胀、嵴变形或消失，有的胞浆内有大量空泡变性。双板区可见细胞破裂、崩解、细胞膜消失，细胞器进入细胞间质中；双板区可出现蚓状小体（vermiform body），在小体内有微细的纵行条纹，在其周围可见很多弹力纤维环绕。

（二）髁突软骨的变化

肉眼见髁突软骨面不光滑，有时可见部分软骨剥脱。

光镜可见关节表面带出现胶原纤维间水肿、松解，形成大小不同的纵裂和横裂，软骨可顺横裂剥脱。这些裂隙在肥大带中也可出现，但增殖带不明显。在髁突软骨基质也可发生变性及溶解，呈紫染颗粒状。当表面软骨和髁突骨质之间形成大的横裂时，则裂隙上方关节软骨全层剥脱，使髁突骨质暴露。

电镜见正常髁突最外有一层不甚清楚的纤维样物，也有人称之为凝胶样物。病变的早期为凝胶样物消失，下面的一些胶原纤维束暴露于关节面上，在纤维束间存在着无结构的斑块，使关节面出现不规则的缺损，而失去原来的光滑。

在髁突表面覆盖的软骨中，部分成纤维细胞和软骨细胞的胞浆内线粒体肿胀、嵴变形、消失，双层膜结构模糊；有的胞浆内有大小不一的空泡状改变。在软骨的表层及深层可见蚓状小体，但在深层近钙化带处最为常见，其形态与关节盘中所见相同。

（三）髁突骨质的变化

在骨皮质和骨小梁中有的骨细胞消失，骨陷窝空虚，骨纹理结构粗糙，骨小梁出现不规则的微裂。上述现象均表明骨的活力明显降低，这些变化在显微镜下才能看出。由于骨微裂的形成，则骨小梁由微裂处断裂崩解，而使相邻的骨髓腔彼此融合，形成假囊肿。有的骨髓腔内可见碎骨片及坏死钙化的组织。有的骨小梁的骨基质呈颗粒样嗜碱性变，然后溶解，剩下的胶原纤维呈网状结构。

当髁突表面的软骨组织破坏后，骨皮质可发生吸收，骨表面出现窝状凹陷，在凹陷内有多核的破骨细胞存在，病变继续发展可使皮质骨变薄、断裂，再严重时骨板破坏，此时，暴露于关节腔内的骨小梁也发生吸收。在吸收的表面有一层富有血管、成纤维细胞及少量炎症细胞的肉芽组织覆盖，这些肉芽组织也可进入骨髓腔内。

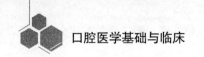
有时可见髁突的一部分骨皮质增厚，骨小梁变粗，骨髓腔变小且发生纤维化。较重时，部分骨质呈唇样增生，向关节腔突出，表面覆盖的软骨组织松解、断裂。

以上病理改变不一定同时出现，但骨细胞消失、骨陷窝空虚、骨纹理结构粗糙和形成微裂均是骨的早期变性改变，因此都能出现。

（四）关节囊的变化

光镜见部分滑膜增厚，部分滑膜变薄甚至脱落。增厚的滑膜呈双向分化，表层一、二列细胞呈纤维细胞样，深层有 5 ~ 8 列细胞呈上皮细胞样。滑膜表面被覆一层类纤维蛋白物质，其中有淋巴细胞浸润。滑膜下层组织及周围纤维组织均有明显的玻璃样变，这些胶原纤维之间有浆细胞、淋巴细胞浸润。

电镜见滑膜表面有中等电子密度、均匀的颗粒状或细丝状物堆积；滑膜细胞变性，细胞器明显减少，胞浆内有大量微丝；滑膜下的胶原纤维间有中等电子密度的无定形物质。

三、影像学诊断

颞下颌关节紊乱病影像学检查包括 X 线平片、体层摄影、关节造影、CT 及磁共振检查等。其中 X 线平片、体层摄影（包括平面体层摄影和曲面体层摄影）及 CT 检查主要用于关节骨性结构病变的检查，而关节造影检查和磁共振检查则主要用于关节盘病变及关节内软组织病变的检查。

（一）骨结构病变

颞下颌关节紊乱病关节骨结构病变为退行性病变或称为骨关节病改变，主要包括髁突硬化、破坏、骨质增生、囊样变、磨平变短，关节窝及关节结节硬化和关节窝变浅平、宽大等。

（二）关节盘病变

颞下颌关节紊乱病关节盘病变包括关节盘移位、关节盘穿孔、关节囊扩张、撕裂及关节盘附丽松弛等。其中关节盘移位和关节盘穿孔为最主要的表现，而关节囊扩张、撕裂及关节盘附丽松弛等则常相伴前两类病变发生。

1. 关节盘移位　关节盘移位包括可复性盘前移位、不可复性盘前移位、关节盘侧方移位及关节盘后移位等。其中以关节盘前移位最为常见。

（1）可复性盘前移位：关节造影和磁共振检查均可对可复性盘前移位做出明确诊断。于关节造影侧位体层闭口位片、磁共振关节矢状位或斜矢状位闭口位片上，均可见关节盘本体部位于髁突横嵴前方，向前超出正常位置，以在磁共振片上显示更为明确、清晰；在关节造影侧位体层开口位片、磁共振关节矢状位或斜矢状位开口位片上可见关节盘，髁突位置恢复正常，髁突横嵴部恰与关节盘中带相对应，关节盘三带分界清楚，关节盘后带与关节盘双板区界限清楚。在磁共振图像上，关节盘本体部（包括关节盘前、中、后三带）呈低信号影像，而关节盘双板区则呈中、高信号改变。

（2）不可复性盘前移位：为颞下颌关节紊乱病患者开口磁共振图像示关节盘 – 髁突位置关系恢复正常开口受限的最常见原因之一，一般亦均以关节造影或磁共振检查作为客观的诊断依据。于关节造影侧位体层闭口位片、磁共振关节矢状位或斜矢状位闭口位片上可见关节盘本体前移，超出正常范围，且多较可复性盘前移位更为向前；于关节造影侧位体层开口位片、磁共振关节矢状位或斜矢状位开口位片上，可见前移位的关节盘并未能恢复正常位置，仍位于髁突横嵴的前方，且常因受到髁突向前运动的挤压而发生不同程度的变形。急性期不可复性盘前移位，关节盘变形往往不明显，但髁突向前的运动大多受限，而不能抵达关节结节顶的下方。诸多慢性期不可复性盘前移位患者，可发生适应性改变，此时可见关节盘变形明显，但髁突运动大致恢复正常，可以抵达关节结节下方，关节盘双板区可发生类似本体部样的改变。部分病程迁延的病例，可以发展为关节盘穿孔。

（3）关节盘侧方移位：包括关节盘内侧移位及外侧移位两种。主要依据磁共振关节冠状位或斜冠状位片诊断。关节盘外移位于磁共振关节冠状位图像上可见关节盘位于髁突外极的外侧，而关节盘内移位则可见关节盘位于髁突内极的内侧。

（4）关节盘旋转移位：对于关节盘旋转移位的研究极少。一般认为以磁共振成像诊断较为可靠。关节盘旋转移位分为前内侧旋转移位和前外侧旋转移位两种。在磁共振关节矢状位或斜矢状位闭口片上表现为关节盘前移位，在冠状位或斜冠状位片上表现为内移位者为关节盘前内侧旋转移位，而在冠状位或斜冠状位片上表现为外移位者，则为关节盘前外侧移位。

2. 关节盘穿孔 关节盘穿孔多为关节盘移位发展而来，亦可因创伤等其他因素所致。关节造影对于关节盘穿孔的诊断具有重要价值，其敏感度优于磁共振检查。一般认为，当将造影剂（20% ~ 30%泛影葡胺水剂）单纯注入关节上腔或下腔而关节上、下腔均显示有造影剂充盈时，则可诊断为关节盘穿孔。关节造影较常拍摄许勒位及侧体体层闭、开口位片，其一般均可满足临床诊断需要。关节造影后以高分辨率 CT 扫描检查，可以获得更为清晰的关节造影图像，但其放射剂量较大且费用较高，较难在临床上普遍使用。近年来问世的口腔专用锥形束 CT，可用于造影检查，费用较低，放射剂量亦明显减少，更适用于临床，但国内目前仅少数单位拥有此类设备。

此外，磁共振检查对于关节盘穿孔的诊断亦具有诊断参考价值，其主要表现为盘穿孔部位的"骨 – 骨直接相对"征象，局部关节盘组织连续性中断，低信号的髁突密质骨板与关节窝或关节结节的密质骨板之间无关节盘组织相分隔。但应注意，磁共振检查对于关节盘穿孔诊断的敏感度不够高，易于漏诊。

在由关节盘移位发展为关节盘穿孔的过程中，存在一个中间过程，即关节盘穿孔前改变，多发生于关节盘双板区。此时，关节盘双板区病变部位明显变薄，但尚未发生穿孔。在关节上腔造影侧位体层开口位片上可显示后上隐窝处有点状造影剂外溢。由于缺乏足够的影像学与手术观察的对照研究，对于关节盘穿孔前病变的影像学诊断尚缺乏足够的经验。

（三）滑膜炎和（或）关节囊炎

滑膜炎为关节滑膜衬里的炎症，可由感染、创伤等引起，也可继发于骨关节病及结构紊乱。关节囊炎为与关节囊和关节韧带拉伤有关的一种炎症。在关节内有较多积液时，许勒位片、关节侧位体层片或关节矢状位 CT 片均可见关节间隙增宽，髁突前下移位等改变；磁共振关节矢状位 T2 图像可见关节腔内高信号影像。

（四）关节间隙改变

目前我国临床上最普遍用于观察关节间隙改变的 X 线检查方法为许勒位片及关节侧位体层片。但由于个体之间关节间隙变异较大，以及常规拍摄的许勒位片及关节侧位体层片存在投照技术上的缺陷，往往不能真实地反映患者准确的关节间隙情况，使得对于关节间隙的诊断价值存在较大争议。为此，国内外作者均对矫正许勒位和矫正关节侧位体层摄影方法进行了研究。其主要摄影原理为依据不同个体的髁突水平角及垂直角改变摄影角度或患者头位，以使其能较为准确地显示每个个体的关节间隙情况。但由于操作较复杂，很难在临床上普遍推广使用。近年来，用于临床的口腔专用锥形束 CT 可以根据患者髁突水平角及垂直角的情况进行调整，重建出多层面关节矢状位图像，更适用于关节间隙的观察。

颞下颌关节紊乱病关节间隙改变可以是对称性的，也可以是不对称性的，常见的关节间隙改变包括：①关节前间隙增宽，后间隙变狭窄，表现为髁突后移位。②关节前间隙变窄，后间隙增宽，表现为髁突前移位。③关节间隙普遍变窄，表现为髁突上移位。关节间隙普遍变窄除咀嚼肌功能紊乱和结构紊乱的原因外，晚期骨关节病由于髁突骨质增生明显和关节盘退行性变薄，亦常可表现为关节间隙狭窄。此外，在髁突发育较大时，许勒位片上亦可呈现出关节间隙变窄的 X 线征。此时进行体层摄影检查或在有条件时行口腔专用锥形束 CT 检查均有助于进一步了解关节间隙的变化情况。④关节间隙普遍增宽，表现为髁突下移位。除颞下颌关节紊乱病外，关节腔内积液、积血及占位性病变亦可出现此征。

（五）关节运动

临床上若拟了解髁突的运动度，可同时拍摄双侧许勒位或关节侧位体层闭、开口位片进行比较观察。若欲观察关节盘及髁突在不同病理状态下的运动情况时，则需进行动态观察。

1. 可复性盘前移位 瑞典学者 Isherg 和 Westesson（1982）对此类患者尸体颞下颌关节研究发现，在开口弹响发生时髁突和关节盘的运动过程如下：①髁突向前移动至关节盘后带的后面，自此位置迅速向下、向前至关节盘后带的下面，此时关节盘是静止的，此过程用 0.012 ~ 0.036s。②已位于关节盘后带下面的髁突不再对关节盘施加向前的压力，关节盘向后运动越过髁突；同时，髁突迅速地向上运动并经关节盘中带撞击关节结节后斜面，从而恢复正常的关节盘 – 髁突关系，此过程约用 0.002s。闭口弹响发生时，髁突和关节盘运动过程如下：①髁突向后、下迅速运动，自关节盘中带的下面至静止的关节盘后带的下面，此过程为 0.006～0.008s。②后部不再受髁突压迫的关节盘沿关节结节后斜面向前运动，髁突迅速向上移至已经空虚的关节窝（由于关节盘已移位向前），而经关节盘双板区碰撞关节结节后斜面，此过程约用 0.002s。作者对生存病例在进行关节造影后的动态 X 线录像观察中发现，在开口运动时，髁突在碰到关节盘后带之后迅速向前下移动，继而向前上移动；同时，关节盘向后反跳，恢复正常的髁突 - 关节盘关系；髁突横嵴与关节盘中带相对应。在闭口运动中，髁突与关节盘中带相对应而向后上运动；同时，关节盘沿关节结节后斜面向前下运动而恢复至开口弹响发生之前的盘前移位状态。作者动态录像观察结果与 Isberg 和 Westesson 的观察结果是一致的。此类弹响由于关节盘前移位的程度不同，而分别发生开闭口初期、中期或末期的弹响。

2. 不可复性盘前移位　关节造影后动态 X 线录像观察证实，不可复性盘前移位患者在开、闭口过程中，关节盘不能恢复其正常位置，而恒定地位于髁突的前方。在开口时，由于髁突向前运动的压力，关节盘被压缩变形。关节盘变形程度不同，患者开口运动时所受到的阻挡力量也不同。关节盘变形不明显者，髁突向前运动明显受限，不能达到正常开口位置。关节盘变形变小明显者，由于髁突向前运动所受到的阻挡力量减小，髁突向前运动常可达正常位置。

3. 翼外肌功能亢进　关节造影后动态 X 线录像观察表明，此类患者髁突向前运动过度，一般均明显超过关节结节，并撞击关节盘前带发生弹响。

4. 可复性盘外移位　对此类患者关节造影后进行后 - 前位动态 X 线录像观察，可以看到在开口、前伸及向对侧运动时，外移位的关节盘发生由外移位状态向内侧向的跳动复位，而在回返运动中，关节盘又自正常位置移位于髁突外侧。

5. 关节囊撕裂　此类病变常伴随关节盘穿孔发生，动态观察可见造影剂自关节囊撕裂处溢出的连续过程，特别是在开口运动时，造影剂自撕裂处外溢更易发生。

四、临床表现

颞下颌关节紊乱病的发展过程一般有三个阶段：功能紊乱阶段、关节结构紊乱阶段和关节器官破坏阶段。

这三个阶段一般显示了疾病发展的早期、中期和后期。早期的功能紊乱有的可以自愈或经治疗后痊愈，有的则逐步发展到后期的关节器官破坏即骨关节炎。但也有不少患者在某一阶段相对稳定而并不发展到另一阶段，即此病有自限性；有的则即使已发展到关节结构紊乱阶段，经过适当的治疗后，仍然可以恢复到病变的早期阶段。此外还可以见到两个阶段的症状同时存在或交替发生。

颞下颌关节紊乱病临床表现的症状极为复杂，归纳起来有三个主要症状，即下颌运动异常、关节和周围肌群疼痛、关节运动时杂音和弹响。

（一）下颌运动异常

正常的下颌运动，其自然的开口度约 4.0cm（指患者自然大开口时的开口度，并非指最大开口度），开口型是"↓"，不偏斜，下颌下降自然而协调。平均时间为 1.6s。下颌下降时头颅无动度。下颌运动异常包括：①开口度异常：开口度过大，其自然开口度可明显地大于 4.0cm，虽然开口度大，但其开口时间反而短，下颌下降甚快，肉眼可见两侧髁突外极突出于颧弓部呈半脱位；一般认为自然开口度小于3.5cm 即为开口度减小。明显过小为开口受限。②开口型异常：开口时下颌下降偏斜"↙"或曲折或出现其他歪曲口型等。③开口时，下颌下降不自然不协调，如出现关节绞锁，即开口过程中髁突受阻后要做一特殊动作或稍微停顿后，下颌又可继续开大；下颌下降时间延长，可见下颌下降不自然而有紧张感；开口时头颅后倾及下颌下降时下颌颤动等。

（二）关节和周围肌肉疼痛

疼痛是患者就诊最重要的主诉，通常是在开口和咀嚼运动时关节区（有的患者感到耳内痛）和关节周围的咀嚼肌群或有关的肌群疼痛。疼痛的性质以持久性钝痛为多见，但是一般无自发痛及剧烈性疼痛。疼痛的部位如在关节本身或浅表的肌群，则患者可明确地指出；如在深部（翼外肌痉挛），患者常常不能明确指出，只能感到是在关节深部；不少患者有肌群的扳机点，并由扳机点引起远处的牵涉区疼痛。以上所述疼痛，除自觉疼痛外，均有压痛或压诊敏感。

扳机点是位于肌组织或肌筋膜内的一个小局限区。这个小局限区可被多种因素，如急性或慢性创伤、冷、热刺激，情绪紧张、肌群收缩等激发。它引起异常神经冲动，产生疼痛，并可通过中枢神经系统引起远处部位的牵涉痛。由扳机点引起的牵涉痛的部位常常是一定的，扳机点在翼外肌，常出现关节处和颧骨区痛，咬肌深头的扳机点有典型的耳痛，咬肌浅头的扳机点常引起同侧上下后牙区痛、颞肌内的扳机点常出现颞区和上颌牙的牵涉痛等。

（三）关节运动时杂音和弹响

正常关节在下颌运动时无自觉杂音，用听诊器检查也听不到杂音。不少患者往往对此症状不注意。有时只是在医师询问是否有此症状时，患者试做开闭口运动才发现有此症状。最常见的异常声音有：①弹响音：即开口运动中有"卡、卡"的声音，多为单音，有时为双音。音调为中等频率，响度不等，轻度的除患者自己有感觉外，用听诊器能听到；中度的在触诊时亦可感到弹响的振动；高度的他人也可闻及。这类弹响表示关节肌群功能紊乱或关节结构紊乱。②破碎音：即开口运动中有"卡叭""卡叭"的破碎声音。多为双声或多声，音调虽然高，但响度只是中轻度，故必须用听诊器才能听到。这类杂音表示关节盘的移位、穿孔或破裂。如果有弹响－无弹响－破碎音的病史，常常说明关节有骨改变。③摩擦音：即在开口运动中有连续的似揉玻璃纸样的摩擦音，高音调、低响度，必须用听诊器才能听到。这类杂音表示关节骨软骨面粗糙，是骨关节病的表现。

（四）头痛

近年来，许多学者发现咀嚼肌疼痛与头痛有明显关系，紧咬牙与头痛的严重程度有明显关系。根据美国洛杉矶加利福尼亚大学的资料，在颞下颌关节紊乱病患者中，男性无头痛的仅占16.7%，其余的均伴有头痛。女性患者中无头痛的仅占10.9%，其余均伴有头痛（Pullinger）。罗宗赉等（1988）报告465例中，颞部痛占76%、枕部痛占20.2%、头顶痛占8.4%、前额痛占5%。徐樱华（1990）报告头痛占56.3%。因此，头痛被列入本病第四位常见症状。

此外，颞下颌关节紊乱病还伴有许多其他症状，有的甚至很古怪，其机制尚待研究。如各种耳症——传导性耳聋、耳痛、耳鸣，耳阻塞感、耳闷，头晕目眩、平衡失调。各种眼症——眼球震颤、流泪、视力模糊、球后区痛、视力减退。各种痛症和感觉异常——眼眶痛，舌、鼻咽烧灼感，鼻窦痛，颈、肩、上肢痛，非典型面痛。还有时伴有口干、吞咽困难、读字或说话困难。睡眠紊乱、早衰、慢性全身疲劳、性功能紊乱等。

五、治疗

（一）治疗教育和自我治疗

1. 治疗教育　治疗教育属于心理治疗，也是颞下颌关节紊乱病的病因治疗之一，应该有针对性地对每一个患者进行。它包括：①通俗地讲解颞下颌关节的解剖和生理运动，使患者理解发病原因和发病机制。这种解剖生理知识是患者作自我治疗必需的。②解说本病的性质，以解除患者的焦虑、恐癌等情绪。这些精神因素如不解除，将进一步加重肌群和关节症状。在解释关节症状时，应以患者能理解的名词做比喻，如翼外肌痉挛，可形容为"抽筋"。③告诉患者本病的预后一般都是良好的，有助于减轻患者精神压力。④解释精神因素、情绪紧张与关节症状的关系，使患者自己去找出发病的精神因素，从而消除不良的精神因素。在询问病史时，如果简单地询问发病前有无人事纠纷、工作纠纷或家庭纠纷等情况，患者通常是不会告诉的。但如果医师清楚地讲解精神因素如何致病，实际上已起到治疗作用。⑤治疗教育中也包括医师启发患者对自己疾病提出疑问，然后给以解释。

2. 自我治疗　自我治疗是颞下颌关节紊乱病的重要治疗环节之一，应该有针对性地对每一个患者进行，也是治愈后巩固疗效的重要方法。

（1）肌群训练：肌群训练不会在短期内奏效，但如果能坚持练习，会有明显效果。在肌群训练前，宜做10min局部热敷。训练以不产生疼痛为度。一般每日6次，每次6min。每个肌群动作连续做6次。

根据不同的目的有不同的训练方法：①协调开口肌群功能的训练：对翼外肌功能亢进的患者，或其他因开口过大造成半脱位、脱位者，可进行此训练。训练者以右手拇指指腹压于颏部，左手示指指腹置于左髁突处。开口时，右手拇指压颏部向下、向后做开闭口运动，但要控制颏点前伸，同时左手示指做监督，使髁突仅做转动运动。在髁突做转动运动的情况下，逐渐增大开口度。这样训练可以增强开口运动中的舌骨上诸肌肉的力量，而改善翼外肌功能状态。②手术后训练：关节手术后，因为伤口疼痛、瘢痕形成或因翼外肌功能的损伤或丧失，患侧髁突滑动运动减弱或消失，结果造成对侧髁突代偿性滑动运动过大，形成开口偏斜，如不纠正，可继发对侧关节病。因此要做开口肌群训练。训练者应面对镜子，用一示指钩住下中切牙。在开口时，使用温和的力量协助开口，并使下颌垂直下降，逐渐矫正开口时下颌偏向。对长期咀嚼肌痉挛造成部分肌组织挛缩者或因各种原因造成开口型异常者，也应做此肌肉训练。

（2）纠正各种不良习惯：不良习惯可以靠重新"学习"来纠正，可以通过各种自身反馈来纠正。如有单侧咀嚼习惯者，可以在饭桌旁醒目处做一记号做反馈，经常自我暗示注意将单侧咀嚼改正为双侧咀嚼。如有紧咬牙习惯，可以经常用舌尖舐上前牙腭侧面，以使上下牙列分离，纠正紧咬牙习惯，其他如纠正头颈部不良姿势也应如此。

（3）气功疗法：气功疗法是中医中具有民族特色的一种医疗保健运动。它是通过练功者发挥主观能动作用对身心进行自我调节、自我锻炼的方法。练习气功时，通过"意守丹田"、调节呼吸节律和排除杂念、入静等环节，使全身放松，过度紧张的肌群也会得到调整。每日 1～2 次或 2～3 次，每次十几分钟至半小时不等。

（4）其他：如注意关节区保暖，每天洗脸时局部热敷，谨防吃过硬或大团块食物，谨防用切牙啃咬大块食物，打哈欠时控制过大开口等也是自我治疗的重要部分。

（二）药物治疗

1. 口服药物

（1）地西泮（安定）具有镇静、催眠、肌松弛和抗痉挛作用。每次 2.5～5mg，每日 1～3 次。

（2）双氯芬酸钠（扶他林）具有镇痛、抗炎作用。每次 25mg，每日 3 次，对有胃肠道溃疡病史、肝功能损害的患者禁用。

（3）美洛昔康（莫比可）具有抗炎、镇痛作用。每次 7.5mg，每日 1 次。

2. 外敷中药　以下中药具有止痛、通筋活血作用，适用于各种咀嚼肌痉挛、滑膜炎。用法：将下述中药分成 2 包，用布袋装好密封，先在冷水中将布袋浸泡 1～2min，然后将药袋蒸开 15min。趁热敷于关节区和肌群处。每日 1～2 次，每次 15min。热敷时应同时做有节律的开、闭颌运动。用后将药袋放在冰箱内或悬挂在通风处下次再用。一剂可用 4～5 次。处方为：当归 15g、白芷 9g、薄荷 9g、乳香 9g、没药 9g、田三七 9g、红花 9g、香附 9g、川乌 9g、细辛 6g、丝瓜络 15g。

3. 注射药物

（1）普鲁卡因封闭：普鲁卡因有调整肌肉张力的作用，当肌功能亢进时可降低其兴奋性。

适应证：翼外肌功能亢进、关节囊扩张伴关节盘附着松弛，因翼外肌上、下头功能不协调所致开口初弹响等。

具体方法：用 0.5% 或 1% 普鲁卡因 5mL（不加肾上腺素），常规碘酒、酒精消毒后，刺点在"下关"穴处，即在颧弓和下颌切迹间。选用口腔 5 号黏膜针头（注意针尖要锐，否则在注射中容易刺伤肌组织），垂直进针 3.5～4cm，回抽无血后逐渐推药。推药过程中，注入药物的同时慢慢抽出针头（此时应用一消毒纱布压迫刺点，以免在抽出针头过程中经过翼静脉丛产生血肿而影响治疗效果）并且旋转针头的方向，使药液均匀地浸润在翼外肌中。首次可注射 5mL。以后每次封闭的药量和间隔时间可根据封闭后开口度变化、弹响消失的程度及是否出现疼痛来调整。如用 5mL 封闭后开口过大得到改善，髁突仍有正常滑动运动，弹响消失或减轻，患者不感到开口时关节疼痛，则说明封闭适宜。可以每日一次。如封闭后弹响虽然消失，但开口度明显变小，髁突滑动运动消失，则应酌情减量或隔日封闭。如封闭后不仅有上述反应，并且出现开口疼痛，则应待疼痛消除后再试做封闭，否则可以从翼外肌功能亢进发展成翼外肌痉挛。如经过封闭后临床症状已完全消除，还应继续封闭，不过次数递减为每周 2 次，再每周 1 次，每两周 1 次和每月 1 次等。半年可结束以巩固疗效。

（2）泼尼松龙混悬液局部注射：此药对关节囊、韧带及关节盘等处因损伤引起的炎症有抗炎和止痛作用，尤其在急性期疗效更为显著。注射这类药物的当天，局部疼痛有的可加重，1 ~ 2d 后逐渐好转，疼痛减轻。

适应证：骨关节炎、滑膜炎和关节囊炎。

具体方法：可作关节上腔注射。常规碘酒、酒精消毒后，请患者大开口，在耳屏前和髁突之间有凹陷区做为针刺点。选用口腔 5 号黏膜针头，进针后针头向前、向内、向上刺入 2 ~ 2.5cm，抵到关节窝骨面（图 8-2），缓慢注入泼尼松龙的混悬液 0.5mL 与 2% 普鲁卡因 0.5mL 的混合液。注药前必须认真回抽无血，禁忌将药液注入血管内。注入半量后，回吸时仍可将药液抽入针管者，说明药液在关节上腔内。有的患者在注射完毕后即感上、下后牙分离，不能咬紧。这也说明药液已注入关节腔内。注射完毕抽出针头时，必须用一消毒纱布压迫刺点，然后迅速抽出针头并且同时请患者闭嘴咬牙。抽出针头后，还应压迫 2 ~ 3min，以免形成局部血肿。一般第 2 次关节腔内注射泼尼松龙需待 3 个月之后，且不宜多次注射，以每周注射 1 次，连续注射不宜超过 2 次。注射后应给患者止痛药备用。

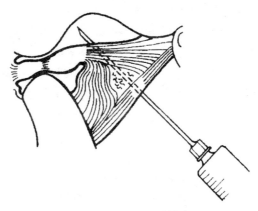

图 8-2　关节上控注射法

（3）硬化剂注射

适应证：关节囊扩张、关节盘诸附着松弛、复发性脱位等。

具体方法：在行注射硬化剂这一治疗前，可先试用 50% 葡萄糖液 1 ~ 2mL，做关节上腔注射，每周 1 ~ 2 次，连续注射 3 ~ 5 次。如无效，则改用无水酒精 0.3mL 或 5% 鱼肝油酸钠 0.3mL 做关节上腔注射。由于硬化剂对组织刺激性大，注射前应用上述方法先做局部麻醉。注射硬化剂时禁忌注入关节囊外，以免损伤面神经。硬化剂注射后，均有程度不等的局部水肿、疼痛、上下后牙分离，不敢咬合等反应。一周左右消退。此时开口度缩小，弹响消失。如患者在数月后又复发，可再做第 2 次注射。由于硬化剂可造成关节组织损伤，应慎用，且不宜多次注射。

（三）物理治疗

1. 红外线　红外线有降低周围神经兴奋性，减轻疼痛，松弛肌肉的作用，能降低交感神经的兴奋性，可缓解肌痉挛。

适应证：慢性滑膜炎和关节囊炎、各种咀嚼肌痉挛、各类关节结构紊乱或骨关节病伴有疼痛。

具体方法：可选用立地式、功率为 600W 的口腔科红外线灯。治疗时要保护眼睛和耳部，因红外线主要是热能，长时间直接辐射眼睛易引起晶状体混浊，甚至产生白内障。直接辐射耳部易引起耳郭烫伤，或引起鼓膜充血、疼痛。因此，治疗时必须用双叠小毛巾或有孔单遮盖眼睛和耳朵。戴墨镜也可以保护眼睛。照射时灯应垂直对准颞下颌关节区，灯距 30 ~ 50cm。红外线剂量大小可根据患者自己感觉、皮肤出现红斑反应等情况来判断，适当调整灯距，以免烫伤。由于面部经常接受太阳晒，所以红斑并不十分明显。若红斑明显，说明过热，应注意有无烫伤。为保护皮肤，照射前可涂以凡士林或硼酸软膏。每次治疗时间为 15 ~ 30min，每日 1 次。7 ~ 10 次为 1 疗程。

2. 石蜡疗法　石蜡疗法可使局部皮肤温度迅速上升 8 ~ 12℃，可引起皮肤微小血管的扩张，促进

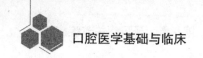

局部血液循环，加强新陈代谢。石蜡因有可塑性和黏滞性能与皮肤紧密接触，可使温热向深部组织传递。液蜡或半固体蜡在冷却过程中，体积逐渐缩小，对皮下组织有压迫作用，可促进炎性渗出液的吸收。因此对各种扭伤、挫伤及各种肌肉痉挛有消炎、止痛和解痉挛作用。

适应证：与红外线疗法的适应证相同。

具体方法：将已熔好的石蜡形成蜡块（称蜡块法）敷在患处（关节或关节周围的肌群）厚 2 ~ 3cm，加以保温。每次敷半小时至 1h，每日或隔日 1 次。每疗程 20 次。也可用蜡袋法。将已熔好的石蜡装入聚乙烯薄膜袋中，治疗前将其放入热水中使蜡袋吸热，到 50 ~ 60℃时即可敷于患处。此法比蜡块法温热作用强，简便清洁。但是不能发挥石蜡的机械压迫作用。可作为患者家庭治疗方法之一。

3. 钙离子导入法　利用直流电使钙离子进入颞下颌关节区以达到治疗目的的方法，称钙离子导入法。钙离子导入治疗颞下颌关节紊乱病的机制是阳电极本身有镇痛和解痉挛作用，钙离子也有镇静和解痉挛作用。药液氯化钙在直流电阳极的协同作用下，加强了镇静、止痛及解痉挛作用。为了利于药物离子的进入以增强疗效，还可先用红外线照射颞下颌关节、咬肌区局部 15min 后，再进行离子导入。

适应证：翼外肌痉挛、各种咀嚼肌痉挛。

具体方法：治疗前应检查局部皮肤有无感觉障碍、有无破损，如有破损应用橡皮膏贴盖保护。选用牙科直流电疗机。将 15% 氯化钙药液均匀洒在两个 60cm² 大小，6 ~ 8 层白绒布制成的衬垫上，药量以湿润绒布垫为准。插好铅电极板，然后用绷带固定在两侧颞下颌关节区。作用极选用阳电极。非作用极的面积应大于作用极。宜用 120cm² 大小衬垫。选用阴极铅电极板固定在患者一侧的前臂上。在进行电疗前应向患者做适当解释，消除顾虑和紧张情绪。然后打开总开关。电位器应从零点开始调节，逐渐加大电流。电流量可根据患者感觉来定，以有刺痒感而又不引起疼痛为宜。一般使用 2 ~ 4mA 即可，通电时间为 15 ~ 20min，每日 1 次，10 次为 1 疗程。每次治疗结束前应先将电位器恢复到零位，再关总开关和取下电极。局部皮肤可充血发红，一般在半小时至数小时后可消退。不应有皮肤损伤。为保护皮肤，可在治疗后局部涂抹酚甘油制剂（处方为：甘油 28mL，酒精 14mL，1% 酚 1mL，加蒸馏水至 100mL）。

4. 超声药物透入疗法　选用氢化可的松做超声导入，既有超声物理作用又有可的松的药理作用，故有良好的抗炎、镇静和解痉疗效。

适应证：髁突骨关节炎、滑膜炎和关节囊炎。

具体方法可采用 CL-1 型超声波治疗机。其工作频率为 800kc/s，声强输出功率为 0.5 ~ 2W/cm²。共分 7 档。治疗声头面积为 10cm²。治疗前先将患区擦净，涂上一薄层油质作为接触剂填补空隙以有利于声能的穿透，防止声头与皮肤之间声能的损耗。

患侧采用 5% 氢化可的松霜剂透入，将接触剂和可的松霜剂分别涂于健侧及患侧。然后采用超声波直接辐射移动法，即把声头紧贴于患区皮肤，声头与皮肤间尽可能避免有空隙，请患者握声头做缓慢均匀移动。声头移动方式为螺旋式，移动过程中声头对皮肤压力应均匀。应连续超声，即超声射束不间断地连续发射，强度不变。这种超声作用均匀，热效应明显。所用剂量为 0.5 ~ 1.5W/cm²，根据患者耐受程度而定，以有温热感而又不引起刺痛为宜。如引起骨膜刺痛，即为临界强度的信号，应将剂量适当减少。患侧治疗时间可比健侧稍长些，一般为 5 ~ 15 min，每日 1 次，5 次为 1 疗程。

（四）殆治疗

殆、颞下颌关节及肌群是口－颌系统的主要组成部分，其间存在着形态与功能协调一致的关系。颞下颌关节紊乱病是口－颌系统的典型疾病之一。现已公认是由多因素引起，而殆因素是个相当重要的致病因素。殆因素主要包括殆干扰、错殆、多数后牙缺失、殆过度磨耗、颌位不正常及垂直距离的改变等。

对殆的治疗在本节中主要讨论咬合板的应用及调改咬合两个内容。

1. 咬合板的应用　应用咬合板的目的在于调整殆形态与功能的不协调，但不改变原有的殆，除去咬合板后仍保留原有的咬合，是一种可逆性的殆治疗。

（1）咬合板的作用

①可以纠正下颌骨的不正常颌位：咬合板是置于上下颌牙列间的一种矫治器。由于殆的异常，闭口时循牙尖斜面的引导而使下颌咬至不正常的颌位。异常殆力的传入信息经牙周膜感受器输入大脑，经整

合作用使肌群形成一个习惯闭合型。如果在上下牙列间置入咬合板，使原有的殆接触分离，则阻断了牙周膜对原有咬合信息的传入，而代之以牙与咬合板接触的新的信息，从而建立起符合肌群生理状态的闭合型，达到了治疗所要求的颌位，即下颌的治疗位。

②使前牙恢复切道：由于前牙开殆而失去切道的患者，可通过咬合板使前牙恢复切道。

③增高垂直距离：对垂直距离降低的患者，可适当增高其高度。对深覆殆者，可利用前牙咬合平面板起到后牙高度增长的作用。

④控制副功能：如磨牙症。

（2）咬合板的类型和适应范围

①松弛咬合板（relaxation splint）：类似 Howley 固位器，适用于上颌，可不做唇弓，前牙区加殆平面，使下前牙与殆平面呈点状接触，而后牙脱离接触。下前牙与咬合板接触所产生的传入信息，可增强张口反射，使闭颌肌群松弛，开颌肌群活跃。因后牙脱离接触，便于下颌重新调整颌位。适应范围有张口受限和磨牙症，如伴有深覆殆者则更适用。

②稳定咬合板（stabilization splint）：为覆盖全牙弓的咬合板，可用于上颌或下颌，殆面平滑。在正中殆位时，咬合板只与对殆牙的工作尖呈点状接触，无尖窝锁结（图 8-3）。便于调整下颌的位置，有利于肌功能的恢复。其高度以不超过息止殆间隙为准。咬合板戴入后，原有的尖窝关系不复存在，有助于肌痉挛的解除。症状消除后逐渐降低殆面高度，在治疗性颌位的基础上，考虑殆的调整，以求得肌位与牙位一致。适应于肌功能紊乱的患者。

③再定位咬合板（repositioning splint）：为覆盖全牙弓的咬合板，多用于上颌，调整患者的颌位，寻找一个弹响减少或消失的位置，然后用蜡殆在口中记录此位，上于殆架上制作咬合板。咬合板的殆面与对殆牙工作尖有明显的尖窝锁结关系，闭合时将下颌限制在预定的位置，以调整盘突关系（图 8-4）。适应于可复性关节盘前移位有弹响症状的患者。

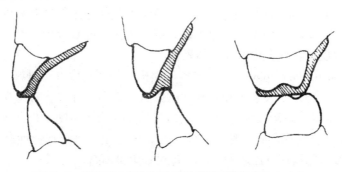

图 8-3　稳定咬合板与对殆牙尖接触示意图（仿 Ash）

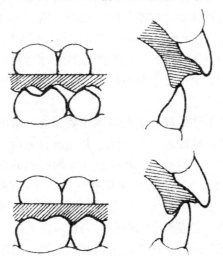

图 8-4　再定位咬合板与对殆牙尖接触示意图

④枢轴咬合板（pivot splint）：做法与稳定咬合板相同，仅在第二磨牙区加高，其总厚度约 2mm。

加高部分呈锥形，锥尖与对殆牙接触，其余牙与咬合板无接触，用于上、下颌均可。下颌骨前部可用头帽向上施力，使产生向上向前旋转的力；如白天不戴头帽时亦可用手向上推移颏部，有助于髁突下降、关节间隙加宽、关节内压降低，使关节盘有复位的条件（图 8-5）。适用于不可复性关节盘前移位有张口或闭口绞锁的患者。需 24h 佩戴，半流饮食，一周以后如张口度改善，出现弹响，说明有效，则将咬合板调改成针对解决弹响需要的咬合板。

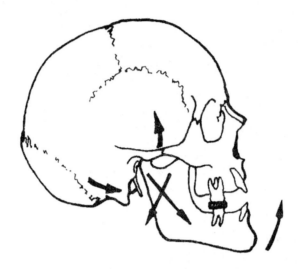

图 8-5　枢轴咬合板作用于下颌骨示意图

⑤凋位性咬合板（occlusal level adjusting splint）：制作方法与稳定咬合板相同，但殆面可有适当的尖窝关系，与义齿的殆面相似。覆盖全牙弓，可用于上颌或下颌，根据患者的咬合情况决定。如下颌 Spee 曲线过大，可做在下颌；如上颌补偿曲线为反曲线，则可做在上颌。其高度应在下颌姿势位以内。戴入后要定期调改其高度，直至症状消失，患者感到舒适为止。此咬合板的高度和颌位将作为下一步殆重建的依据。适用于殆过度磨耗垂直距离降低的患者。

⑥软弹性咬合板（soft resilient splint）：用空气压缩机，特制的软弹性材料，在模型上压制而成。有快速、方便、舒适的优点。适用于夜磨牙和紧咬牙的患者。殆面咬穿处，常可视为咬合高点所在处。经口内检查证实，能比较准确地作为调改咬合的标志。但其缺点在于不易抛光和自洁，殆面不便加高或降低。

2. 调改咬合　调改咬合简称调殆，是一种直接在口内对咬合进行选择性调磨的方法。也是恒久性的使咬合发生不可逆性改变的治疗方法之一。主要针对殆感染而言。

（1）殆干扰的危害：殆的生物学观点认为下颌向前运动时，前牙呈对刃而后牙无接触或轻接触；若后牙接触高于前牙，则前牙不能有效地发挥切割功能，致翼外肌用力过度而产生劳损，后牙受到创伤，牙周组织遭受破坏。下颌侧方运动时，工作侧接触而非工作侧不接触或轻接触；若非工作侧高于工作侧，为非工作侧殆干扰，致工作侧接触不紧，因此，肌群强力收缩欲达咬紧的目的，迫使该侧髁突前移，使关节韧带受到牵拉和损伤。为防止髁突再度前移及韧带继续受损，中枢神经系统经整合作用使工作侧出现肌痉挛，称之为"Splinting Reflex"。

（2）调改咬合的适应范围：人群中的咬合情况可谓千姿百态，殆干扰也是普遍存在的，因此，殆干扰并非一种疾病，却是一种潜在的致病因素。所以说，并非所有的殆干扰都应调改，而是那些由于不正常的咬合力引起了组织损伤的才属调改的范围。其中包括牙周组织的损伤，肌功能紊乱和颞下颌关节的紊乱。牙在行使咀嚼和吞咽功能时，上、下牙发生接触的时间，在 24h 内仅有 17.5min，因此，正常功能产生组织损伤的可能性较小，即使产生损伤，也有足够的休整时间使损伤得以修复。只有在出现磨牙症时，牙接触的时间才会显著延长，使组织受到损伤。当口 - 颌系统中牙周、肌群、关节、任何一种组织出现了损伤，此时检查出的早接触或殆干扰才属于调改的范围。虽然有人有早接触或殆干扰，但无组织的损伤，说明殆与牙周、肌群、关节等组织在中枢神经支配下处于一个适应带内，存在着适应和代偿的关系，故不属于调改的范围。从这一观点出发是不主张"预防性调殆"的，尽管牙有排列不齐，咬合不良，但无任何体征足以说明其咬合力的有害作用，都不应根据医师的主观意见擅加调改。如果从预防将来会有不良影响的角度加以调改，无疑是改变了口腔内的局部环境，破坏了牙与牙周、肌群、关节之间已经适应了的协调关系。反而需要经过神经肌群重新调整，以建立新的平衡协调关系。在调整过程中也可能出现新的不稳定因素，导致口－颌系统功能紊乱。

（五）正畸治疗

1. 错𬌗畸形与颞下颌关节紊乱病　现今大多数学者认为，颞下颌关节紊乱病可因神经肌群、𬌗、心理等多种因素所致。𬌗因素是其发病因素之一。𬌗因素是指𬌗干扰、𬌗障碍，其中大部分是由错𬌗畸形所造成。北京医科大学口腔正畸科对 608 例错𬌗畸形初诊病例检查发现，其中 103 例有颞下颌关节紊乱病的症状，占 16.9%。经进一步检查，这些病例中包括了颞下颌关节的功能障碍、结构紊乱及器质病变等各类异常。邓雨萌对 550 名少年儿童颞下颌关节紊乱病的研究中发现，其中 80.0% 的患者有不同程度的错𬌗畸形。在临床实践中常见引起颞下颌关节紊乱病的错𬌗畸形有以下几个方面：

（1）个别牙错位：个别牙的错位是造成颞下颌关节紊乱病错𬌗中的一个重要类别。常见的有：①上切牙舌向错位。②个别前牙反𬌗。③个别后牙锁𬌗。④个别后牙过长。

（2）长度不调：常见的有：①下颌后移前牙深覆盖。②下颌前突呈反𬌗面型前牙浅覆𬌗。

（3）宽度不调：常见的有：①一侧或两侧后牙覆盖增大。②后牙无覆盖关系，颊尖间呈覆𬌗关系。③一侧后牙反𬌗，颏部偏歪，颏面不对称畸形。

（4）高度不调：常见的有：①前牙深覆𬌗，切牙呈闭锁关系。②后牙缺失，颌间距离减小。③前牙开𬌗，颌间距离增大。

2. 颞下颌关节紊乱病的正畸治疗　正畸治疗是颞下颌关节紊乱病的重要而有效的治疗方法之一。由于牙位、颌位异常的𬌗畸形造成的颞下颌关节紊乱病，正畸治疗是去除这类𬌗障碍的有效方法。

（1）个别上前牙舌向的错位或反𬌗：可使用上颌活动矫治器，在舌向错位牙上使用双曲舌簧推舌向错位牙向、唇向。当舌向错位牙伴有拥挤或间隙不足时，则应考虑使用局部开展牙弓或减数拔牙的方法，先为错位牙创造间隙使有利其唇向移动。个别前牙反𬌗矫正，常用上颌后牙𬌗垫活动矫治器。

（2）个别牙锁𬌗：常使用上下锁𬌗牙交互支抗牵引的方法。在锁𬌗牙上粘有带拉钩的带环，再以全牙弓𬌗垫活动矫治器（除锁𬌗牙外均置𬌗垫）抬高咬合、锁𬌗牙间，用橡皮弹力圈交互牵引。

（3）上前牙舌倾，前牙深覆𬌗呈闭锁关系：常用附有上前牙双曲舌簧的平面𬌗板矫治器进行矫治，平面𬌗板使后牙解除干扰性𬌗接触，双曲舌簧矫治舌向倾斜的上切牙，使之唇向移动而解除了因上切牙舌倾而对下颌处于远中位置的影响，使下颌有可能做生理性前伸调位。同时平面𬌗板对前牙深覆𬌗又有矫治作用。在矫治器去除后应做调𬌗而使𬌗关系保持稳定。

（4）下颌后缩，前牙深覆盖：可使用斜面导板活动矫治器，导下颌往前，矫治下颌后移位，重新建立口－颌系统的平衡关系。

（六）治疗性关节镜外科手术

随着关节镜技术的发展，治疗性关节镜外科技术的应用已日趋广泛，可使诸多患者免于关节开放性手术。

术式选择：①重度可复性盘前移位或伴有严重绞锁者，可经关节镜使关节盘复位后，再行盘双板区滑膜下注射硬化剂、电凝、激光烧灼术或关节盘稳定缝合技术，以将关节盘稳定于正常位置。②不可复性盘前移位一般首先采用关节盘前部松解术，扩大关节上腔前、后隐窝，拉伸关节囊外侧、解除关节盘周围粘连等，使关节盘恢复正常或接近正常的活动度，然后再采用前述关节盘稳定技术。③关节盘穿孔病例常伴有严重骨关节病改变，应在清除穿孔边缘病变、烧灼肉芽组织之同时，进行软骨表面纤维松解组织清除、关节囊内清扫、髁突骨赘清除等。在伴有关节盘前移位之病例尚应进行关节盘复位及稳定技术处理。④晚期骨关节病需行关节囊内清扫修整术。⑤慢性症状严重的滑膜炎、关节囊炎，根据症状程度可行单纯关节冲洗术、粘连松解及关节灌洗术，双板区滑膜下注射泼尼松龙等，也可对炎症滑膜组织进行电灼或激光烧灼术。⑥关节半脱位可采用关节盘双板区滑膜下注射硬化剂、电凝或激光烧灼，一般可取得良好效果。

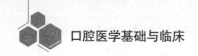

（七）手术治疗

颞下颌关节紊乱病绝大多数可以通过各种保守治疗得到稳定、好转和痊愈。但是据统计，保守治疗中约有 20% 的患者疗效不满意，其中严重者要手术治疗。虽然手术治疗不是颞下颌关节紊乱病的主要方法，但仍然是有效方法之一。常用的有以下几种术式。

1. 关节盘摘除术　自 1909 年 Lanz 首先报告摘除关节盘治疗颞下颌关节紊乱病以来，这种手术便成为最广泛使用的术式之一。它的适应证：①关节盘反复脱位致髁突运动时经常绞锁疼痛。②关节盘破裂造成关节疼痛和杂音。③外伤后造成不规则杂音和下颌运动不协调，并有顽固性疼痛。④关节杂音和弹响并疼痛且影响功能，经适当的保守治疗无效者。⑤严重的、持久的慢性进行性疼痛，并影响关节功能，经适当的保守治疗无效者，关节镜外科治疗失败者。

这种术式之所以能被广泛采用，主要是手术后关节区疼痛明显减轻、关节症状的缓解和功能改善。一般认为手术能解除或减轻疼痛是与手术切断和切除了支配关节区的感觉神经和切除了作为疼痛重要来源的双板区有关；而关节功能的改善可能与手术后瘢痕使松弛了的关节囊变紧有关。

2. 关节盘摘除及插补术　由于观察到关节盘摘除后，关节骨均有退行性改变，因此，有些学者主张关节盘摘除后关节间隙内应插补材料。80 年代初，常用的插补材料是硅盘和聚四氟乙烯，它们的优点是容易剪裁。虽然不少作者报告了许多成功的病例，但随访结果发现这些非生物代用品插补后发生移位、碎片脱落，有明显炎症细胞浸润和异物反应，有的甚至发生关节骨坏死。因此，目前又趋否定而提出只作为暂时性留置，术后 1～3 个月之内再次取出。由于非生物代用品的这些缺点，不少作者主张用生物组织移植插补在关节间隙，如真皮、颞肌筋膜等。

3. 关节盘复位和修复术　关节盘修复的手术早在 1887 年就有报道（Anndndle），此后将近一个世纪未见到进一步的报告。到 20 世纪 70 年代，关节造影术获成功并很快得到推广，术前可以准确地做出各种关节盘的移位和穿孔的诊断，促进了本术式的发展。1979 年，McCarty 等又重新提出关节盘修复术，并有大量成功的病例报告。由于这种手术符合关节的生理解剖，保留关节盘，目前被很多口腔颌面外科医师广泛使用。手术适应证：①各种可复位或不可复位性关节盘移位。②关节盘双板区的松脱、损伤或穿孔。③上述各种关节盘病变伴髁突骨质破坏者（同时行囊内高位髁突切除术）。④关节镜外科失败者。根据关节盘移位的位置不同，关节盘复位的方式也不同，一般有：①关节盘向前内移位者，则在双板区从外侧向内侧做一楔形切除。②单纯关节盘前移位，则在双板区从外侧向内侧做一矩形切除。③关节盘前内移位而以向内移位为主者，则在关节盘外侧做组织块切除，并在修复时，由前内向后外方向缝合。

第三节　颞下颌关节脱位

下颌髁突滑出关节窝以外，超越了关节运动正常限度，以致不能自行复回原位者，称为颞下颌关节脱位。

脱位按部位可以分为单侧脱位和双侧脱位，按性质可分为急性脱位、复发性脱位和陈旧性脱位，按髁突脱出的方向、位置又可分为前方脱位、后方脱位、上方脱位及侧方脱位，后三者主要见于外力损伤时。

临床上以急性和复发性前脱位较常见。后方脱位、上方脱位和侧方脱位比较少见。其脱位的方向、位置由打击的力量和方向而决定，并常伴有下颌骨骨折和颅脑症状。

一、急性前脱位

（一）病因

在正常情况下，大开口末，髁突和关节盘从关节窝向前滑动止于关节结节之下方或稍前方。有咀嚼肌功能紊乱或关节结构紊乱的患者，在大开口末，例如打哈欠、唱歌、咬大块食物、呕吐、大笑等时，翼外肌下头继续收缩把髁突过度地向前拉过关节结节，同时升颌肌群发生反射性挛缩，就使髁突脱位于关节结节前上方，而不能自行复回原位。当关节部或下颌骨体部受到外伤，尤其在张口状态下颏部受到外伤，或在应用气管镜、开口器，全麻经口腔插管使用直接喉镜时滥用暴力，均可使关节脱位。另外，牙科治疗尤其使用骨凿劈牙，去骨拔除下颌阻生牙，也是常见脱位原因之一。

（二）临床表现

急性前脱位可为单侧，亦可为双侧。双侧脱位的临床表现为：①下颌运动失常，患者呈开口状而不能闭口，唾液外流，语言不清，咀嚼和吞咽均有困难。检查时可见前牙开𬌗、反𬌗，仅在磨牙区有部分牙接触。②下颌前伸，颏部前突，两颊变平，鼻唇沟消失，脸形也相应变长。③因髁突脱位，耳屏前方触诊有凹陷而关节结节前方则隆起。在颧弓下可触到脱位的髁突。在多数牙齿缺失和无牙颌患者，上述特殊的颜面外形则不明显，因而脱位不被注意以致延误治疗，成为陈旧性脱位。X线片上可见髁突脱位于关节结节的前上方。

单侧急性前脱位的临床表现亦如上述，只是以上症状仅显示在患侧，患者开、闭口困难，颏部中线及下前牙中线偏向健侧，健侧后牙呈反𬌗。

因暴力所致的颞下颌关节脱位，应与下颌骨髁颈部骨折相鉴别，后者𬌗中线偏向患侧（单侧骨折），或前牙呈开𬌗状态（双侧骨折），髁颈部有明显压痛、血肿，X线检查可见到骨折线。

（三）治疗

急性脱位后应及时复位，否则在脱位周围逐渐有纤维组织增生后，则难以用一般方法复位。复位后应限制下颌活动。

复位前，术者应让患者做好思想准备，精神不宜紧张，肌群要放松，才能使复位顺利进行。必要时，复位前可给镇静剂。

1. 口内法 请患者端坐在口腔手术椅上，下颌牙𬌗面的位置应低于术者两臂下垂时肘关节水平。术者立于患者前方，两拇指缠以纱布伸入患者口内，放在下颌磨牙𬌗面上，并应尽可能向后，其余手指握住下颌体部下缘。复位时拇指压下颌骨向下，两拇指的用力逐渐增大，其余手指将颏部缓慢上推，当髁突移到关节结节水平以下时，再轻轻向后推动，此时髁突即可滑入关节窝而得复位。有时在滑回关节窝时能听到清脆的弹响声（图8-6）。

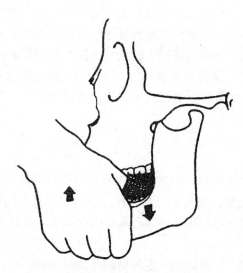

图8-6 颞下颌关节前脱位口内复位法

口内复位法当下颌复位时，由于咀嚼肌反射性收缩使上、下牙闭合甚紧可能咬伤术者的拇指，故在即将复位闭合时，术者拇指应迅速滑向颊侧口腔前庭区，以避免咬伤。当两侧同时复位有困难时，可先复位一侧，再复位另一侧。

2. 口外法 患者和术者的体位同口内法。复位时，术者两拇指放在患者两侧突出于颧弓下方的髁突前缘，即"下关"穴处，然后用力将髁突向下后方压挤。此时，患者感觉下颌酸麻，术者同时用两手的示、中指托住两侧的下颌角，以环指小指托住下颌体下缘，各指配合将下颌角部和下颌体部推向上后方。此时，髁突即可滑入关节窝而得复位。这种口外复位法的优点是不需要将手指放入患者口内，复位时没有咬伤术者拇指的危险，不需要太大的按压力量。

临床上，有时由于脱位时间较长，咀嚼肌群发生明显痉挛，关节局部水肿、疼痛，或由于患者不能很好配合，手法复位常有困难。此时，宜先行局部热敷。在关节周围及咬肌神经封闭后再用上述方法才能得到复位。个别病例脱位时间长达数月，一般复位方法常常无效。此时，可试用全身麻醉，配合肌松弛剂进行复位。

下颌复位后，为了使被牵拉过度受损的韧带、关节盘各附着和关节囊得到修复，必须在复位后固定下颌 2～3 周，限制开颌运动。最大开口度不宜超过 1.5cm。

二、复发性脱位

（一）病因

复发性脱位，在临床上不常见。因为反复发作，有的甚至一天内频频出现脱位，所以给患者带来的痛苦确是很大的。

复发性脱位常发生在急性前脱位后未予适当治疗，如复位后未制动或制动时间不够，被撕裂的韧带、关节囊等未得到修复，结果关节韧带、关节囊松弛。其次长期翼外肌功能亢进、髁突运动过度，使关节韧带和关节囊松脱。慢性消耗性疾病，尤其是老年人肌张力失常、韧带松弛常常发生顽固性、复发性脱位。

（二）临床表现

复发性脱位可以是单侧，亦可为双侧。在大笑、打哈欠、进食等大开口时，患者突然感到下颌骨不能自如运动，前牙不能闭合。其临床表现与急性前脱位相同。有时几个月发作一次，有时一个月发作几次。顽固性、复发性脱位患者，仅轻微的下颌运动即可发作，甚至一天数次。由于患者惧怕关节脱位，不敢说话，经常用手托着颏部。关节造影可见关节囊扩大，关节盘诸附着松脱。

（三）治疗

治疗的方法很多，如做颌间固定，限制关节活动；关节囊内注射硬化剂，使关节囊产生纤维化；关节囊缩短术；翼外肌分离术和关节盘摘除术。

有的手术方法甚至完全相反。一些学者认为脱位主要是由于关节结节过低，采用关节结节加高术；另一些学者的观点却相反，认为髁突之所以不能回复原位是被关节结节所阻挡，主张削低关节结节。

以上各种方法之多说明尚缺乏一种比较满意的治疗方法。根据作者经验，对轻症宜选用 50％葡萄糖做关节囊内注射，并可多次注射。注射后应制动 1～2 个月，然后配合肌训练。如果效果不明显则改用硬化剂做关节囊内注射。对顽固的复发性脱位或上述方法治疗失败者，则宜采用手术治疗。

三、陈旧性脱位

（一）病因

无论急性关节前脱位或复发性脱位，如数周尚未复位者称陈旧性脱位。由于髁突长期脱位于关节结节前上方，关节局部组织受到撕裂、挤压，因此，在关节周围常有不同程度结缔组织增生，尤以关节后部为甚，并且相应的咀嚼肌群也有不同程度痉挛。脱位时间越久，这些变化越严重，复位也就越困难。

（二）临床表现

临床症状与前脱位相同，唯下颌可以做一定程度的开闭口运动。

（三）治疗

如上所述，由于陈旧性脱位已有组织学变化，治疗一般应以手术复位为主。可选用耳前切口，显露髁突后，用骨膜分离器插在脱位于关节结节前上方的髁突与颧弓之间，用力反复撬动，使之复位。如果脱位时间较长，由于关节后部结缔组织增生以及咀嚼肌群张力失调，一般不能完全退回到原关节窝内，只要将髁突退过关节结节顶点到关节结节后斜面即可（两侧脱位者应两侧同时撬动），术后配合颌间牵引，数天后可使下颌逐渐回到正常殆关系。切不可因手术时不能完全复位而误认为手术失败枉然将髁突切除。当然，如脱位时间过长发生纤维粘连，确实不能撬动移位的髁突则可切除其粘连部分。复位后应制动 2～3 周。

第四节 颞下颌关节强直

因器质性病变导致长期开口困难或完全不能开口者称为颞下颌关节强直。临床上可分为三类：第一类是由于一侧或两侧关节内发生病变，最后造成关节内的纤维性或骨性粘连，称为关节内强直，简称关节强直，也称真性关节强直；第二类病变是在关节外上、下颌骨间的皮肤、黏膜或深层组织，称为颌间挛缩或称关节外强直，也称假性关节强直；第三类是关节内强直和关节外强直同时存在称混合型强直。发生在幼年的关节强直影响下颌骨发育，严重的甚至伴有阻塞性睡眠呼吸暂停低通气综合征。

一、颞下颌关节内强直

（一）病因

关节内强直多发生在15岁以前的儿童。常见的原因以化脓性中耳炎最常见。因为在解剖结构上，中耳与颞下颌关节紧密相邻，在儿童岩鼓裂处只有很薄的软组织隔开，当患化脓性中耳炎时脓液可直接扩散到关节。下颌骨骨髓炎、急性化脓性腮腺炎等也可扩散到关节。比较少见的是在患肺炎等高热病后，引起脓毒血症、败血症等所致的血源性化脓性关节炎。另一个常见原因是关节损伤，多数在儿童期下颌骨损伤，尤其是在颏部外伤时由对冲性损伤造成。使用产钳损伤了关节也可引起关节强直。此外，由类风湿关节炎所致的关节强直比较少见。

（二）病理

关节内强直的病理变化有两种情况，即纤维性强直和骨性强直。纤维性强直时关节窝、关节结节、髁突面的纤维软骨及关节盘逐渐破坏，被有血管的纤维组织代替，最后完全被纤维结缔组织愈合。同时可见到关节骨面也有不同程度的吸收和破坏，纤维组织长入骨髓腔。有时关节周围还有大量结缔组织增生。骨性强直是纤维性强直进一步骨化所致，关节窝、关节结节和髁突之间发生骨性愈合，髁突变得粗大，关节附近也有骨质增生，以致关节窝、关节结节、髁突的原有外形完全消失，融合成一致密骨痂。骨痂的范围可以很广，有的波及下颌切迹，有的整个下颌支与颧骨完全融合。

（三）临床表现

1. 开口困难 关节内强直的主要症状是进行性开口困难或完全不能开口。病史较长，一般在几年以上。开口困难的程度因强直的性质而有所不同，如属纤维性强直一般可轻度开口，而完全骨性强直则完全不能开口。有时在骨性强直患者用力开口时，尤其是儿童，下颌骨仍可有数毫米的动度，但这并非关节的活动，而是下颌体的弹性以及颅颌连结处不全骨化的结果。开口困难造成进食困难，通常只能由磨牙后间隙处缓慢吸入流汁或半流汁，或在牙间隙用手指塞入小块软食。

2. 面下部发育障碍和畸形 多发生在儿童。由于咀嚼功能的减弱和下颌的主要生长中心——髁突被破坏，下颌骨的畸形随着年龄的增长而日益明显。表现为面容两侧不对称，颏部偏向患侧。患侧下颌体、下颌支短小，相应面部反而丰满。健侧下颌由于生长发育正常，相应面部反而扁平、狭长。因此，常常容易将健侧误诊为强直侧。双侧强直者，由于整个下颌发育障碍，下颌内缩、后移，而正常上颌却显前突，形成特殊的小颌畸形面容。发病年龄越小，面下部发育畸形就越严重。有的还可伴发阻塞性睡眠呼吸暂停低通气综合征。

除了下颌发育障碍外，下颌角前切迹明显凹陷。下颌角显著向下突出。发生下颌角前切迹的原因一般解释是，患者经常力图开口，长期的下颌升颌肌群向上牵引与下颌体上的降颌肌群向下牵拉造成的。

3. 𬌗关系错乱 下颌骨发育障碍使地面下部垂直距离变短，牙弓变得小而狭窄。因此，牙的排列和垂直方向生长均受阻碍。结果造成𬌗关系明显错乱。下颌磨牙常倾向舌侧，下颌牙的颊尖咬于上颌牙的舌尖，甚至无接触。下颌切牙向唇侧倾斜呈扇形分离。如果关节强直发病于成年人或青春发育期以后，因下颌骨已发育正常或基本正常，则面部和𬌗关系无明显畸形。

4. 髁突活动减弱或消失 用两手小指末端放在两侧外耳道内，而拇指放在颧骨部固定，请患者做开、闭口运动和侧方运动。此时通过外耳道前壁，不仅能查明髁突有无动度，并且可对比两侧髁突运动

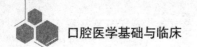

的差别，以便确定诊断。关节内强直时没有动度或动度极小（纤维性强直），而健侧则活动明显。

（四）X线诊断

在关节侧位X线片上，可见3种类型：第一种类型是正常解剖形态消失，关节间隙模糊，关节窝及髁突骨皮质有不规则破坏。临床上可有轻度开口运动。此种类型多属纤维性强直；第二种类型是关节间隙消失，髁突和关节窝融合成很大的致密团块，呈骨球状；第三种类型是致密的骨性团块可波及下颌切迹，使正常喙突、颧弓、下颌切迹影像消失。在下颌支侧位X线片上，下颌支和颧弓甚至可完全融合呈T形，第二型和第三型在临床上完全不能张口。

（五）治疗

关节内强直都必须采用外科手术。在施行手术前，必须有正确的诊断。首先要确定是关节内强直、关节外强直还是混合型强直；确定强直的性质是纤维性还是骨性；病变是单侧还是双侧以及病变的部位和范围，方能制订正确的手术计划。手术时应注意不能将患侧搞错。根据病变范围、程度可选用局麻，如必须用全麻，为了防止舌后坠发生窒息，应采用清醒插管术。术后在患者完全清醒后才可拔去气管插管。如伴有阻塞性睡眠呼吸暂停低通气综合征，术前应做多导睡眠图仪（polysomnography，PSC）检查。了解全身情况并请呼吸科专家会诊，做好术前、术后准备，方能手术。

纤维性强直可选用髁突切除术，骨性强直宜采用假关节成形术。手术原则如下：

1. 截开的部位　截开的部位即假关节形成的位置，应尽可能在下颌支的高位，越接近原来关节活动的部位，手术后关节功能恢复就越好。根据骨性愈合的位置和范围，常选择截开的部位有二：①在髁突颈部截开：适用于纤维性关节强直或骨粘连范围小而局限于髁突而下颌切迹尚存的患者。②在下颌切迹下，下颌孔以上的部位截开：适用于骨粘连范围较大，下颌切迹变得狭小或已消失的患者。对一些关节强直多次复发，骨黏连区极为广泛，无法在下颌孔以上部位截开的患者，只能采用在下颌孔以下部位截骨。

2. 截骨断面的处理　关节的功能结构，实际上是两个骨面既分离又保持接触的对立统一体，不仅活动，而且相对稳定。骨粘连区截开后，是两个面积较大的骨平面，接触面较宽，术后运动很不灵活。因此，应将截开的能活动的断面修整，使之形成一个体积较小的圆形骨突，不但有利于下颌运动，也可减少再次骨性愈合的机会。

3. 保持截开的间隙　保持截开的间隙一般有两种意见。一种意见，主张广泛切除截开处骨质，造成一个宽的腔隙，使两断端不再接触，切除骨质的宽度至少应在1cm以上。这种方法对保持间隙，防止复发有一定效果。但是因为骨质切除太多，术后由于升颌肌群在咀嚼运动时的收缩，仍然不能完全避免使截开的间隙又逐渐缩小，最终又导致两断端再重新接触愈合。因此，多数学者的另一种意见是，截开的间隙应保持在1cm左右，并在此间隙插入各种组织或代用品。这种插补物可消除去骨后的死腔，减少肉芽组织形成，分离两个骨断面，有预防复发的作用。另一方面插补物还可维持去骨后间隙的距离，恢复原来下颌运动的支点，避免形成开𬌗。插入的组织较为常用的有去骨膜的肋软骨、大腿阔筋膜、带蒂的颞筋膜、真皮脂肪等。这些组织虽然有一定效果，但是有的最后转化为瘢痕，继之骨化而使截开的间隙又重新愈合。为此，有人使用各种金属或高分子化学材料等。但是也有插入物移位或碎裂，最后又重新被骨痂包埋而复发的可能。

如何保持截开的间隙是防止术后复发的关键，迄今仍然是本病研究的中心课题。

4. 双侧关节内强直的处理　双侧关节内强直最好一次手术，以便术后能及时做开口练习。如双侧同时手术，应先做较为复杂的一侧。如必须分两次手术，相隔时间亦不宜超过2周。双侧关节强直手术后，发生开𬌗的机会很多，宜早期于磨牙区置薄橡皮垫并加用颅颌弹性绷带使下颌支下降或进行颌间牵引，以维持正常的𬌗关系。或者在假关节形成后，通过关节重建或植骨术等，保持原来升支的高度。

5. 手术年龄问题　儿童期患病的关节内强直，有的主张早期进行手术，以便尽早恢复咀嚼功能，以利于下颌及面部的正常发育；有的则主张在12~15岁以后手术，因为儿童成骨作用旺盛，手术后又难以坚持开口练习，术后容易复发，一旦复发不但进一步影响下颌发育，也给第二次手术增加困难。但是那些关节强直伴有阻塞性睡眠呼吸暂停低通气综合征的患者应及早手术。

6. 关节强直伴小颌畸形的处理　关节强直的患者，由于下颌骨发育障碍和下颌后移形成小颌畸形，尤以双侧强直更为明显。小颌畸形患者多伴有咽腔缩小，致入睡后舌后坠发出明显鼾声，常被憋醒不能安睡和平卧，造成患儿长期慢性缺氧，影响全身正常发育。对此，有人主张在做关节强直手术的同时，将健侧下颌截开，然后使下颌前移。对伴有阻塞性睡眠呼吸暂停低通气综合征的患者还可做颏水平截骨前徙术扩大咽腔。但是由于手术复杂，应严格控制适应证，恰当地选择病例，必要时可以分期手术。对儿童患者，有人应用带软骨的肋骨、跖趾关节或胸锁关节移植，用另一个生长中心取代已失去的髁突生长中心，对矫治面部畸形有很好效果。

（六）预防复发

无论何种类型的颞下颌关节强直，术后的复发问题一直尚未完全解决。一般资料说明其复发率约在20%。导致复发的因素很多，目前的看法也不完全一致。

1. 年龄因素　一般资料表明儿童期手术者比成人期的复发率高。说明儿童成骨作用旺盛，手术后难以坚持开口练习，容易复发。但是有的学者认为，早期手术，只要注意手术操作，消除复发的有关因素，特别是选择好插入物，可以减少复发。

2. 切骨的多少　切骨不够，两断端又重新愈合造成复发。切骨时应使下颌支从浅面到深面保持一样宽度，避免外宽内窄呈楔状的截骨后间隙，否则下颌支内侧部分又重新愈合造成复发。截骨后两断面应修整成点面接触也有利于防止复发。

3. 插入物的放置　从国内外资料来看，假关节间隙内填入各种组织或代用品比不填入者复发率低。

4. 骨膜对复发的作用　假关节成形术后，可刺激骨膜下的成骨细胞使之活跃，容易形成新骨导致复发。因此，有人主张术中切断或尽可能切除内侧骨膜，以防止复发。但操作困难易损伤翼静脉丛引起出血，术后血肿更易造成复发。故对此点仍有争议。

5. 手术操作原因　手术中尽量减少创伤、有效止血、减少死腔、术后良好的包扎和预防感染等对减少复发也很重要。

6. 术后开口练习　多数学者强调术后开口练习有助于防止复发。一般术后 7 ~ 10d 即可开始练习（行植骨或下颌前移术者应延至两周以后）。根据开口度的不同，采用适当厚度的楔形硬橡皮块或阶梯形木块做开口器。开口练习时，将比较窄的一端置于磨牙区，逐渐增加塞入的厚度，使开口度逐渐增大。开口练习时应注意，开口器是放在两侧磨牙区，且应左右交替练习，以防殆关系紊乱。也可制作特殊开口器，这种开口器具有自动和被动两种力量相结合的练习作用。开口练习时间至少应在 6 个月以上。一般术后 1 ~ 2 个月内应日夜使用开口器，以后可改为白天练习。

二、颞下颌关节外强直

（一）病因

关节外强直常见的病因过去以坏疽性口炎（走马疳）最多，但现在坏疽性口炎已罕见。目前，常见病因是损伤，如上颌结节部、下颌支部位的开放性骨折或火器伤均可在上、下颌间形成挛缩的瘢痕；颜面部各种物理、化学的三度灼伤，造成面颊部组织广泛瘢痕形成，也是常见病因之一。临床上还可见因其他口腔内手术创面处理不当而造成的关节外瘢痕挛缩，鼻咽部、颞下窝肿瘤放射治疗后，颌间软组织广泛地纤维性变，也可造成颌间瘢痕挛缩。

（二）病理

关节外强直的病理变化主要是由于上、下颌间组织坏死脱落，在愈合过程中有大量结缔组织增生，最后形成挛缩的瘢痕。因为坏死区域的深度和广度不同，形成瘢痕的范围也就不一，有的仅在颊部黏膜出现一窄长的瘢痕条索；有的瘢痕区可波及上颌结节和下颌升支处，甚至整个颞下间隙，口咽部均有广泛的瘢痕；有的在瘢痕内还有不同程度的骨化现象，或者上、下颌骨发生骨性粘连。

（三）临床表现

1. 开口困难　关节外强直的主要症状也是开口困难或完全不能开口。在询问病史时，常有因坏疽性口炎引起的口腔溃烂史，或上、下颌骨损伤史以及放射治疗史等。开口困难的程度因关节外瘢痕粘连的程度而有所不同。由于病理变化发生在关节外部，而不侵犯下颌骨的主要生长发育中心，因此，即使在生长发育期前患病，一般患者面下部发育障碍，畸形和𬌗关系错乱均较关节内强直为轻。

2. 口腔或颌面部瘢痕挛缩或缺损畸形　颌间挛缩常使患侧口腔颊沟变浅或消失，并可触到范围不等的索条状瘢痕区，但当瘢痕发生在下颌磨牙后区以后的部位时，则不易被查到。由坏疽性口炎引起者，常伴有软组织缺损畸形。由于损伤或灼伤引起的颌间瘢痕或缺损畸形，诊断比较容易。

3. 髁突活动减弱或消失　多数挛缩的瘢痕较关节内强直的骨性粘连有伸缩性，所以做开颌运动时，髁突尚可有轻微动度，尤其做侧方运动时活动更为明显，但如颌间瘢痕已骨化，呈骨性强直时，髁突的活动则可以消失。

（四）X 线诊断

在关节侧位 X 线片上，髁突、关节窝和关节间隙清楚可见。在下颌骨或颧骨后前位上，有些病例可见到上颌与下颌支之间的颌间间隙变窄，密度增高，有时可见大小不等的骨化灶，甚至在上、下颌骨之间或在下颌与颧骨、颧弓之间形成骨性粘连，这可称为骨性颌间挛缩。

临床上，因关节内强直和关节外强直的手术方式不同，故必须鉴别清楚。

（五）治疗

关节外强直除了个别瘢痕范围小而早期的病变可以用开口练习的保守治疗外，一般都必须手术治疗。基本方法是切断和切除颌间挛缩的瘢痕，凿开颌间粘连的骨质，恢复开口度，用皮片或皮瓣消灭创面。如果有唇颊组织缺损畸形，还应采用颌瓣或游离皮瓣移植修复之。

根据颌间瘢痕的范围不同，一般采用两种手术方式：①颌间瘢痕区较局限，主要在颊侧黏膜或上、下牙槽骨间时，可采用口腔内切开和切除瘢痕，同时用开口器使口开到最大程度，然后取中厚皮片游离移植消灭创面。术后应维持在开口位，直到拆线。②颌间瘢痕已波及上颌结节和喙突区或整个上、下颌之间时，若从口腔内进行手术，不仅不容易达到深部的瘢痕处，而且操作困难。如遇到深部动脉出血更难以止血。因此，对这种颌间挛缩，宜从下颌下缘切开，行口内外贯通手术，显露下颌支和喙突外侧面，切除喙突和下颌前缘部分骨质，由此进入上颌与下颌之间的瘢痕粘连区，切开和切除深部瘢痕。同时用开口器使口开到最大程度。然后取中厚皮片游离移植。也可采用颌瓣或游离皮瓣移植等消灭因切开、切除瘢痕而遗留的创面。术后也应维持在开口位，直到拆线为止。

第五节　颞下颌关节感染

颞下颌关节的炎性疾患比全身其他关节的炎性疾患少。在 19 世纪与 20 世纪初，由于没有抗生素，牙源性感染以及耳部感染性疾病导致的颞下颌关节感染很常见。随着社会的进步，抗生素的广泛使用，颞下颌关节感染的发生率明显降低。

颞下颌关节感染分为急性感染和慢性感染。根据感染的来源可分为血源性、损伤性、邻近组织扩散、特异性感染。按感染的类型可分为急性化脓性关节炎、损伤性关节炎、结核性关节炎、梅毒性关节炎、放线菌性关节炎、类风湿关节炎、骨关节炎、牛皮癣性关节炎、强直性脊柱炎等。本节主要介绍急性化脓性关节炎（acute suppurative arthritis）和损伤性关节炎（traumatic arthritis）。

一、急性化脓性关节炎

（一）病因

局部感染扩散是最常见的感染来源，中耳炎、乳突炎的化脓性感染通过外耳道，岩鼓裂扩散到颞下颌关节。牙源性感染、腮腺化脓性感染、颌面部间隙感染、颌骨骨髓炎等，通过关节囊、髁突直接扩散到颞下颌关节内。

全身感染，如肺炎、流行性感冒、猩红热、麻疹、百日咳、扁桃体炎、脑膜炎、败血症、脓毒血症等，通过血液扩散至颞下颌关节。感染还可通过穿通性伤口，直接进入颞下颌关节，如外伤、交通事故、骨折或外科手术等。

（二）临床表现

患者有急性感染的表现，颞下颌关节区有红、肿、热、痛以及功能障碍。早期在耳屏前方有肿胀、疼痛，下颌运动时，疼痛加重。随着病情的发展，开口受限逐渐加重，下颌处于被动的开口位，患侧后牙不能咬合。关节区水肿发红，疼痛加剧。有自发性疼痛，搏动性疼痛，并向颞部放射。

可伴发全身症状，如发热，体温可高达38℃以上，血细胞计数高。急性感染在关节囊内有大量脓性分泌物，易向耳前皮肤及外耳道破溃，形成瘘管。

（三）诊断

根据患者的病史，有全身感染，颞下颌关节邻近组织或器官的感染以及外伤的病史。颞下颌关节有红、肿、热、痛以及功能障碍。触诊局部有波动感，疼痛明显，局部组织发热。

急性期在颞下颌关节腔穿刺有脓性分泌物，颞下颌关节X线片可见患侧关节间隙明显增大，髁突移位。后期由于关节软骨及关节盘的丧失，可出现关节间隙变窄。

血液检查白细胞计数明显升高，中性粒细胞增加，血沉可加快。关节内镜检查可见滑膜组织发红、水肿，伴有出血和组织坏死。

（四）治疗原则

以保守治疗为主，急性期应用抗生素，以及止痛药物。对有全身症状患者，应用支持疗法，改善全身症状。

有脓性分泌物患者应行关节腔穿刺，抽吸脓液，然后用抗生素冲洗关节腔。如肿胀明显有波动感，应进行切排引流。另外可进行脓液及血液细菌培养以及药物敏感试验，应用敏感的抗生素治疗。在使用抗生素的同时可采用局部理疗。感染控制后应加强下颌功能训练，避免关节强直发生。

如颞下颌关节软骨，骨组织以及关节盘破坏严重，需进行关节切开术，修整破坏的关节结构。如应用髁突高位刨削术，关节盘切除术，关节内粘连松解术等。

二、损伤性关节炎

（一）病因

急性损伤是指交通事故、打击、摔伤、刺伤、爆炸伤等开放性或闭合性损伤，导致颞下颌关节出现炎症反应。另外全身麻醉插管及口腔科治疗时患者开口过大，开口时间过长也可导致关节的急性损伤。慢性损伤是指长期微小损伤如进食硬物，紧咬牙，夜磨牙，后牙缺失，不良修复体等导致的关节损伤。

（二）临床表现

外伤后关节出现疼痛，特别是在耳前区，关节外侧以及外耳道前壁和关节后区疼痛明显。局部肿胀，下颌运动及咀嚼时疼痛加剧。开口受限，部分患者伴有关节弹响。开口时，下颌向患侧偏斜。闭口位时，下颌中线偏向健侧，患侧后牙不能咬合。

（三）诊断

患者有明确的损伤病史。损伤后在颞下颌关节出现明显的疼痛，局部肿胀，压痛，关节内有炎性渗出，下颌运动功能障碍。关节X线检查可见患侧关节间隙增宽。MRI可见关节腔内有大量渗出液，病变后期可出现关节的退性改变。

（四）治疗原则

保守治疗为主，制动，限制下颌运动，进软食。给予止痛与消炎药物，急性期后，需进行下颌功能运动，物理治疗。如关节内血肿机化，形成关节内粘连或关节纤维强直，应进行关节内镜手术或关节切开术。

第九章　口腔颌面部肿瘤

第一节　口腔颌面部囊肿

一、软组织囊肿

（一）皮脂腺囊肿

皮脂腺囊肿（sebaceous cyst）中医称"粉瘤"。主要为由皮脂腺排泄管阻塞，皮脂腺囊状上皮被逐渐增多的内容物膨胀而形成的潴留性囊肿。囊内为白色凝乳状皮脂腺分泌物。

1. 临床表现　常见于面部，小的如豆，大则可为小柑橘样。囊肿位于皮内，并向皮肤表面突出。囊壁与皮肤紧密粘连，中央可有一小色素点。临床上可以根据这个主要特征与表皮样囊肿相鉴别。

2. 治疗　在局麻下手术切除。沿颜面部皮纹方向做梭形切口，应切除包括与囊壁粘连的皮肤。

（二）皮样或表皮样囊肿

皮样囊肿（dermoid cyst）或表皮样囊肿（epidermoid cyst）是由胚胎发育时期遗留于组织中的上皮细胞发展而形成的囊肿；后者也可以由于损伤、手术使上皮细胞植入而形成。

1. 临床表现　皮样或表皮样囊肿多见于儿童及青年。皮样囊肿好发于口底和颏下区，表皮样囊肿好发于眼睑、额、鼻、眶外侧、耳下等部位。生长缓慢，呈圆形。囊肿表面的黏膜或皮肤光滑，囊肿与周围组织、皮肤或黏膜均无粘连，触诊时囊肿坚韧而有弹性，似面团样。

穿刺检查可抽出乳白色豆渣样分泌物，有时大体标本可见毛发。

2. 治疗　手术摘除。

颜面部表皮样囊肿，应沿皮纹在囊肿皮肤上做切口，切开皮肤及皮下组织，显露囊壁，然后将囊肿与周围组织分离，完整摘除，分层缝合。

（三）甲状舌管囊肿

胚胎至第6周时，甲状舌管自行消失，在起始点处仅留一浅凹即舌盲孔。如甲状舌管不消失时，则残存上皮分泌物聚积，形成先天性甲状舌管囊肿（thyroglossal tract cyst）。

1. 临床表现　甲状舌管囊肿多见于1~10岁的儿童，亦可见于成年人。囊肿可发生于颈正中线，自舌盲孔至胸骨切迹间的任何部位，但以舌骨上下部为最常见。囊肿生长缓慢，呈圆形，临床上常见者如胡桃大，位于颈正中部，有时微偏一侧。质软，边界清楚，与表面皮肤及周围组织无粘连。位于舌骨以下的囊肿，舌骨体与囊肿之间可能扪及坚韧的索条与舌骨体粘连，故可随吞咽及伸舌等动作而移动。

甲状舌管囊肿可根据其部位和随吞咽移动等而做出诊断，有时穿刺检查可抽出透明、微混浊的黄色稀薄或黏稠液体。对甲状舌管瘘，还可行碘油造影以明确其瘘管行径。

2. 治疗　应手术切除囊肿或瘘管，而且应彻底，否则容易复发。手术的关键是，除囊肿或瘘管外，一般应将舌骨中份一并切除。

（四）鳃裂囊肿

鳃裂囊肿（branchial cleft cyst）多数认为系由胚胎鳃裂残余组织所形成。囊壁厚薄不等，含有淋巴样组织，通常覆有复层鳞状上皮，少数则被以柱状上皮。

1. 临床表现　鳃裂囊肿常位于颈上部，大多在舌骨水平，胸锁乳突肌上 1/3 前缘附近。有时附着于颈动脉鞘的后部，或自颈内、外动脉分叉之间突向咽侧壁。囊肿表面光滑，但有时呈分叶状。肿块大小不定，生长缓慢。患者无自觉症状，如发生上呼吸道感染后可以骤然增大，则感觉不适。鳃裂囊肿穿破后，可以长期不愈，形成鳃裂瘘。

2. 治疗　根治的方法是手术彻底切除，如遗留残存组织，可导致复发。

二、颌骨囊肿

（一）牙源性颌骨囊肿

牙源性颌骨囊肿（odontogenic cyst）发生于颌骨但与成牙组织或牙有关。根据其来源不同，分为以下几种：

1. 根尖周囊肿（radicular cyst）　是由于根尖周肉芽肿、慢性炎症的刺激，引起牙周膜内的上皮残余增生。增生的上皮团中央发生变性与液化，周围组织液不断渗出，逐渐形成囊肿，故亦可称根尖周囊肿。

2. 始基囊肿（primordial cyst）　始基囊肿发生于成釉器发育的早期阶段，釉质和牙本质形成之前，在炎症或损伤刺激后，成釉器的星网状层发生变性，并有液体渗出，蓄积其中而形成囊肿。

3. 含牙囊肿（dentigerous cyst）　含牙囊肿又称滤泡囊肿，发生于牙冠或牙根形成之后，在缩余釉上皮与牙冠面之间出现液体渗出而形成含牙囊肿。可来自 1 个牙胚（含 1 个牙），也有来自多个牙胚（含多个牙）者。含牙囊肿是最常见的牙源性颌骨囊肿之一，占 18%，仅次于根尖周囊肿。

4. 牙源性角化囊肿（odontogenic keratocyst）　角化囊肿系来源于原始的牙胚或牙板残余，有人认为即始基囊肿。角化囊肿有典型的病理表现，囊壁的上皮及纤维包膜均较薄，在囊壁的纤维包膜内有时含有子囊（或称卫星囊腔）或上皮岛。囊内为白色或黄色的角化物或油脂样物质。占牙源性颌骨囊肿的 9.2%。

（二）非牙源性囊肿

非牙源性囊肿是由胚胎发育过程中残留的上皮发展而来，故亦称非牙源性外胚叶上皮囊肿。

1. 球上颌囊肿（globulomaxillary cyst）　发生于上颌侧切牙与尖牙之间，牙常被排挤而移位。X 线片上显示囊肿阴影在牙根之间，而不在根尖部位。牙无龋坏变色，牙髓均有活力。

2. 鼻腭囊肿（nasopalatine cyst）　位于切牙管内或附近（来自切牙管残余上皮）。X 线片上可见到切牙管扩大的囊肿阴影。

3. 正中囊肿（median cyst）　位于切牙孔之后，腭中缝的任何部位。X 线片上可见缝间有圆形囊肿阴影。亦可发生于下颌正中线处。

4. 鼻唇囊肿（nasolabial cyst）　位于上唇底和鼻前庭内。可能来自鼻泪管上皮残余。囊肿在骨质的表面。X 线片上骨质无破坏现象。在口腔前庭外侧可扪出囊肿的存在。

（1）临床表现　囊肿多见于青少年。初期无自觉症状。若继续生长，骨质逐渐向周围膨胀，则形成面部畸形，根据不同部位可出现相应的局部症状。

（2）诊断　可根据病史及临床表现。X 线检查对诊断有很大帮助。囊肿在 X 线片上显示为一清晰圆形或卵圆形的透明阴影，边缘整齐，周围常呈现一明显白色骨质反应线，但角化囊肿中有时边缘可不整齐。

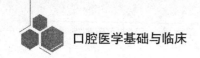

（3）治疗　一旦确诊后，应及时进行手术治疗，以免引起邻近牙的继续移位和造成咬合紊乱。一般从口内进行手术，如伴有感染须先用抗生素或其他抗菌药物控制炎症后再做手术治疗。术前应行 X 线片，以明确囊肿的范围与邻近组织关系。

第二节　唇　癌

一、概述

唇癌是指发生在唇红部和唇黏膜的恶性肿瘤，约占口腔癌的 6.73%，在西方国家很常见而在我国并不多见。唇部的恶性肿瘤绝大多数是鳞状上皮癌，而肉瘤、梭形细胞癌、黑色素瘤等则较少见。上下唇均可发生唇癌，但以下唇常见，下唇与上唇之比约为 9 : 1，以下唇中外 1/3 的唇红缘黏膜为肿瘤好发区。好发于 50 岁以上的男性，男性与女性比例约为 4 : 1，而上唇癌则女性多见。早期表现为溃疡、结节、糜烂等多种病变形式，轻微隆起至菜花样状明显突出，触之发硬。发生颈部淋巴结转移的仅有10% 左右。

唇癌易发生于户外工作者，如农民、渔民以及长期暴晒于紫外线之下的工人。除此之外，唇癌的发生亦被认为与吸烟有关，特别是吸烟斗或雪茄者更易发生。与其他口腔癌肿相比，唇癌发展缓慢，转移较晚，早期病例放疗或手术的效果都很好，对晚期病例则多采用主要以手术或手术加放疗的综合治疗。40 岁以下的下唇癌患者愈后不如年老患者，易复发和发生转移。

减少抽烟，改变咀嚼烟草、槟榔等习惯有利于白斑及唇癌的预防。

二、诊断

（一）体格检查

1. 局部检查　唇癌早期常为疱疹状，白斑皲裂，或局部黏膜增厚，后逐渐形成肿块，表面溃烂形成溃疡，溃疡表面可结痂，痂皮揭除易出血并反复结痂。溃疡进一步发展，呈菜花状增生，边缘高出正常黏膜，呈火山口状的溃疡。茎底有不同程度的浸润性硬结。

唇癌一般无自觉症状，发展缓慢。下唇癌由于影响口唇的闭合功能，可伴严重的唾液外溢。肿瘤晚期可向深层肌肉浸润，侵及全唇并向颊部、肌层、口腔前庭沟扩展，甚至侵犯颌骨，出现下唇固定、恶臭、组织坏死脱落。

有无存在继发感染：应确定肿物范围，有无浸润生长，病变是否单侧或越过中线，记录病变的大小，计算肿物体积。

2. 颈部检查　上唇皮肤和黏膜的淋巴多引流至同侧耳前、耳下、耳后和颌下淋巴结；下唇则引流至颏下淋巴结和同侧或对侧颌下淋巴结，最后注入颈深上淋巴结。2% ~ 10% 的唇癌患者就诊时局部淋巴结已发生转移，但更多是炎症性和反应性淋巴结肿大。

3. 全身检查　检查记录患者的体位、精神状况、营养程度，以及体温、心率、血压等等。

（二）辅助检查

1. 实验室检查　血常规一般无异常，晚期患者常有血红蛋白下降，血沉加快，白细胞、血小板计数下降等改变。

2. 影像学检查

（1）常规 X 线检查：曲面断层片了解颌骨骨质破坏情况。

（2）CT 增强扫描：协助判断有无颈部转移淋巴结。

（3）MRI：具有软组织分辨率高、多平面及多序列成像的特点，可显示软组织病变的全貌并能立体定位。

3. 特殊检查病理活检　唇癌定性的诊断标准。于阻滞麻醉下在正常组织与在肿物交界处切取0.5 ~ 1cm 组织送检，缝合不用过紧，尽早拆除。病理确诊后尽快手术。

（三）临床分期（表 9-1）

表 9-1　唇癌临床分期

临床分期	T（原发肿瘤）	N（区域淋巴结）	M（远处转移）
0 期	T_{is}	N_0	M_0
I 期	T_1	N_0	M_0
II 期	T_2	N_0	M_0
III 期	T_3	N_0	M_0
	T_1	N_1	M_0
	T_2	N_1	M_0
	T_3	N_1	M_0
IV 期	T_{4a}	N_0、N_1	M_0
	任何 T	N_2、N_3	M_0
	任何 T	任何 N	M_1

（四）鉴别诊断

唇癌位于浅表部位，张口直视即可见。一旦出现肿瘤病变，根据病史、检查、活检病理证实并不困难。

1. 慢性唇炎　多见于下唇、口角。表现为黏膜皲裂、糜烂，渗出、出血。经对症治疗可以明显好转。

2. 结核性溃疡　可有结核病史。溃疡边缘呈紫色，厚而不规整，呈口小底大的所谓潜行性损害。刺激痛或自发痛明显。结核菌素试验可呈阳性，全胸片检查、抗结核诊断性治疗有助于鉴别诊断。但有时与癌难以鉴别，可经活检病理确诊。

3. 盘状红斑狼疮　下唇多见，早期呈增厚的黏膜红斑，以后出现溃疡，双侧颧部可见特征性蝶形红斑。局部使用肾上腺皮质类激素软膏有效。

4. 乳头状瘤　黏膜表面有细小乳头，外突，2～4cm，边缘清楚，周围组织软，基底无浸润。

5. 多形渗出性红斑　发病快，溃疡面积大而不规则，浅表。有自发性渗血趋向；唇红上常可见痂堆积，疼痛剧烈。可同时伴生殖器及皮肤损伤。必要时病理活检与癌相鉴别。

6. 创伤性溃疡　多见于老年人，在相应部位多能发现残冠、残根、义齿等刺激物，除去刺激原及经治疗后溃疡很快愈合。溃疡的部位、外形与刺激物相对应。溃疡深在，周围组织软，有炎性浸润，无实质性硬块。可活检病理检查。

7. 复发性口疮　有周期性反复发作的病史。可发生于口腔各处黏膜。为单个或多个小圆形凹陷性溃疡，有红晕，底部有浅黄色假膜，伴有疼痛。一般在 7～10d 内可以自愈。

8. 梅毒　通过接吻感染者，硬下疳可发生于唇。一期梅毒可发生唇下疳或溃疡，典型的硬下疳为一无痛性红色硬结，触之硬如软骨样，基底清洁，表面糜烂覆以少许渗液或薄痂，边缘整齐。损害数目大都为单个，亦可为多个。常伴有局部淋巴结肿大。有不洁性史和血清学、组织病理检查以确诊。

三、治疗

（一）治疗原则

唇癌的预防在于做好个人防护，口唇皲裂时应注意涂抹护唇油膏，不能舔湿口唇，以防加重皲裂程度。减少外来刺激因素，戒烟戒酒，改变热饮热食习惯。积极治疗癌前病变，提高机体抗病能力。加强防癌普查，做到早发现、早诊断、早治疗。唇癌确诊后，根据肿瘤组织来源、分化程度、临床分期及全身情况，制订以手术为主的综合治疗方案。

（二）术前准备

排除手术禁忌证，请相关科室会诊、积极治疗影响手术的心血管、糖尿病等系统性疾病，并改善患者体质。术前维护口腔卫生：治疗龋齿、牙周洁治，漱口水含漱。与患者及其家人充分沟通，使之对疾病、治疗计划和预后知情了解，得到其理解、配合。

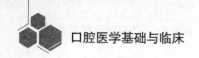

（三）治疗方案

唇癌较易诊断，患者多属早期，且恶性度较低，可采用手术切除、放射治疗、激光或冷冻等方法治疗。

1. 早期唇癌　可采用手术切除、放射治疗、激光或冷冻等方法治疗，均可取得良好疗效。较小的唇癌可行局部"V"形切除，唇缺损小于1/3者，可直接拉拢缝合。颈淋巴结未触及肿大，可密切随访观察，暂不行颈淋巴清扫。

2. 晚期唇癌　唇缺损小于1/3者，可直接拉拢缝合；对于较大的病变，切除后缺损达1/2时，可用相对应唇瓣转入缺损区修复，2周后二期断蒂。切除后缺损达2/3或全上/下唇时，可行剩余唇瓣滑行修复、鼻唇沟瓣或扇形瓣转移修复术。晚期唇癌可以波及颌骨、颏部、鼻底甚至颊部，切除后由于缺损很大，一般已不可能采用局部组织瓣修复，只能采用前臂皮瓣、胸大肌皮瓣或背阔肌皮瓣等组织瓣修复。颈部淋巴结处理以治疗性颈淋巴清扫为主。颏下、颌下触及肿大淋巴结，但未证实转移，可行双侧舌骨上淋巴清扫；如证实转移，则行颈淋巴清扫术。上唇癌淋巴转移至耳前、腮腺淋巴结时，行保留面神经的腮腺全切除术。

（四）术后观察及处理

1. 一般处理　平卧头侧位，及时清理口腔内唾液及渗出液，防止误吸，可于床边备气管切开包。持续低流量吸氧12~24h，床边心电监护。

雾化吸入，减轻麻醉插管咽喉部反应。气管切开者可根据患者恢复情况3~5d堵管、拔管。拔管后创口放置油纱加蝶形胶布，待其自行愈合。

术后24h禁食，根据当日需要量、丧失量及排出量酌情补液、调整水电解质及酸碱平衡，一般补液2 500~3 000mL，气管切开患者每日加500mL。24h后鼻饲流质，调整补液量。7~10d停鼻饲，14d后进半流。

一般性预防性抗感染1周；手术范围较大，同时做较复杂修复者则一般采用联合用药；手术前后感染严重或术创大，修复方式复杂者可根据临床和药敏试验选择有效的抗生素。

创口缝线9~11d间断拆除，唇交叉组织瓣转移术后2周断蒂、修剪。

2. 并发症的观察及处理

（1）术创出血：术后创区1~2d的轻微渗血无须处理。如果较大管径血管术中未能妥善止血，或可能因为患者原发或手术、麻醉后继发高血压未能控制可导致术后较严重的出血，表现为创区肿胀、血肿，创口持续性渗血。此时应查明原因，果断处理：控制血压，打开创口寻找出血点迅速止血，清除血肿。

（2）皮瓣血运障碍：血管吻合皮瓣的血管危象一般发生于术后24~72h，动脉缺血表现为皮瓣苍白、皮温低，针刺不出血；静脉回流障碍表现为皮瓣瘀肿，皮色暗紫。术后应严格头颈部制动，正确使用血管扩张剂及抗凝药物，密切观察皮瓣存活情况，一旦发现危象应在6~8h以内进行处理：切断吻合血管，清除瘀血，重新吻合。带蒂皮瓣出现血运障碍时，可于其周围及蒂部行松解、降压。血运障碍宜早发现、早处理，切勿犹豫等待，否则错过时机，皮瓣坏死将不可避免。

（3）感染：患者术后出现高热、白血病升高、术区红肿热痛即可确诊。应积极抗感染处理：充分引流，可根据细菌培养药敏结果，针对性选择、合理使用抗生素。

四、随访

出院带药，口服抗生素1周。

加强营养及支持治疗，饮食从流质、半流质逐渐向正常饮食过渡。

定期门诊复诊，3月1次。包括局部有无可疑溃疡、肿物，颈部有无肿块；可复查CT、胸片，了解有无颈部及肺等有无转移。

五、预后

唇癌预后良好，治疗后的5年生存率一般在80%左右，其预后主要与临床分期、病理分级、有无淋巴结转移和生长方式密切相关。

第三节 舌 癌

一、概述

舌癌是口腔颌面部最常见的恶性肿瘤之一，它占全身癌的 0.8% ~ 2.0%，占头颈部癌的 5% ~ 15.5%，占口腔癌的 32.3%，居口腔癌之首。舌癌多数为鳞状细胞癌，特别是在舌前 2/3 部位，腺癌比较少见，多位于舌根部；舌根部有时亦可发生淋巴上皮癌及未分化癌。中国舌癌发病的中位年龄在 50 岁以前，比欧美的偏早。男性患者较女性多，男女之比为 1.2 ∶ 1 ~ 1.8 ∶ 10

舌癌经治疗后 5 年生存率为 30% ~ 50%，其预后与病变分期关系尤为密切，早期舌癌 5 年生存率可达 90% 以上。此外，舌癌的预后与淋巴结转移，舌癌的位置，大小，侵犯程度范围，性别，年龄有关。如舌尖部癌除较晚期外，一般预后较好；有颈淋巴结转移的 5 年生存率为 21.4%，无转移的为 50%。

二、诊断

（一）体格检查

1. 局部检查 舌黏膜色、形、质的视、触诊；重点检查高危部位：舌缘、舌尖、舌腹等处。肿瘤相应部位常有慢性刺激因素存在，如残根、残冠或不良修复体；也可存在有白斑等癌前病损。

常为溃疡型或浸润型肿物，质硬、边界不清、压痛。疼痛明显，可放射至耳颞部及半侧头面部。肿瘤浸润至舌神经和舌下神经时，可有舌麻木及舌运动障碍，出现说话、进食及吞咽困难。有无存在继发感染。应确定肿物范围：有无浸润生长，病变是否单侧或越过中线，是否侵犯舌根、口底、牙龈以及下颌骨等邻近组织区域。记录病变的大小，计算肿物体积。

颈部检查：因舌体具有丰富的淋巴管和血液循环，并且舌的机械运动频繁，因此舌癌转移较早且转移概率较高，因此需重视全颈部的细致体查，避免遗漏。舌癌颈部转移一般遵循逐级转移，前哨淋巴结的检查尤为重要，以颈深上淋巴结最多见，但也不能忽略肿瘤的"跳跃"转移。舌前部的癌多向颌下及颈深淋巴结上、中群转移；舌尖部癌可以转移至颏下或直接至颈深中群淋巴结；舌根部的癌不仅转移到颌下或颈深淋巴结，还可能向茎突后及咽后部的淋巴转移舌背或越过舌体中线的舌癌可以向对侧颈淋巴结转移。

2. 全身检查 检查记录患者的体位、精神状况、营养程度，以及体温、心率、血压等等。晚期舌癌患者可出现贫血、消瘦等症状，如发生咳嗽、咯血、胸痛，要考虑肿瘤肺部转移的可能。除一般常规全身体查项目之外，应重点检查可能需要进行移植修复舌癌术后缺损的组织瓣部位，如胸大肌、前臂等处，评估诸多影响修复效果的供区条件，如皮肤的色质、皮下组织、肌肉量、血供状况以及供区取瓣后对外形、功能的影响。记录患者的身高、体重，计算其体表面积，方便化疗时精确给药剂量。

（二）辅助检查

1. 实验室检查 血常规一般无异常，晚期患者常有红细胞减少、血沉加快等改变。

2. 影像学检查

（1）常规 X 线检查：下颌曲面断层片了解颌骨骨质破坏情况，胸片检查了解肺部有无转移灶。

（2）B 超：评估转移淋巴结的大小、形态、数目及与颈部重要血管关系。声像图示转移淋巴结多呈圆形、低回声，有时回声不均。

（3）CT：CT 的软组织分辨率较低，很难显示小的或舌体部肿瘤，主要显示肿物浸润范围，是判断骨皮质受侵的最佳手段，表现为骨皮质中断或侵蚀。正常舌 CT 表现为以舌中隔、正中线、正中缝为中线，双侧结构对称、夹以斜纵行条带状低密度区，为舌肌间脂肪组织且位置大小均较对称。舌癌 CT 典型表现为舌类圆形低或略高密度区，增强呈环形或不均匀性强化。增强扫描协助判断颈部转移淋巴结的内部结构、数目及是否侵犯颈动、静脉，如有侵犯术前应做动脉切除的准备。

（4）MRI：具有软组织分辨率高、多平面及多序列成像的特点，可显示软组织病变的全貌并能立体定位，可早期显示病变，并在对血管的侵犯以及肿瘤的分期方面优于 CT，是口咽部较好的影像检查手段。根据 MRI 信号和形态改变很容易发现舌癌，增强扫描可进一步明确肿瘤范围，并可根据强化随时间变化曲线鉴别肿瘤组织学性质。各类舌癌可有不同的 MRI 信号特点及侵犯方式，从而可推断其组织学性质：鳞状上皮癌以舌体部较多，T_1WI 与肌肉信号类似，T_2WI 信号较高，发生囊变坏死时信号不均匀，常见直接周围侵犯与淋巴结转移。腺样囊腺癌囊变成分更多，T_2WI 信号增高显著，向周围侵犯方式与鳞癌类似。淋巴瘤多位于舌根部，边界较清楚，呈中等长 T_1、长 T_2 信号，且多较均匀，常伴淋巴结肿大，不直接侵犯深层组织。在评价肿瘤向外侵犯或淋巴结增大方面，上述异常 MRI 信号明显不同于正常组织，加之血管间隙动静脉的流空效应，使其准确反映舌癌的直接外侵和淋巴结转移情况。MRI 对骨皮质及较少骨松质受侵并不敏感。总之，舌癌影像学检查的主要目的在于了解肿瘤的侵犯范围及有无淋巴结或远处转移，在显示舌癌及向周围软组织扩散和淋巴结转移方面，MRI 优于 CT，而 CT 则较好地显示骨质受侵。

（5）PET：可特异性鉴别肿瘤或炎症性淋巴结，检出颈部转移淋巴结的敏感度和特异性较 CT 和 MRI 为优，PET-CT 兼能提供病变精确定位。

3. 特殊检查

（1）病理活检：舌癌定性的诊断标准。于阻滞麻醉下在正常组织与肿物交界处切取 0.5 ～ 1cm 组织送检，缝合不用过紧，尽早拆除。病理确诊后尽快手术。

（2）超声多普勒：对欲行血管吻合的游离组织瓣修复术后缺损患者，可行超声多普勒检查，探明供、受区的动、静脉分支走向、血流状况，确保手术成功。

（三）临床分期（表 9-2）

表 9-2　舌癌的临床分期

临床分期	T（原发肿瘤）	N（Ⅸ域淋巴结）	M（远处转移）
0 期	T_{is}	N_0	M_0
Ⅰ 期	T_1	N_0	M_0
Ⅱ 期	T_2	N_0	M_0
Ⅲ 期	T_3	N_0	M_0
	T_1	N_1	M_0
	T_2	N_1	M_0
	T_3	N_1	M_0
Ⅳ A 期	T_{4a}	N_0、N_1	M_0
	$T_1 \sim T_{4a}$	N_2	M_0
Ⅳ B 期	任何 T	N_2	M_0
	T_{4a}	任何 N	M_0
Ⅳ C 期	任何 T	任何 N	M_1

（四）鉴别诊断

1. 白斑　是黏膜上皮增生和过度角化而形成的白色斑块，稍高于黏膜表面，患者自觉有粗涩感，可发生于颊部、唇、舌、龈、腭等部位。舌黏膜白斑则好发于舌侧缘及轮廓乳头前的舌背部。其发生主要与吸烟、残牙及不合适假牙的刺激、营养障碍及内分泌失调有关。一般可分为 3 度：Ⅰ 度白斑为浅白色，云雾状，质软，无自觉症状；Ⅱ 度白斑略高于黏膜表面，边界清楚，往往有浅裂，可有轻度不适；Ⅲ 度白斑应看作癌前病变，表现为白斑黏膜增厚，表面粗糙为颗粒状或乳头状，局部有异物感，甚至灼痛。Ⅰ、Ⅱ 度白斑可行去除病因治疗或局部用药等治疗，Ⅲ 度白斑则需要手术切除并做组织病理检查。

2. 结核性溃疡　病变多发生在舌背，偶尔在舌边缘和舌尖。常与活动性肺结核伴发或有肺结核病史。表现为溃疡表浅，边缘不齐不硬，表面不平，常有灰黄污秽渗出液，自觉疼痛，有时多发。全胸片检查、抗结核诊断性治疗有助于鉴别诊断，必要时可做活组织检查。

3. 乳头状瘤　多发生于舌尖边缘、舌背，舌后少见，黏膜表面有细、小乳头，外突，2 ～ 4cm，边缘清楚，周围组织软，基底无浸润，需要手术切除。

4. 纤维瘤 口腔各部位皆可发生，生长于黏膜下层，大小不等，硬度不一，边界清楚，活动，生长缓慢，需要手术切除并做组织病理检查。

5. 口腔创伤性溃疡 多见于老年人，常有坏牙或不合适假牙易引起，好发于舌侧缘，溃疡的部位、外形与刺激物相对应。溃疡深在，周围组织软，有炎性浸润，无实质性硬块。如拔去坏死或停用不合适假牙，多可短期自愈，如一周后未见好转者，需要做组织病理检查以确诊。

6. 重型复发性口疮 可发生于口腔各处黏膜。凹形溃疡，为圆形或椭圆形，边缘整齐，质地较硬。患者感烧灼样疼痛，饮食、语言亦受影响。病程反复，可以自愈。

7. 梅毒 本病表现极为复杂，几乎可侵犯全身各器官，造成多器官的损害。一期梅毒主要损害为硬下疳或溃疡，是梅毒螺旋体最初侵入之处，并在此繁殖所致。典型的硬下疳为一无痛性红色硬结，触之硬如软骨样，基底清洁，表面糜烂覆以少许渗液或薄痂，边缘整齐。损害数目大都为单个，亦可为多个。通过接吻感染者，硬下疳可发生于唇、下颌部和舌等部位，常伴有局部淋巴结肿大。未经治疗，硬下疳持续 2～6 周后便自行消退而不留瘢痕。二期梅毒约 30% 的患者有口腔黏膜损害 - 黏膜斑：呈圆形或椭圆形之糜烂面，直径 0.2～1.0cm，基底红润，表面有渗出液或形成灰白色薄膜覆盖，内含有大量梅毒螺旋体。二期梅毒的症状和体征一般持续数周后，便会自行消退。三期梅毒亦可累及黏膜，主要见于口腔、舌等处，可发生结节疹或树胶肿。发于舌者可呈限局限性单个树胶肿或弥漫性树胶浸润，后者易发展成慢性间质性舌炎，呈深浅不等沟状舌，是一种癌前期病变，应严密观察。有不洁性史和血清学、组织病理检查以确诊。

三、治疗

（一）治疗原则

舌癌的预防在于减少外来刺激因素，积极治疗癌前病变，提高机体抗病能力。加强防癌普查，做到早发现、早诊断、早治疗。舌癌确诊后，根据肿瘤组织来源、分化程度、临床分期及全身情况，制订以手术为主的综合治疗方案。由于舌是重要的发音、咀嚼等功能器官，所以应在尽可能减少患者功能障碍的基础上治愈患者。

（二）术前准备

排除手术禁忌证，请相关科室会诊、积极治疗影响手术的心血管、糖尿病等系统性疾病，并改善患者体质。术前维护口腔卫生：治疗龋齿、牙周洁治，漱口水含漱。与患者及其家人充分沟通，使之对疾病、治疗计划和预后知情了解，得到其理解、配合。

（三）治疗方案

强调分期、个体化治疗，以手术为主，辅以化、放疗的综合治疗。舌癌具有较高的淋巴道转移倾向，常较早出现颈淋巴结转移，转移率在 40%～80% 之间，且部分转移淋巴结无肿大等临床体征，即隐性淋巴结转移，不易明确诊断，如未及时进行治疗，可导致术后延迟转移。因此对舌癌颈部淋巴结应持积极态度，对无法确诊的淋巴结行选择性预清扫可以显著改善此类病例的预后，而待出现体征后再行治疗性颈清扫，疗效会大为降低。

0 期：原发灶扩大切除术 + 颈淋巴结处理。颈淋巴结可以有以下 3 种处理方法：①功能性颈淋巴清扫术，保留颈内静脉、副神经和胸锁乳突肌。由于可能存在隐匿性转移，因此在 N_0 患者也应进行预防性的全颈淋巴清扫式，另外，舌癌常发生颈深中淋巴转移，故一般不选择肩胛舌骨上颈淋巴清扫术式。②放疗。③由于 0 期病灶为原位癌，未突破基底膜，结合患者具体情况可以考虑密切随访观察，暂不行颈淋巴清扫。

Ⅰ期：原发灶扩大切除术 + 颈淋巴清扫术（或舌颌颈联合根治术）。原发灶直径小于 2cm，可做距离病灶外 1cm 以上的楔状切除并直接缝合，可不行舌再造。如肿瘤累及扁桃体、口底或侵犯颌骨，需施行扁桃体切除、颌骨方块切除，切缘黏膜直接缝合，可不同程度影响舌体运动。

Ⅱ期：原发灶扩大切除术（组织瓣同期整复术）+ 颈淋巴清扫术（或舌颌颈联合根治术）。大于

2cm 的病例，根据局部情况可行患侧舌大部或半舌切除。舌癌侵犯范围较广泛者应根据情况扩大切除范围，如口底甚至下颌骨一并切除。舌为咀嚼、吞咽、语言的重要器官，舌缺损 1/2 以上时，应行同期行舌再造术，主要根据缺损大小选择应用前臂皮瓣、舌骨下肌群皮瓣、股薄肌皮瓣、胸大肌皮瓣或背阔肌皮瓣等组织瓣修复。舌体缺损 >1/3 ~ 2/3 者，一般采用皮瓣、薄的肌皮瓣修复，以利于恢复舌的外形、舌运动及语言等功能。其中前臂游离皮瓣具有血管较恒定、皮瓣质地柔软、厚薄适当、易于塑形、血管吻合成功率高等特点，是舌缺损最常用的皮瓣。舌体缺损 ≥ 2/3 者，多为较晚期病例，为了保证手术根治，往往需要切除舌体肌及舌外肌群，甚至需合并切除下颌骨体部，术后组织缺损较大，需要较大组织量修复。胸大肌肌皮瓣为多功能皮瓣，血供丰富，血管走行较恒定，易于切取，抗感染能力强，成功率高，可以提供足够的组织量，是较大舌体缺损修复常用的肌皮瓣。但因其皮瓣肥厚，影响舌体术后的灵活性，术后语言功能较皮瓣修复差。如需施行同期血管吻合组织瓣整复，应在颈清术中预留保护受区血管。如将支配组织瓣运动神经与舌下神经进行吻合获得动力性修复，可以一定程度改善术后舌体功能。如肿瘤侵犯越过中线，还需行对侧颈淋巴清扫术，此时应尽量保留一侧颈内静脉，防止颅内压升高。

Ⅲ ~ Ⅳ期：术前化、放疗 + 舌颌颈联合根治术 + 组织瓣同期整复术 + 术后化、放疗。由于放疗可能受区血管损伤导致组织瓣血管吻合失败，同时影响术后创区愈合，因此术前诱导化疗（PVP、PM 方案）更为常用。有肿瘤远处转移患者，采用化、放疗等姑息治疗，一般不宜手术。

（四）术后观察及处理

1. 一般处理　平卧头侧位，及时清理口腔内唾液及渗出液，防止误吸，可于床边备气管切开包。持续低流量吸氧 12 ~ 24h，床边心电监护。

雾化吸入，减轻麻醉插管咽喉部反应。气管切开者可根据患者恢复情况 3 ~ 5d 堵管、拔管。拔管后创口放置油纱加蝶形胶布，待其自行愈合。

颈部负压引流 3 ~ 4d，密切观察引流通畅及颈部皮瓣贴合情况，记录引流量。一般术后 12h 引流不应超过 250mL，引流量低于 30mL 后拔出引流管，酌情换为胶片引流 2 ~ 3d。负压引流时可仅以消毒敷料轻轻覆盖，无须加压包扎，以防皮瓣坏死。腮腺区可行颅颌绷带加压，防止涎瘘。

术后 24h 禁食，根据当日需要量、丧失量及排出量酌情补液、调整电解质平衡，一般补液 2 500 ~ 3 000mL，气管切开患者每日加 500mL。24h 后鼻饲流质，调整补液量。7 ~ 10d 停鼻饲，14d 后进半流。

一般性预防性抗感染 1 周；手术范围较大，同时植骨或同时做较复杂修复者则一般采用联合用药；手术前后感染严重或术创大，修复方式复杂者可根据临床和药敏试验选择有效的抗生素。

组织瓣整复患者应保持头颈部制动 1 周，保持室温 20 ~ 25℃，皮瓣及蒂部忌加压包扎。自然光下密切观察皮瓣存活情况，及时判断血管危象，尽早处理。游离皮瓣需抗凝治疗 7 ~ 10d，带蒂皮瓣抗凝治疗 5 ~ 7d，使用血管扩张和抗凝药物如低分子右旋糖酐、阿司匹林，其用量及是否使用止血药物应根据患者具体情况灵活处理。

皮肤创口缝线 9 ~ 11d 间断拆除，舌部缝线 10 ~ 12d 拆除，以防裂开。

2. 并发症的观察及处理

（1）术创出血：术后创区 1 ~ 2d 的轻微渗血无须处理。如果较大管径血管术中未能妥善止血，或可能因为患者原发或手术、麻醉后继发高血压未能控制可导致术后较严重的出血，表现为创区肿胀、血肿，创口持续性渗血，短时间内负压引流出大量新鲜血液，严重时可导致吸入性或阻塞性呼吸障碍引起窒息，危及生命。此时应查明原因，果断处理：控制血压，打开创口寻找出血点迅速止血，清除血肿。

（2）皮瓣血运障碍：血管吻合皮瓣的血管危象一般发生于术后 24 ~ 72h，动脉缺血表现为皮瓣苍白、皮温低，针刺不出血；静脉回流障碍表现为皮瓣瘀肿，皮色暗紫。术后应严格头颈部制动，正确使用血管扩张剂及抗凝药物，密切观察皮瓣存活情况，一旦发现危象应在 6 ~ 8h 以内进行处理：切断吻合血管，清除瘀血，重新吻合。带蒂皮瓣出现血运障碍时，可于其周围及蒂部行松解、降压。血运障碍宜早发现、早处理，切勿犹豫等待，否则错过时机，皮瓣坏死将不可避免。

（3）涎瘘：因术中腮腺下极未能严密缝扎导致。表现为引流出水样液体，淀粉酶试验阳性。可腮腺区加压包扎，餐前口服或肌注阿托品，必要时重新打开颌下切口，对腮腺下极妥善缝扎，术后需放疗者可照射腮腺区 8 ~ 10 次，使之萎缩。

（4）感染：患者术后出现高热、白细胞升高、术区红肿热痛即可确诊。应积极抗感染处理：充分引流，可根据细菌培养药敏结果，针对性选择、合理使用抗生素。

（5）乳糜漏：因颈淋巴清扫损伤左侧胸导管和右侧淋巴导管而致，可见引流及锁骨创口流出白色混浊、水样液体。可拔出负压引流，换成胶片引流，加压包扎。必要时打开创口，行淋巴管残端缝扎。

四、随访

出院带药，口服抗生素 1 周。加强营养及支持治疗，饮食从流质、半流质逐渐向正常饮食过渡。切缘病理阳性或证实颈部淋巴结转移患者，术后 5 周内进行化放疗。放疗剂量需在 5 000cGy 以上，行组织瓣整复者不宜超过 7 000cGy，以免影响皮瓣存活。化疗方案同术前化疗，常用联合化疗，选用疗程短的冲击疗法，如 PVP、PM 等方案，每月 1 次，重复 5 ~ 6 个疗程。

上肢功能训练。根治性颈淋巴清扫切除副神经可引起肩下垂及抬肩困难。

定期门诊复诊，3 月 1 次。包括局部有无可疑溃疡、肿物，颈部有无肿块；可复查 CT、胸片，了解有无局部深处及肺等有无复发、转移。

五、预后

舌癌治疗后的 5 年生存率一般在 60% 左右，其预后主要与临床分期、病理分级、有无淋巴结转移和生长方式密切相关。T_1 期患者治疗后 5 年生存率可达 90%，无淋巴结转移比淋巴结转移患者 5 年生存率可高出 1 倍。

第四节 腭 癌

一、概述

硬腭癌多为小涎腺来源的腺癌如黏液表皮样癌、腺样囊性癌等，鳞癌较少见，软腭则属于口咽癌范畴。腺癌发病年龄较轻，多为 40 岁以下女性，鳞癌则 50 岁以上男性多见。就鳞癌而言，发生于硬腭者较软腭鳞癌恶性程度低。

二、诊断

（一）体格检查

1. 局部检查 软、硬腭黏膜色、形、质的视、触诊，确定肿物性状：小涎腺来源的腺样囊性癌、黏液表皮样癌表现为黏膜下肿块，表面黏膜完整，有的呈淡蓝色，黏膜下毛细血管扩张，颇似血管瘤或黏液囊肿，或在肿块基础上发生溃疡。腭鳞癌则以外翻的菜花状溃疡为主，可伴有白斑或烟草性口炎。

记录肿物位置、范围，有无浸润、侵犯牙龈、上颌骨及咽部，有无出现腭部穿孔，病变是否单侧或越过中线。记录病变的大小，计算肿物体积。

颈部检查：鳞癌主要向颈深上淋巴结转移；腺样囊性癌则为局部侵袭性强，淋巴结转移较少。

2. 全身检查 检查记录患者的体位、精神状况、营养程度，以及体温、心率、血压等。晚期患者可出现贫血、消瘦等症状，腺样囊性癌具有较高的肺转移率，因此如发生咳嗽、咯血、胸痛，要考虑肿瘤肺部转移的可能。记录患者的身高、体重，计算其体表面积，方便化疗时精确给药剂量。

（二）辅助检查

1. 实验室检查 血常规一般无异常，晚期患者常有红细胞减少、血沉加快等改变。

2. 影像学检查

（1）常规 X 线检查：曲面断层片、华氏位及咬颌片了解颌骨骨质破坏情况，胸片检查了解肺部有无转移灶。

（2）CT：显示肿物浸润范围，判断骨质受侵及是否侵犯鼻腔、上颌窦、咽部等深在区域。增强扫描协助判断颈部转移淋巴结的内部结构、数目及是否侵犯颈动、静脉。

（3）MRI：可显示软组织病变的全貌并能立体定位，可早期显示病变，并在对血管的侵犯以及肿瘤的分期和淋巴结转移情况有较好的判断。

3. 特殊检查

（1）病理活检：腭癌定性的诊断标准。于阻滞麻醉下在正常组织与肿物交界处切取 0.5 ~ 1cm 组织送检，硬腭活检术出血较多，可予碘仿纱条压迫止血。

（2）超声多普勒：对欲行血管吻合的游离组织瓣修复术后缺损患者，可行超声多普勒检查，探明供、受区的动、静脉分支走向、血流状况，确保手术成功。

（三）鉴别诊断

1. 结核性溃疡　常与活动性肺结核伴发或有肺结核病史。表现为溃疡表浅，边缘不齐不硬，表面不平，常有灰黄污秽渗出液，自觉疼痛，有时多发。全胸片检查、抗结核诊断性治疗有助于鉴别诊断，必要时可做活组织检查。

2. 梅毒　腭部梅毒呈现树胶肿样坏死，后期出现腭穿孔。有不洁性史和血清学、组织病理检查以确诊。

3. 恶性肉芽肿　主要发生于腭部中线，出现不典型性的糜烂、溃疡、坏死，多次病理检测亦不能确诊，但对放疗、激素、化疗敏感。

4. 牙龈癌　上颌窦癌腭癌晚期侵犯可出现与之完全相似的症状、体征，主要鉴别依靠出现症状的先后顺序。

三、治疗

（一）治疗原则

加强防癌普查，做到早发现、早诊断、早治疗。舌癌确诊后，根据肿瘤组织来源、分化程度、临床分期及全身情况，制订以手术为主的综合治疗方案。

（二）术前准备

排除手术禁忌证，请相关科室会诊，积极治疗影响手术的心血管、糖尿病等系统性疾病，并改善患者体质。术前维护口腔卫生：治疗龋齿、牙周洁治，漱口水含漱。与患者及其家人充分沟通，使之对疾病、治疗计划和预后知情了解，得到其理解、配合。

（三）治疗方案

（1）以手术为主，辅以化、放疗的综合治疗。

（2）原发灶扩大切除术：腺癌主要考虑手术切除；硬腭鳞癌一般以手术切除为主，软腭鳞癌先用放/化疗，再施行手术切除，术后辅助性放疗。连同腭骨一并切除，病灶大者，行上颌骨次全切除；肿瘤波及上颌窦则行上颌骨全切除。术后缺损可以导致患者口鼻腔贯通，严重影响外形和功能，因此应考虑进行修复。修复方法可分为传统修复体和复合组织瓣两种方法：传统修复体可早期恢复患者面部外形和部分功能，便于术后复查及后续放疗，但存在固位不良、易引起继发性创伤；复合组织瓣包括颞肌筋膜瓣、颞肌 – 下颌骨肌瓣、前臂皮瓣及结合钛网 + 髂骨松质骨填塞修复上颌骨缺损，但对于可能复发的肿瘤进行同期整复，难于对创区进行观察复诊，影响后续放疗，仅适用于低度恶性、切缘安全、侵犯范围小的患者。

（3）颈淋巴结处理：未发现淋巴转移者结合患者具体情况可以考虑密切随访观察，或行选择性颈淋巴清扫；发现转移者应行治疗性颈淋巴清扫术。

（四）术后观察及处理

1. 一般处理　平卧头侧位，及时清理口腔内唾液及渗出液，防止误吸，可于床边备气管切开包。持续低流量吸氧 12 ~ 24h，床边心电监护。

雾化吸入，减轻麻醉插管咽喉部反应。

颈部按照颈淋巴清扫术后常规护理。

术后 24h 禁食，根据当日需要量、丧失量及排出量酌情补液，调整水电解质及酸碱平衡，一般补液 2 500 ～ 3 000mL。颌骨即刻整复患者 24h 后鼻饲流质，调整补液量。7 ～ 10d 停鼻饲，14d 后进半流质。

一般性预防性抗感染 1 周；手术范围较大，同时植骨或同时做较复杂修复者则一般采用联合用药；手术前后感染严重或术创大，修复方式复杂者可根据临床和药敏试验选择有效的抗生素。

口内碘仿纱包 10d 拆除，换腭护板。

2. 并发症的观察及处理

（1）术创出血：上颌骨切除术往往不能进行明确知名血管妥善止血，仅能依靠碘仿纱包填塞，因此常见术后口内创区 1 ～ 2d 的较多渗血，术中应严密填塞，术后密切观察。术后纱包不宜过早拆除。

（2）感染：患者术后出现高热、白细胞计数升高即可确诊。应积极抗感染处理：充分引流，可根据细菌培养药敏结果，针对性选择、合理使用抗生素。

四、预后

腭癌中鳞癌较腺癌预后差，5 年生存率一般在 60% 左右，其预后主要与临床分期、病理分级、有无淋巴结转移和生长方式密切相关。晚期患者及发现颈淋巴结转移者，5 年生存率在 25% 左右。

第五节　口　咽　癌

一、概述

临床口咽的解剖区域划分是：上界为硬腭水平，下界为舌骨水平，前界为舌根，后界为咽前壁，两侧为侧咽壁（图 9-1）。会厌谿是约 1cm 宽的光滑黏膜带，是舌根向会厌黏膜的移行部分。舌根表面黏膜凹凸不平，是因为黏膜下散在分布有淋巴滤泡组织，实际舌根黏膜和口腔舌一样是光滑的。舌根的肌组织和口腔舌相连续。

扁桃体区域呈三角形，前界为扁桃体前柱（腭舌肌），后界为扁桃体后柱（腭咽肌），下界是舌扁桃体沟和咽会厌皱褶。腭扁桃体位于此三角中。扁桃体外侧是咽缩肌，紧邻咽旁间隙。舌扁桃体沟划分开舌根和扁桃体区域。

软腭是一活动的肌性器官，两侧和扁桃体柱相接。软腭的口腔面是复层鳞状上皮，鼻腔面是呼吸道上皮。

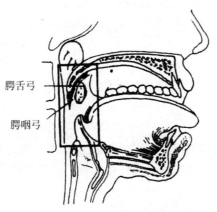

腭舌弓

腭咽弓

图 9-1　口咽区域的解剖划分

二、病理

口咽部的恶性肿瘤仍以鳞状细胞癌最常见。扁桃体区域及舌根常发生淋巴上皮癌，也常见恶性淋巴瘤，除此尚有小唾液腺恶性肿瘤发生。

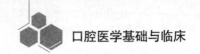

三、临床表现

部位不同，症状不一。此处我们只讨论和口腔有密切关系而在诊断上易于混淆者。

1. 舌根部癌　舌根部鳞状细胞癌最早的症状常常是轻微的咽喉痛。此时不仅易被患者忽略，就是医师用常规的压舌板及触诊检查也难以发现，除非采用间接喉镜观察。稍大病变患者会感到吞咽痛，或感到耳内深部位疼痛。肿瘤进一步浸润发展，舌运动受限甚至固定，呼出气体有难闻的臭味。

促使患者就医常常是因为发现颈部淋巴结主要是颈上深二腹肌群淋巴结肿大。患者有时会主诉是在一夜之间肿起来而导致医师误诊为炎症。患者的这种感受可能是正确的。因为转移性淋巴结在增长过程中毫无症状，由于肿块中心坏死或内部出血而迅速增大并有压痛。因此，对于中老年患者有这些征象，口咽和鼻咽的详细检查非常必要。

舌根癌较早期即向深面肌肉浸润而无任何症状。发生于舌根侧面的癌可以浸润至舌扁桃体沟，由于此区无肌组织阻挡，肿瘤较易在颈部呈现肿块（下颌舌骨肌对于口腔舌部癌的扩展有一定阻挡作用，而舌扁桃体沟外侧无其他较大的肌组织起阻挡作用），临床可以从下颌角下方触及而易与肿大的淋巴结相混淆。肿瘤进一步扩展可累及会厌、喉及口腔舌，咽旁间隙受累则是晚期征象。

2. 扁桃体区域癌　发生于扁桃体前柱者均为鳞状细胞癌。有人将此部位发生的癌归之于磨牙后三角区，但其临床表现、扩展、治疗和预后是不同的。早期病变呈红色、白色或红白相间表现，常表浅而深部浸润极少。此期患者常无症状，如有也仅有轻微咽喉痛或吞咽不适。病变进一步发展则中心产生溃疡，向深部浸润腭舌肌，此期可能出现耳内反射性疼痛。病变向内上扩展入软腭及硬腭后部、上牙龈；前外侧扩展至磨牙后三角区、颊黏膜和下牙龈；前下扩展入舌。扩展累及的范围不同则可发生不同的症状和功能障碍。后方扩展累及颞肌及翼肌群，可发生不同程度的开口困难。严重开口困难属晚期征象，表明病变已累及鼻咽和颅底。扁桃体后柱癌不常见，即使发生，也难于确定系原发于此部位者。

扁桃体凹的肿瘤可以发生自黏膜或扁桃体本身。临床症状类似发生于扁桃体前柱者。病变较早累及口咽侧壁并侵入舌腭沟和舌根。癌瘤进一步发展可以穿透咽壁及咽旁间隙，向上扩展达颅底，但很少有脑神经受累症状。扁桃体恶性淋巴瘤一般呈现为大的黏膜下肿块，但当其发生溃疡时，其表现也颇似癌。

3. 软腭癌　几乎所有的鳞状细胞癌均发生自软腭的口腔面。早期软腭癌的临床表现和扁桃体前柱发生者相似。较大的病变由于软腭或腭垂的破坏除吞咽困难外，可能出现食物反流现象。患者就诊时病变大都尚局限于软腭部，张口困难、腭骨穿孔等常属晚期征象。

口咽癌无论发生于哪个部位，首站转移的淋巴结是颈上深二腹肌群淋巴结，然后沿颈静脉淋巴结链扩展。口咽癌的颈淋巴结转移率较高，甚至是患者就诊的首发症状。约 50% 的病例在初诊时即发现有颈淋巴结转移。病变愈大转移率愈高，T_3 和 T_4 病变者可达 65% 以上。

四、治疗

口咽部癌总的治疗原则是放射治疗根治，在原发灶控制的情况下，颈部淋巴结转移灶做根治性颈清除术。

原发癌的外科手术仅限于病变在 2cm 左右（软腭部直径不超过 0.5cm）。舌根部肿瘤可从舌骨上进入或行侧咽切开术。较大的病变或放射治疗失败的挽救性手术，无论在舌根或扁桃体区域，常需离断下颌骨，甚至切除下颌支。气管切开及皮瓣修复设计是必需的。晚期病变仅能做姑息性治疗。

五、预后

口咽癌的预后较差。舌根部癌无论放射治疗或手术治疗，5 年治愈率在 30% 左右。

第十章 口腔正畸

由于生活水平的提高，越来越多的人在修复缺失牙齿时也不再单纯满足于能够吃饭或咀嚼食物，而是更为注重修复牙的美观性，以及其对邻近牙的影响。而且，随着修复材料的发展和修复技术的提高，修复体对基牙的要求也越来越高。尤其是近年种植牙修复技术的兴起和迅速发展，对牙列状况有更高的要求。基牙条件和牙列状况的改善，均需要正畸的积极参与，从而提出了新的临床课题，即口腔正畸和修复的联合治疗，通过适当的正畸手段，移动牙齿，为修复治疗提供最佳的牙列条件，以使患者得到最适当的修复治疗。

第一节 牙列的排齐

一、牙齿扭转

牙齿扭转、牙列拥挤，常常为修复治疗带来麻烦。如有些患者一个中切牙缺失，另一个中切牙近中舌向扭转，若修复治疗时依照扭转的中切牙进行修复，修复体也是近中舌向扭转，美观效果和功能作用则较差。而采用正畸的方法，纠正中切牙扭转后再进行修复，会取得满意的治疗效果。因此，当牙列中存在牙齿扭转、牙列拥挤时，在任何修复治疗前，都应先进行正畸治疗。

二、成人牙列拥挤

成人正畸治疗排齐牙列时，很难通过磨牙的远中移动来获得间隙。一般情况下，若前牙舌侧倾斜或直立，唇部突度尚可，可通过前牙的唇向移动获得间隙，从而排齐牙列。也可通过上下前牙近远中邻面的去釉得到一些间隙。通常，前牙近远中邻面可以磨去 0.5 mm（每侧 0.25mm），整个上颌牙弓共获得 4 ~ 5mm 的间隙。而下颌牙由于近远中径较小，一般 3 ~ 4 mm 以下的间隙可通过邻面去釉获得。超过 3 ~ 4mm 时，则常需要拔除一个下切牙来获得间隙。当然邻面去釉时，应特别注重前牙的覆𬌗覆盖、前牙的美观性，与后牙的咬颌关系。

排齐牙列通常需要固定矫治器，第一恒磨牙带环作为支抗牙，其余牙齿上黏结托槽，采用细而弹性较好的唇弓 0.40 mm 镍钛丝，或者 0.44 mm 麻花丝进行排齐，尽量给以轻力，然后再逐渐换用不锈钢圆丝和方丝，排齐牙列，纠正扭转，并取得良好的牙齿冠根位置关系。

三、牙列排齐后的稳定

牙列排齐后，应该稳定牙齿的位置，然后才能安置修复体。因为牙齿复发的趋势非常明显，尤其是扭转牙更易复发。对于一般的拥挤，在牙列排齐后 6 ~ 8 周，牙槽骨的改建完成后即刻安置修复体。对

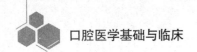

于扭转牙，在治疗后应做牙龈环切术，而且在环切术后再继续保持6个月，才能开始镶牙。如果没有牙龈环切，则需要保持更长的时间。

第二节 牙弓间隙的处理

一、中切牙间间隙

上颌中切牙间常常由于多生牙，唇系带附着过低，侧切牙、后牙的过早缺失，或者过小的切牙而导致间隙。通常情况下，在去除病因后（如拔除多生牙、改善唇系带的附着等），需要采用正畸矫治器关闭中切牙间隙。关闭切牙间隙时，应注意牙根的平行移动，否则既不美观，稳定性也差。因此，固定矫治器是唯一的选择。通常会以弹力橡皮链或螺旋弹簧来关闭间隙。有些医生认为间隙小而简单，采用活动矫治器以指簧来关闭切牙间隙，常会导致牙齿的倾斜移动，很难能达到理想的矫治效果。当然在关闭中切牙间隙时，还应考虑到前牙的覆𬌗覆盖及整个牙列的状况，并采用相应的矫治机制。

若由于侧切牙或后牙的缺失，中切牙自然漂移而导致中切牙间隙，则可在关闭中切牙间隙后，将间隙集中于侧切牙或后牙的部位，然后再行修复治疗。关闭间隙前需要先以细而弹性好的弓丝排齐，然后以螺旋推簧或弹力橡皮链来移动牙齿，把间隙留在缺失牙的部位，然后修复牙齿。

如果前牙过小，多为上侧切牙过小，呈锥形，常会出现上下前牙的牙量不调，一般不能将所有间隙关闭，因为这样会使后牙的𬌗关系不良。因此，应该关闭中切牙间的间隙，在侧切牙的近远中留下间隙，然后以光敏复合树脂、塑料或烤瓷冠修复。

二、散在间隙

由于个别牙的早失，牙列中常常存在散在的间隙，每一部位的间隙又过于窄小，使修复治疗难以进行。因此，应先采用正畸方法，移动牙齿，将间隙集中在一个或多个部位，以便于修复体的安置。

（一）上颌中切牙缺失的治疗

单个上颌中切牙缺失，常引起邻近中切牙和侧切牙的倾斜移动、上颌中线偏歪，甚至前牙反𬌗等。

治疗时，可移动邻近的牙齿，在牙列排齐后利用螺旋推簧开展间隙，为缺失的中切牙制造出间隙，然后再修复中切牙。另一种治疗方案则为近中移动缺失牙同侧的侧切牙和尖牙，然后再以烤瓷冠或塑料甲冠修复侧切牙，使其变成中切牙，然后再改形尖牙和第一前磨牙，达到美观的目的。

（二）上颌侧切牙的缺失

上颌侧切牙缺失后，导致中线偏歪，前牙咬颌关系不良。成人时很难移动后牙向前，避免破坏后牙的良好咬颌关系。一般应开展缺失侧切牙的间隙，然后修复治疗。

（三）上颌尖牙的缺失

尖牙的缺失较少见。尖牙位于牙弓拐角、前后牙交界处。由于尖牙在牙弓中所处位置的特殊性和尖牙在下颌运动时的重要性，常会受到咬合力的影响，修复比较困难，因此尽可能移动前磨牙到尖牙的位置，然后关闭后牙的间隙，或者修复后牙。当然，也可在获得足够的间隙后直接修复尖牙。

（四）上颌前磨牙的缺失

前磨牙缺失后，若牙列存在拥挤，则可利用缺失牙的间隙排齐牙列，当然应注意单侧前磨牙缺失会引起中线偏歪。中线偏歪在2mm以内，可以接受，若超过3mm，则应加以纠正。若牙列排列整齐，则可集中间隙修复。

（五）上颌第一恒磨牙的缺失

上颌第一恒磨牙缺失后，若患者牙周组织健康，且第三磨牙形态位置良好，可以利用正畸力，前移第二和第三磨牙，关闭缺失牙后剩余的间隙，而不必再行修复治疗。若第三磨牙不存在，或第三磨牙位置不良，或患者存在较为严重的牙周疾患，则很难关闭缺失牙间隙。通常采用螺旋推簧或其他矫治机制，将间隙集中在缺失的恒磨牙位置，然后修复治疗。

（六）上颌第二恒磨牙的缺失

上颌第二恒磨牙缺失后，若患者第三恒磨牙存在且位置良好，则可前移第三磨牙至缺失第二恒磨牙的位置，消除了镶牙的必要。若第三磨牙位置不好，可通过牵引的方法，使其移动至缺失牙的位置。若第三磨牙不存在，或者第三磨牙的位置过于不良，则只能拔除该第三磨牙，然后采用游离端镶牙修复，或者采用种植牙修复治疗。

（七）下颌切牙的缺失

下颌单个或多个切牙缺失后，若牙列存在拥挤，或下前牙过于前突，可利用缺失牙的间隙排齐牙列，或内收下前牙而避免了修复治疗。若前牙覆盖过大，且牙列没有拥挤，则可开展间隙，将间隙集中于缺失牙的部位，然后采用局部义齿修复，或隐性义齿修复。条件允许时，也可用固定义齿修复。一般情况下，由于下前牙部位的牙槽骨较薄弱，较少考虑种植牙修复。

（八）下颌尖牙的缺失

下颌尖牙缺失后，若牙列拥挤，可利用该缺失牙间隙排齐牙列，而以前磨牙来取代尖牙。一般情况下，由于尖牙在牙弓中所处的特殊位置，应尽可能以前磨牙取代缺失的尖牙，而在前磨牙的位置采用修复治疗。

（九）下颌前磨牙的缺失

下颌前磨牙缺失后，若牙列拥挤，可利用该缺失牙间隙排齐牙列。若牙列不拥挤，则可开展间隙，然后进行修复治疗。

（十）下颌第一恒磨牙的缺失

同上颌第一磨牙缺失的治疗。

（十一）下颌第二恒磨牙的缺失

同上颌第二恒磨牙的治疗。

（十二）上颌或下颌多个牙齿缺失

当牙列中多个牙齿缺失时，应根据牙列残余牙齿的状况和牙列的基本条件，将缺失牙间隙以正畸的方法集中在某些适当部位，然后修复治疗。在集中间隙时，应考虑到口腔生理和病理的状况，并和各有关专科医生协商，制订出最为恰当的综合治疗方案，以取得良好的治疗效果。

第三节 倾斜后牙的直立

一、治疗考虑

后牙缺失非常常见，尤其是第一恒磨牙。第一恒磨牙为"六龄牙"，由于其萌出早，容易罹患龋坏而致早失。后牙缺失后，邻近牙常常发生倾斜、漂移和扭转。如第一恒磨牙缺失后，第二和第三恒磨牙常近中倾斜、扭转，不利于修复治疗。同时前磨牙远中倾斜、扭转，对𬌗牙伸长至缺失牙的空隙中，导致侧方或前伸运动𬌗干扰，牙齿修复治疗困难。此时，正畸治疗的目的就是恢复正常的牙位置。当需要直立倾斜的磨牙时，应考虑以下几个方面。

（1）第三磨牙存在，牙周组织健康，且有𬌗牙能行使功能，则可以保留第三磨牙，随同第二磨牙一同直立。反之，若直立第三磨牙，导致牙周健康不良，或无法与对𬌗牙行使功能，则拔除第三磨牙，然后单纯直立第二磨牙。

（2）远中移动牙冠（倾斜）直立磨牙，为修复提供间隙，还可近中移动牙根直立磨牙，减小缺失牙间隙，甚至关闭间隙而不必要修复治疗。具体选择宜根据牙列的需要、支抗的大小及缺失牙部位牙槽骨的情况而定。当缺失牙时间过长、牙槽骨严重吸收、牙槽嵴很窄时，则不能近中移动牙根，只能远中移动牙冠直立磨牙。通常情况下，成人患者多为移动牙冠向远中，为修复桥体做准备。

（3）直立磨牙时牙冠轻微伸长，保持现有的临床牙冠，或压低磨牙。直立磨牙时牙冠伸长，有利于消除牙冠近中的牙周假袋。而压入磨牙牙冠，可能会加重已存在的牙周假袋，且压入磨牙较为困难。因此，

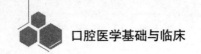

通常情况下，都是直立磨牙使牙冠伸长。若需要压入磨牙，则应进行综合治疗。

（4）对于前磨牙的处理。第一恒磨牙早失，前磨牙之间向远中移位，前磨牙出现间隙。通常情况下，直立磨牙时，应关闭前磨牙之间的间隙。

二、矫正装置

多种矫正装置都可用来直立磨牙，一般为局部矫治器。其设计多种多样，但基本原理相似。每种矫正装置分为两部分：加力部分和支抗部分。支抗部分通常包括尖牙在内，为了增加支抗，将对侧的尖牙也通过舌侧弓丝连在一起。尖牙和前磨牙上可黏结托槽，而要直立的磨牙则只黏结带环。对尖牙和前磨牙，若需要移动则将托槽黏结在正常部位；若仅仅作为支抗牙，则可以将托槽黏结在有利于加强支抗的弓丝进入的部位，以缩短疗程。

三、矫治过程

（一）单个磨牙的直立

第一次唇弓可采用 0.425 mm × 0.625 mm（0.017 in × 0.025 in）的麻花方丝、镍钛方丝，或者 TMA 方丝。简单排齐和整平局部牙弓后，再换用 0.425 mm × 0.625 mm（0.017 in × 0.025 in）不锈钢方丝作为主弓丝，以 0.5 mm 或 0.6 mm 的不锈钢圆丝弯制的直立弹簧作辅弓，调节直立弹簧，在不作用时，弹簧远端插入磨牙颊面辅管里，近端位于唇颊黏膜沟。当加力作用时，近端挂在主弓丝上，产生直立磨牙的力量。直立弹簧在插入前，宜附加舌向的轻微弯曲，以减小在直立磨牙时产生舌向移动磨牙的力量和颊向移动支抗牙单位的力量。有时候，由于磨牙倾斜，主唇弓难以进入待直立的磨牙颊面管，可在前磨牙和尖牙段采用较粗的方丝 [如 0.475 mm × 0.625 mm（0.019 in × 0.025 in）的不锈钢方丝]，以直立弹簧插入磨牙颊面辅管，直立磨牙。此种情况下，直立弹簧的舌向弯曲宜大一些，因为主唇弓不通过倾斜的磨牙颊面管，直立弹簧会产生更大的舌向旋转倾斜的磨牙和颊向旋转前磨牙支抗牙段。

由于直立弹簧会产生磨牙殆向移动和牙冠远中移动的力量，很容易使牙冠伸长，因此需要不断调殆，以减小殆创伤。而且直立弹簧只能用于直立有对殆牙的游离端牙齿，否则会使直立牙快速伸长而带来灾难性后果。

如果倾斜磨牙的对殆牙缺失，或不希望伸长牙冠，或希望保持牙冠现在的位置而仅仅移动牙根向近中，则可采用另一种直立弹簧。在开始用较软的唇弓简单排齐和整平牙列后，以 0.425 mm × 0.625 mm（0.017 in × 0.025 in）的不锈钢方丝作唇弓，唇弓弯制"T"型曲，远中加"人"字型弯曲以产生直立磨牙的力量。"T"型曲插入磨牙颊面管后形成一个力，或逆时针旋转磨牙的力，使牙根近中移动而牙冠向远中倾斜。

如果要近中移动倾斜的磨牙关闭缺失牙的间隙，则将弯制有"人"字型曲的"T"型曲远端回弯，以打开"T"型 1 ~ 2mm，这样可近中移动并直立磨牙。需要注意的是，不锈钢方丝与磨牙颊面管的间隙应小一些。如果磨牙倾斜严重或伴有严重扭转，"T"型曲应加改良，"T"型曲远端从磨牙颊面管的远中插入，以直立磨牙并纠正扭转。当磨牙直立大部完成，需要进一步直立，且为修复牙开展足够的间隙，并关闭前部牙段的散在间隙时，可利用 0.45mm 的不锈钢圆丝作唇弓，采用打开的螺旋弹簧（镍钛螺旋弹簧最为有效），弹簧打开 3 ~ 4mm，产生推力大约100g，近中移动前磨牙，同时远中倾斜移动磨牙，使磨牙完全直立。但如在前磨牙与尖牙间隙关闭后仍继续用螺旋弹簧开展间隙，则往往会导致前牙排列异常，因此应仔细观察并及时处理。

（二）双侧单个磨牙

上述方法可用于单侧，也可用于双侧磨牙的直立。当需要直立双侧磨牙时，前牙的支抗要求较高，采用轻力，并对前牙段详细观察，必要时全牙列进行治疗。如果前牙段出现不必要的移动，可采用分段治疗的方法。先用唇弓固定一侧牙弓，合并另外一侧作为支抗，直立一侧的磨牙后，再联合双侧支抗，直立另外一侧磨牙。

（三）单侧直立两个磨牙

当第二和第三磨牙都需要直立时，第三磨牙带环应有一个方颊管，第二磨牙带环颊面管可换成托槽。起始唇弓为 0.425 mm × 0.625 mm（0.017 in × 0.025 in）的麻花方丝或镍钛方丝，排齐局部牙弓段后，再用片断弓技术，直立第二和第三磨牙。由于第二磨牙往往比第三磨牙倾斜严重，弓丝应更富弹性。通常可采用双"T"型曲（第二磨牙的近远中均有），分别直立第二和第三磨牙。第二磨牙利用"匣"型曲也可同时直立第二和第三磨牙。直立两个磨牙的过程中，应密切注意支抗的控制。直立的两个磨牙与支抗的前磨牙和尖牙间应力分布不平衡，很难能同时直立双侧的第二和第三磨牙。移动第二和第三磨牙向前来关闭缺失牙间隙也较为困难。常需要加强前牙段的支抗。

四、注意事项

（一）直立弹簧曲对软组织的刺激

直立弹簧或"T"型和"匣"型曲对牙周软组织有或多或少的刺激，引起牙龈炎，甚至牙周炎。一般在直立磨牙时，弹簧曲应平行离开牙龈组织约 1mm。必要时改良直立弹簧曲，尤其是直立第三磨牙时。

（二）牙齿的松动度

直立磨牙时，由于弹簧加力过度或者𬌗干扰，引起牙齿松动。当加力过度时，减小弹簧的力量。存在轻微𬌗扰时，局部少量磨除牙冠，消除早接触点，避免𬌗创伤。当创伤严重，需要大面积磨除牙冠时，可先进行牙髓治疗，切断牙神经，再广泛调𬌗。有时为了避免磨除牙冠，可在对侧后牙放置𬌗垫，打开咬颌，避免𬌗创伤。直立牙齿后，逐步磨除牙冠。

（三）牙周卫生的影响

成年患者的口腔卫生非常重要。倾斜的磨牙常存在牙周假袋，直立过程中由于弹簧和直立的弓丝弯曲等不利于牙齿的清洁，从而造成牙周损害。因此，应要求患者尽力保持良好的口腔卫生，同时定期地对其进行系统的牙周治疗和口腔卫生维护。

五、磨牙直立后的保持

磨牙直立后，应该保持 6 ~ 16 周，使牙周组织改建后，再进行修复治疗。保持的方法有如下两种。

（一）牙冠外夹板保持器

直立磨牙后，保持原有的带环和托槽，利用 0.475 mm × 0.625 mm（0.019 in × 0.025 in）的不锈钢方丝弯制间隙保持器。唇弓弯曲形成阻挡，以防磨牙和前磨牙的任何移位。托槽和带环不利于口腔清洁，应注意口腔卫生的维护。

（二）牙冠内夹板保持器

磨牙直立完成后，在将来修复体的基牙上制作固位沟，然后以 0.475 mm × 0.625 mm（0.019 in × 0.025 in）或更粗的弓丝弯制阻挡曲，并用银汞或树脂材料将阻挡曲弓丝埋于基牙上，以保持磨牙和前磨牙不动。此方法有利于口腔卫生的清洁，对牙周组织刺激较小。

缺失牙由于长时间没有处理，除邻近牙近远中向倾斜移位外，对𬌗牙由于失去了咬颌接触而渐渐伸长，长入缺失牙的空间，甚至与牙龈黏膜接触，使𬌗间空间减小，修复治疗无法进行。

第四节　伸长牙齿的压低

一、上颌前牙的压入移动

上颌前牙过长，可采用多用途唇弓、末端后倾弯、高位牵引头帽与 J 钩等装置压低。若为个别牙伸长，则可采用弹性弓丝，利用邻牙的交互支抗将该伸长的牙齿压低。以不锈钢圆丝弯制"匣"型曲压低伸长的个别前牙最为有效。

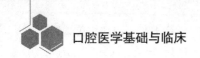

二、下前牙的压入移动

下前牙的压入移动较上前牙容易。多用途唇弓、末端后倾弯等常被用来压低下前牙。对于伸长的个别牙，也可采用弹性弓丝或不锈钢圆丝弯制"匣"型曲，利用邻牙的交互支抗将该伸长的牙齿压低。

三、上下颌前磨牙的压入移动

上下前磨牙伸长，可采用弹性弓丝，利用邻牙的交互支抗将伸长的牙齿压低。如果不希望邻近牙齿因反作用力而伸长，则利用粗的不锈钢圆丝或方丝，再以细的高弹性弓丝作为辅弓，压入前磨牙。不锈钢圆丝弯制"匣"型曲，不仅能压低伸长的前磨牙，还能同时直立倾斜前磨牙。

四、下颌第一恒磨牙的压入移动

下颌第一恒磨牙伸长较为常见，因为第一恒磨牙俗称"六龄牙"，萌出早，极易罹患严重龋坏，而导致早失。第一恒磨牙早失后，如不及时修复治疗，久之会出现对𬌗牙过长而伸长。治疗时，若第二恒磨牙存在，则可用弓丝直接压低，或者也可采用匣型曲来压低。若第二恒磨牙缺失，即第一恒磨牙为游离端牙，则可用压低辅簧压入。压入辅簧以 0.5 mm 不锈钢圆丝或稍粗的不锈钢方丝弯制而成，辅簧近中端放置在尖牙部位，远中端挂在需要压低的磨牙颊面管上。主弓丝应采用较粗的不锈钢方丝 0.475 mm × 0.625 mm（0.019 in × 0.025 in），以减小不良反应。

五、上颌第一恒磨牙的压入移动

同下颌第一恒磨牙一样，上颌第一恒磨牙较易缺失而致对𬌗牙伸长。治疗方法有四种。
（1）高位头帽牵引，利用口外力压低双侧第一恒磨牙，作用与患者的配合密切相关。
（2）横腭杆离开腭黏膜 2～3 mm，以舌的压力来压低。但作用有限，且对舌刺激较大。
（3）当第二恒磨牙存在时，采用高弹性弓丝或"匣"型曲弓丝直接压低。
（4）第一恒磨牙为游离端牙齿时，用压入辅簧压低（同下颌磨牙的压低）。

六、上下颌第二恒磨牙的压入移动

同第一恒磨牙的压入移动。

第五节　反𬌗的矫治

一、乳牙反𬌗的矫治

（一）矫治原则
尽可能给予矫治，愈早治疗疗效愈好。

（二）乳牙反𬌗矫治的意义
尽快改正上颌牙反𬌗，促进正常生长发育；改善面型容貌，防止产生下颌前突畸形；矫治乳牙反𬌗对防止恒牙反𬌗有积极作用，恒牙胚将随乳牙移动而移动。

（三）乳牙反𬌗矫治的时间
乳牙反𬌗矫治的年龄在 3～5 岁最佳。超过 5.5 岁后，应谨慎处理，防止乳牙移动过程中脱落。

（四）乳牙反𬌗的矫治方法
1. 乳尖牙磨耗不足引起的反𬌗
分次磨改乳尖牙可达到矫治的目的。临床上乳牙反𬌗者，乳尖牙常常缺乏磨耗，故调磨协助矫治。
2. 下颌斜面导板矫治法
此矫治器属功能性矫治器。适应证包括反𬌗较深的多数前牙反𬌗；后牙无足够支抗的患者；年龄较小且能主动配合治疗者。

临床应用注意事项如下：

（1）应用的时间不宜过长：应用斜面导板时，后牙是离开的，斜面导板使用时间过长，将引起后牙伸长，而最终引起前牙的开𬌗，因此应用 2 ~ 3 周效果不好时，应及时更换其他方法。

（2）饮食注意：斜面导板戴入后，后牙无法咀嚼，吃饭困难，患者需进流质饮食。

（3）斜面导板的斜面要合适：斜面应做成 45° 左右，每次复诊时，注意随时磨改调整，否则其分力有压低下颌前牙的作用，也易形成开𬌗。

（4）斜面导板有两种形式：一种是直接黏固在下颌前牙上的，另外一种形式是患者能摘戴。两种形式均能获得满意的疗效。

3. 上颌𬌗垫式活动矫治器

本方法临床上最为常用，且效果较肯定。具体制作方法为：固位体应用箭头卡环，连续卡环，邻间钩、单臂等，作用弹簧通常用双曲簧或联合双曲簧。对于反𬌗较严重者，还应配合头帽颏兜，牵引下颌向远中方向，进一步抑制下颌的生长发育，可增进疗效，起到辅助矫治的目的。

4. 固定矫治器矫治法

由于活动矫治器存在着固位不佳的问题，近来我们试行应用固定矫治器进行矫治，取得了预期效果。

二、恒牙反𬌗的矫治

恒牙反𬌗一般矫治愈早愈好，应当看作是口腔正畸科的"急诊"，尽早予以矫正。一般矫治较早者，对骨骼面型将有很大改善，否则延误矫治时机，将来将不得不依赖外科手术才能得到矫正。恒牙期出现的反𬌗，情况相当复杂，反𬌗伴其他类型的错𬌗畸形也相当普遍。

（一）联冠斜面导板

此矫治法适应证应为前牙整齐的反𬌗，且反𬌗较深者。制作要求、作用原理、注意事项见乳牙反𬌗有关矫治内容。

（二）上颌𬌗垫式活动矫治器

此矫治法适用于个别前牙或多数前牙的深反𬌗，且后牙有良好的基牙者。利用双侧𬌗垫，首先解除了前牙的反锁结关系，另外𬌗垫提供了进食的方便条件，全天 24 小时戴用，只要设计得当，大多在 2 ~ 3 个月即达到矫治效果。其注意事项如下：

（1）设计强有力的卡环，如箭头卡保障固位效果。

（2）𬌗垫应高度适宜，前牙离开 2 ~ 3 mm，𬌗垫应修整解剖形态，以利患者咬合便利。

（3）固位体的位置尽可能靠近弹簧推牙的位置，防止加力后而脱位。

（4）当反𬌗解除之后，可逐步降低后牙的𬌗垫，分次磨除，这样后牙才能有接触。

（5）用双曲簧推前牙向唇侧时，其分力易引起前牙压低，而引起前牙覆𬌗变浅，甚至开𬌗，应注意密切观察。

（三）面部正中前方牵引

绝大多数的反𬌗患者，都存在着一定程度的骨骼发育障碍，程度因人而异。因此在混合牙列期或恒牙早期阶段，在可能的情况下，进行骨骼方面的矫形𬌗疗是明智的。在临床上，广泛采用的是应用面部正中前方牵引装置。

1. 适应证

（1）有明显上颌骨发育障碍者。

（2）年龄较小，小于 15 岁。

（3）后牙明显的Ⅲ类咬合关系。

（4）头影测量 SNA 小于 78°。

2. 矫治器特点

本装置分为内部分及外部分。外部分是由三部分组成，即额托、颏托和牵引架，可以由医生、技师个别制作，也可买成品通用型直接使用。内部分有两种形式，一种是活动矫治器，另一种为固定矫治器。活动矫治器一般为附𬌗垫的上颌活动矫治器，在尖牙区设计一个小钩或箭头卡环，以便与外部分用橡皮圈连接牵引，固定矫治器一般要做一个下颌𬌗板，在主弓丝的尖牙前弯尖牙小圈，以利牵引。

3. 注意事项

（1）上颌的活动矫治器，固位必须要稳固，否则无法达到牵引的效果。

（2）力值的大小、持续时间至关重要。一般认为牵引力每侧 500 ~ 800 g 较好，戴用时间每天 14 小时以上。

（3）矫枉过正，一般来说，复发的趋势很明显，为达到最终预期的疗效，矫正应过度一些，这样除去复发因素外，才是真正疗效所得。

（四）正颌外科手术

真正骨性下颌前突畸形者，可进行外科正颌手术。

术前应该正畸并与外科医生一起会诊，提出全面综合性的治疗方案。一般均需正畸医生进行术前矫正，为手术创造良好条件。有些患者，在手术之后，仍需正畸医生的进一步治疗。

微信扫码
◆ 临床科研
◆ 医学前沿
◆ 临床资讯
◆ 临床笔记

第十一章 口腔种植

第一节 牙列缺损的种植义齿修复

一、概述

以牙种植方式行义齿修复牙列缺损，通常的种植义齿修复方式是固定局部种植修复。较之传统的基托义齿修复和以自然牙为基牙的固定桥修复，它具有能有效地保护口腔软硬组织及减少损伤的特点，是在有经济条件和患者能承受外科种植手术情况下首选的义齿修复方法。

二、诊断

按临床位置分型，可分为上颌前牙区、上颌后牙区、下颌前牙区、下颌后牙区和全口牙列缺失。

诊断简单明确，当两个或多个相邻牙缺失称为牙列缺损。全口无牙颌称为牙列缺失。

三、治疗

（一）治疗原则

用牙种植义齿修复的方法恢复牙列形态和功能，尽可能减少软硬组织的损伤。

（二）术前准备

1. 同单牙缺失种植修复术前准备。

2. 牙列缺损的种植手术之前，最好制作牙颌石膏模型，准备外科模板。

（三）治疗方案

1. 手术指征

（1）患者要求牙种植修复。

（2）全身情况无明显的手术禁忌证。

（3）牙列缺损部位邻牙健康无根尖周炎、牙周炎及活动性龋病，口腔清洁卫生情况良好，无口腔黏膜疾病。

（4）影像学辅助检查确定种植区骨量（长度及宽度）足够，或通过植骨、引导骨再生、上颌窦提升等方法可以获得足够骨量。

（5）龈颌高度在 5mm 以上。

2. 手术时机

（1）牙缺失后经 3 ~ 6 个月的伤口愈合和骨形成改建期，然后行牙种植是通常的手术时机选择。

（2）在条件许可的情况下，如骨量充足的情况下可以行拔牙后即刻种植。

3. 前牙区牙列缺损的种植修复

（1）影响前牙区种植修复牙列缺损的因素：上下颌关系；覆盖和覆𬌗；清洁间隙；牙齿修复状态。而解剖因素有一定的临床性特点：可植入长种植体提供足够稳定的义齿修复，两个种植体即可支持 4 个牙齿的功能。

（2）近远中距离：当 2 个牙齿缺失不能采用 2 个种植体修复时，可考虑用正畸的方法缩小缺牙区近远中距离，再改用一个种植体修复。

（3）垂直高度骨量不足：用两个种植体修复 4 个下颌切牙缺失时，取决于垂直高度骨量。如垂直骨丧失小于 5mm 时应使种植体与尖牙的距离为 2mm 以上。如垂直骨丧失大于 5mm 时应使种植体位于尖牙与侧切牙之间的位置，避免损伤尖牙近中牙槽骨及留有清洁空隙，同时义齿的修复应考虑义龈联合修复。

（4）垂直高度骨量足够时，可考虑行即刻种植，选用两个或三个种植体植入的设计。

（5）需要的垂直高度骨量不足时可选用引导骨再生术、三文治骨增高术、自体骨块上置术、牵引成骨术等加以解决。

（6）颊舌向宽度不足时，简单的处理方法是磨除尖锐的牙槽骨嵴突，形成有一定宽度的平整的牙槽嵴顶部，也可采用骨劈开术或自体骨移植增宽牙槽骨。

（7）对于双颌前牙前倾的患者，下颌前牙牙列缺损，可采用种植方法修复，但种植体植入的位置和方向不同于自然牙的排列。

4. 后牙区牙列缺损的种植修复　下颌后牙区缺损种植修复主要问题是避免下牙槽神经损伤，其解决方法有如下几点：

（1）X 光全景片测量下牙槽神经管与牙槽骨嵴顶之间的可用骨高度。注意 X 光全景片的放大效应，应为实际测量的骨高度减去放大率（10% ~ 15%）。

（2）CT 扫描测量。可从下颌骨多平面图像，尤其是下颌骨横断面测量可用骨量的高度。

（3）种植体植入应在下牙槽神经管上方 2mm。

（4）局部麻醉为浸润麻醉。

（5）可采用种植体颊舌向或舌颊向植入，避开下牙槽神经，以获得足够的可用骨量支持较长的种植体。

（6）可采用下颌神经移位术。

（7）避开颏孔区下牙槽神经直接可靠的方法是同时暴露颏孔，于颏孔上方植入种植体。

5. 牙槽骨的形状与体积尖削及狭窄的牙槽骨或舌向倾斜的牙槽骨常存在，可选用自体骨骨块贴附增宽牙槽骨，改善形态。

第二节　上颌骨重建术

一、上颌骨缺损重建的历史沿革

几十年来，大型上颌骨缺损的修复均通过赝复体的阻塞作用完成。在复杂的重建技术发展以前，赝复装置是恢复复杂缺损上颌骨功能和美观的唯一手段。赝复体是一种中空的阻塞器，利用上颌残留牙齿的固位，充填上颌骨切除后形成的创腔，同时能一定程度恢复患者的咀嚼功能和外形。赝复体要求剩余上颌骨有足够的软硬组织支持，对于超过中线或双侧的大型上颌骨缺损往往显得无能为力。随着种植技术的发展，应用颧骨种植体和磁性固位体制做全上颌赝复体来修复上颌骨缺损已经成为现实，但仍存在一些不可避免的缺陷，如需要经常清洁、不能完全封闭口鼻腔瘘、不能完成吸吮功能、无法在柔软的组织面戴用、固位不佳和口腔卫生维持困难等。

自体组织移植是上颌骨缺损修复的合理选择,可以避免赝复体修复的各种缺陷,并且是永久性的。自体组织移植修复上颌骨缺损经历了从简单到复杂,从应用局部组织瓣、带蒂皮瓣和肌皮瓣到游离复合组织瓣,从修复小型缺损到修复大型缺损,从单纯消除创腔到功能性修复的发展阶段。早期的额瓣、上唇瓣、咽部瓣及舌瓣等局部组织瓣只能局部转位,受其旋转弧度及组织量的限制只能修复小型缺损。后来随着带蒂组织瓣的出现和应用,胸三角皮瓣、胸大肌皮瓣、颞肌瓣、背阔肌皮瓣、胸锁乳突肌皮瓣及斜方肌皮瓣等均应用于上颌骨缺损的修复。虽然它们能满足大型上颌骨缺损修复的要求,但是移植组织过于臃肿,不易塑形,若要完成骨性重建尚需结合颅骨、肋骨及髂骨等非血管化骨移植,很难达到预期的修复效果。

近20年来,显微外科技术的发展为上颌骨及面中份缺损的修复带来了一场革命。各种游离组织瓣,如前臂皮瓣、肩胛瓣、腹直肌皮瓣、腓骨瓣及髂骨瓣等,尤其是游离复合骨瓣的应用,使上颌骨缺损的修复从单纯的创腔充填进入到功能性修复阶段。而且随着坚固内固定技术、牙种植体技术及骨牵引技术的发展和应用,上颌骨缺损的功能性修复日趋成熟。

二、上颌骨缺损修复的目标及上颌骨缺损的分类

由于上颌骨特殊复杂的解剖结构和生理功能,理想的上颌骨重建应达到以下要求:①消灭死腔和口鼻瘘,达到封闭性修复。②恢复咀嚼、语言等面中份基本功能,能完成功能性义齿修复。③为面中份诸多重要结构提供足够支持。④恢复外形。简而言之,上颌骨缺损的修复要完成功能和外形的恢复,但实际上这是一项富有挑战性的临床工作。

不同程度的上颌骨缺损需要不同组织量的组织瓣进行修复,因而有必要对上颌骨的缺损进行分类,以指导临床治疗。Corderio等依据切除范围将上颌骨缺损分为四类:Ⅰ类缺损为上颌骨部分切除后的缺损,仅波及上颌窦的一或两个壁;Ⅱ类缺损为上颌骨次全切除后的缺损,包括上颌窦两个壁以上的缺损,但眶底完整;Ⅲ类缺损为包括眶底在内上颌骨全切除后的缺损,根据眼球是否保留又分为Ⅲa(保留眼球)和Ⅲb(不保留眼球)两个亚类;Ⅳ类缺损为上颌骨及眼眶切除后的缺损。

Brown等对上颌骨缺损提出了改良分类,它包含了垂直和水平两个方向缺损的情况。垂直方向分为四类:Ⅰ类为上颌骨低位切除,无口腔上颌窦瘘;Ⅱ类为上颌骨次全切除,保留眶底;Ⅲ类为上颌骨全部切除,不保留眶底;Ⅳ类为上颌骨扩大切除,不保留眶内容物。在水平方向附加缺损亚分类:a. 单侧上颌骨牙槽突和硬腭缺损(a ≤ 1/2);b. 双侧上颌骨牙槽突和硬腭缺损(1/2<b<1);c. 全上颌骨牙槽突和硬腭缺损(c=1)。(图11-1)

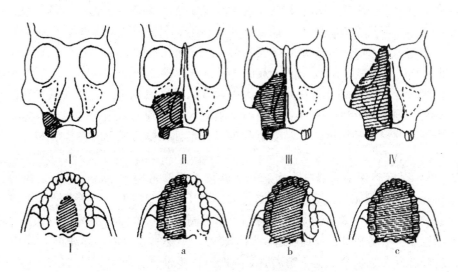

图 11-1 上颌骨缺损分类示意图

三、用于上颌骨缺损修复的常用游离组织瓣

1. 游离前臂皮瓣　前臂皮瓣由我国杨果凡于 1978 年发明，最早应用于四肢瘢痕挛缩的治疗，但很快就被应用到头颈缺损的修复与重建。前臂皮瓣具有很多优点：解剖恒定，制备简单；血管口径粗大，血管吻合容易成功；血管蒂长，避免了静脉移植；供区远离头颈部术区，允许实施"双组手术"；皮瓣组织菲薄而质地优良，适于口腔内组织修复；通过吻合皮瓣与受区的感觉神经，可恢复皮瓣感觉功能；可以携带一片桡骨，用于颌骨重建。其缺点为切取皮瓣要牺牲前臂一条主要供血动脉，而且前臂创面需植皮，留有明显瘢痕，影响美观。

小型上颌骨缺损，如腭部缺损，可应用前臂皮瓣来修复，其组织菲薄及良好顺应性，允许日后成为义齿的承托区。"三明治"式前臂桡骨瓣修复次全切除术后的上颌骨缺损，即桡骨重建上颌牙槽突，皮瓣折叠后分别修复口腔面和鼻腔面黏膜，但桡骨骨量过小，难以满足牙种植的要求。折叠前臂皮瓣还可用于封闭上颌骨缺损后的口鼻腔瘘，能较好地恢复语言及进食功能，但由于未行骨性修复，无法行义齿修复，且外形稍差。对于无残余上颌牙的高龄患者，由于术后无法戴用腭托，折叠前臂皮瓣修复不失为一种合理的选择。

2. 游离大腿前外侧皮瓣　游离大腿前外侧皮瓣最早由我国的宋业光于 1984 年介绍，其后国内外学者对该皮瓣做了详细的解剖学和临床应用研究，并使其成为常用的游离皮瓣供区之一。皮瓣的制备简单，血管蒂长，可开展"双组手术"，供区的病变较小，对于宽度 8cm 以下的皮瓣，供区可以直接拉拢缝合，所遗留的疤痕相对较为隐蔽。由于其皮肤穿支血管解剖变异较大，这也是影响该皮瓣广泛应用的主要原因。

3. 游离腹直肌皮瓣　以腹壁下动、静脉为蒂的腹直肌皮瓣在头颈部大型缺损修复中占据十分重要的地位。该组织瓣的血管蒂可靠，解剖恒定，制备时无须改变患者体位，允许实施"双组手术"。其组织量丰富，适于大型缺损，如全舌、上颌骨及颅底缺损等修复。其潜在的供区并发症切口疝可以通过聚丙烯酸膜片修复腹直肌前鞘而得以解决。

腹直肌皮瓣适用于大型上颌骨缺损的修复，应用腹直肌皮瓣修复上颌骨眶区大型缺损，不仅能充分充填死腔，而且术后获得良好的语音及吞咽功能，部分患者还能完成传统义齿的修复。但是，对于肥胖患者，腹直肌皮瓣修复上颌骨缺损仍略显臃肿，在一定程度上影响外形和功能的恢复。

4. 游离背阔肌皮瓣　以胸背动、静脉为蒂的背阔肌皮瓣是可用于头颈重建的面积最大的游离组织瓣。与腹直肌皮瓣一样，其解剖恒定，制备简便，血管口径大，组织量丰富，非常适于头颈部大型缺损的修复。相对腹直肌皮瓣而言，肥胖对背阔肌皮瓣的影响更小，不会过于臃肿。背阔肌皮瓣在上颌骨缺损修复中用途广泛，不仅能完全充填死腔，而且能非常好地恢复面颊部的外形。但是，背阔肌皮瓣制备时需要侧卧位，头颈重建手术中无法实施"双组手术"，因此，限制了该皮瓣在头颈重建中的广泛应用。

5. 游离肩胛骨皮瓣　以旋肩胛动、静脉为血管蒂的肩胛骨皮瓣也是头颈重建常用的皮瓣，其优点是：血管蒂长，血管口径大，皮岛与骨块间有很大旋转度，特别适用于颧弓眶底和腭部的同时重建。由于肩胛骨皮瓣制备时必须采用侧卧位，在头颈重建手术中无法实施"双组手术"，这也限制了该皮瓣的广泛应用。由于肩胛骨的形态和厚度，不易塑形和难以满足种植体要求是其缺点，现在已较少应用于颌骨重建。

6. 游离髂骨瓣　以旋髂深动、静脉为血管蒂的游离髂骨瓣常用于下颌骨缺损的重建，它具有血管解剖恒定，血管口径大，骨量充足，适于种植体植入，可开展"双组手术"等优点，游离髂骨瓣修复上颌骨缺损可以得到良好的功能恢复。但是毫无疑问，髂骨瓣也存在许多无法避免的缺点，髂骨对于上颌骨修复显得组织量过多，不易塑形，皮岛臃肿，活动度差，不易修复口内黏膜缺损，而且其血管蒂过短，很难充分达到上颈部进行血管吻合。随着游离腓骨瓣的进一步推广，游离髂骨瓣的应用已经越来越少。

7. 游离腓骨瓣　游离腓骨瓣最早由 Taylor 于 1975 年报告，随后应用于长骨缺损的修复。直到 1989 年，Hidalgo 才首次报告利用游离腓骨瓣修复下颌骨缺损。目前，游离腓骨瓣已广泛用于下颌骨重建，并被认为是下颌骨重建的最佳选择，近年来，其还被用来修复上颌骨缺损。其优点主要包括：①血管蒂长，

通过切取较为远端的腓骨，可以达到延长血管蒂的目的，使其很容易通过口内隧道到达上颈部。②血管口径大，腓骨瓣是所有游离组织瓣中血管口径最大者，游离移植非常容易吻合成功。③腓骨瓣可以根据需要制备成各种形式的复合瓣，其中腓骨可用来修复骨缺损，皮岛用来修复黏膜缺损，肌肉用来填塞死腔。④腓骨瓣制备简单，供区并发症少。⑤腓骨瓣供区远离头颈部，可以实施"双组手术"。⑥腓骨可以根据需要做多处截骨后行三维塑形，恢复牙槽突的形态。

北京大学口腔医学院已完成 60 例腓骨复合组织瓣重建上颌骨缺损，成功率达 98.3%。其中有 46 例为Ⅰ类和Ⅱ类缺损，也就是说大部分病例为上颌骨低位或次全切除术后的缺损，这正是腓骨瓣修复上颌骨缺损的最佳适应证。由于腓骨重建牙槽突，其后方需与颧骨或颧牙槽嵴进行固定，对于Ⅲ类和Ⅳ类病例常伴有眼眶、颧骨及翼突的缺损，使腓骨的固定存在困难，对于这样的大型缺损可选择组织量相对丰富的软组织皮瓣来进行修复。在随访时间 6 个月以上的 38 例患者中，5 例完成种植义齿修复，21 例完成传统义齿修复，义齿修复率达 68.4%；外形评价达"优"和"良"者为 84.2%；语音清晰度检测达到98.4%，达到正常人水平；生存质量问卷分析和调查显示，游离腓骨瓣上颌骨重建患者的术后生存质量明显高于赝复体修复患者，通过对腓骨瓣上颌骨重建患者的术前和术后生存质量分析，患者的术后生存质量较术前有下降，但两者间的差异无统计学意义。这说明腓骨瓣能非常完好地恢复上颌骨缺损造成的功能缺陷，基本上能达到术前无上颌骨缺损时的生活质量水平。所以，游离腓骨复合瓣上颌骨重建能显著提高上颌骨切除术后患者生存质量，是上颌骨重建的良好选择。

腓骨复合组织瓣上颌骨重建术的注意事项：

（1）供区的选择应为同侧小腿，只有这样才能保证腓骨就位后，皮岛下垂于腓骨骨段下方，有足够的自由动度来修复腭部软组织缺损。

（2）腓骨皮岛对于同期完成上颌骨软硬组织的缺损修复非常重要，而皮岛的血供来自腓动脉穿支。术前可通过超声多普勒血流探测仪测定皮岛的腓动脉穿支，以此来确定切口线的位置，避免损伤穿支血管。

（3）术前按照手术设计，完成模型外科，制作手术模板，为术中腓骨就位与固定的位置提供明确的参照依据。

（4）由于腓骨瓣血管蒂是从上颌经下颌骨内侧至上颈部进行血管吻合，要求血管蒂长，其长度要明显长于腓骨瓣下颌骨重建。因此，要求腓骨瓣上端截骨线尽量靠上，通过去除尽量多的上端骨段以获得尽可能长的血管蒂。

（5）手术操作顺序：先腓骨瓣就位固定，后血管吻合，避免在腓骨瓣就位时过度牵拉已经完成的血管吻合口。

（6）避免血管蒂局部受压：下颌骨内侧的血管蒂隧道至少达两指；术区放置引流管时与血管蒂应有一定距离，并进行固定，保证不因体位改变而出现引流管位置改变；术中充分止血，避免出现血肿而压迫血管蒂。

（7）术后严格头部制动，避免颈部过度运动，影响血管蒂。

（8）术后对腓骨瓣进行严密观察，一旦发生血管危象，应立即抢救探查。

由于游离腓骨复合瓣修复上颌骨缺损技术难度较大，手术创伤也较大，种植义齿修复治疗周期长，因此，应严格掌握适应证。目前手术适应证主要包括：①良性肿物或创伤导致的上颌骨缺损。②上颌骨恶性肿瘤病变比较局限，手术可以达到根治者。③双侧全上颌骨缺损，如不做骨性修复，将遗留十分严重的面部畸形和功能障碍者。④肿瘤切除术后 2 年以上无复发拟行二期修复者。⑤Ⅰ类和Ⅱ类的上颌骨缺损。⑥年轻患者，有修复上颌骨缺损要求者。

8. 双游离瓣移植　对于某些复杂的上颌骨缺损，单一的游离组织瓣往往无法同时满足恢复功能和外形的要求，可以采用双游离瓣进行修复。同时应用游离腓骨瓣和前臂皮瓣可进行面中份大型软硬组织缺损的重建，用游离腓骨瓣重建牙槽突，用前臂皮瓣修复较大范围的黏膜和皮肤缺损。有时游离腓骨复合瓣在行上颌骨重建时，若无法制备皮岛而口内黏膜缺损必须修复时，也可再加用前臂皮瓣。一般而言，如果能用一个游离组织瓣完成修复要求，应尽量避免采用两个游离瓣。

与传统赝复体修复方法相比，应用自体游离组织瓣修复上颌骨缺损有其很大的优越性。无论是哪种组织瓣，其均能完好地封闭口、鼻腔瘘和口腔上颌窦瘘，使得患者能恢复正常的吞咽和进食功能，解除了患者在吞咽、进食和语言方面的问题，提高了患者的生活质量，这与赝复体相比，是巨大的进步。对于无牙殆和双侧上颌骨缺损的患者，赝复体由于难以固位而无法对此类缺损进行修复。游离组织瓣则不受此限制，借助于血管吻合技术，远离受区的游离组织瓣可以良好的修复上颌骨缺损。腓骨复合组织瓣上颌骨重建的患者由于上颌骨缺损得到了三维骨性重建，不仅可以进行传统义齿修复，而且结合牙种植技术可以进一步达到上颌骨功能性重建的最终目的。即便是软组织皮瓣只要上颌余留牙条件允许，依然可以进行传统义齿修复。

目前，我们选择头颈修复重建最常用的四种皮瓣：前臂皮瓣、大腿前外侧皮瓣、腓骨瓣和腹直肌皮瓣来进行上颌骨重建，主要原因是其具有很高的可靠性。此外这四种组织瓣还具有以下共同优点：①血管蒂长，很容易通过口内隧道到达上颈部而无须血管移植。②血管口径大，游离移植时很容易吻合成功，并且吻合口不易发生血栓。③供区远离头颈部，可在仰卧位完成制备，开展"双组手术"。④制备简单快速，手术创伤小，术后供区并发症小。

至于选择何种游离组织瓣来进行上颌骨缺损的修复，这要根据上颌骨缺损的具体情况和患者的全身状态来决定。高龄患者通常全身情况不佳，耐受手术的抵抗力弱，而前臂皮瓣相对手术创伤小，手术时间短，适于高龄患者。前臂皮瓣和腓骨瓣多用于Ⅰ类和Ⅱ类的上颌骨缺损，大腿前外侧皮瓣和腹直肌皮瓣则更多用于Ⅲ类和Ⅳ类缺损。

第三节　颅面部缺损的种植修复

一、概述

由于外伤、肿瘤切除导致颅颌面组织缺损，其缺损畸形将给患者带来的不良影响远较一般牙列缺损和缺失为大，它不仅可以造成咀嚼、言语、吞咽、呼吸等功能障碍，而且由于残缺的面部器官、不对称的颜面畸形影响患者的心理健康。所以临床上认识和分析颅颌面缺损畸形的原因及其不良影响，充分理解这类患者积极要求恢复颅颌面正常形态和功能的迫切心情十分重要。

长期以来，诸如颌骨、耳、鼻、眶等颅颌面缺损的修复，一般是通过采用组织瓣、骨、软骨、骨肌瓣的移植，或应用赝复体通过黏膜皮肤负压吸合、胶粘剂黏合、软硬组织倒凹等方法进行塑形固位来完成。不少患者因缺乏上述固位条件，而成为临床上的困难病例。尽管采用的补救方法有从力学及解剖因素方面考虑的眼睛式、眼镜框架式固位体或应用各种黏合剂等，但其功能、美观及固位效果均不甚理想。

以骨内种植体为基础的现代颅颌面种植学是在近代牙种植技术日益成熟之后发展起来的一门新兴医学工程，20余年来，随着新型材料、生物力学、生物技术以及细胞、分子水平的基础与临床研究的推动，牙种植体及其相应种植系统的研制开发和种植义齿的临床研究，特别是自引进牙种植体作为颜面赝复体的固位装置之后，颅颌面重建的概念发生了巨大变化，以恢复功能与形态为目的的颅颌面修复重建外科领域在其基础与临床方面获得了重大进展。

骨内种植体分类及特点：骨内种植体是种植修复体的基础部件，为颅颌面缺损后赝复体的固位与支持装置。骨内种植体可从多方面特征来进行分类。如根据所用材料可分为金属类种植体、陶瓷类种植体、碳素类种植体、高分子聚合物种植体和复合材料种植体等。根据作用和目的可分为牙种植体、赝复体固位支持种植体、耳助听器固位种植体等。按其所需种植手术次数分为一期完成式种植体（single stage implant），又称为一段式种植体和二期完成式种植体（two stage implant），即二段式种植体。不同部位、不同外形的种植体需采用不同的手术器具和植入术式，这些均可从相应的种植系统获得配置与方法指导。

目前用于颅面骨内的种植体多为纯钛螺旋形种植体（screw root form implants），其形状酷似螺丝钉。与口内应用情况类似，即利用螺旋原理，在术中借助扭力手机将其旋入就位。不过颅面骨内种植的植入体形态与口腔内螺旋形植入体有所不同，虽然都是螺旋形，但该种植体有两个特点：一是较短，仅为 3mm 或 4mm 长；二是在其冠部有一宽大多孔的帽檐样扩展区。这一独特设计的目的是为了防止种植体偶然受意外的外力作用而嵌入骨内或颅内，帽檐上的簧孔区有利于骨的内生长，借此增加种植体的固位力。

颅面部骨内种植系统的整套部件包括：种植体、基台、中央螺栓及赝复体固位装置（杆状固位或磁性固位）。目前，在临床上应用的颅面种植系统主要有 Branemark 种植系统、ITI 种植系统、Entific 种植系统等。

二、诊断

对于颅颌面缺损的患者，根据其病史及外形畸形表现不难诊断。基于颅颌面缺损的原因，实际上符合解剖学原则及力学原理的赝复体、移植骨依靠其骨内种植体及微夹板的良好固位，或结合磁性固位体等方法的种植修复重建技术适应于各类缺损畸形的形态与功能恢复。临床上包括先天性因素，发育性因素，手术性、外伤性或感染性等后天性因素所致的外耳、鼻、颌骨或眼眶缺损、缺失畸形者。

三、治疗

术前检查与治疗计划：

一是通过病史的详细询问、局部及全身系统周密的检查、结合影像学观察，确认颅颌面缺损患者是否属于骨内种植修复重建的适应证。

二是在适应证确立之后，须对受植部位做进一步详细检查，尤其是通过复制的模型分析以及颌面曲面体层片、头颅正侧位定位片、螺旋 CT 等影像学观察，为治疗方案的确立提供有价值的信息。

颅颌面种植医师在治疗计划制订前后与患者交谈沟通十分重要。交谈内容除介绍种植赝复体、种植义齿重建修复特点、效果及手术修复基本过程与周期之外，还须告知和说明可能出现的问题、并发症及与术后随访、保健等有关注意事项，目的在于实施种植修复的过程中能取得患者的充分理解和积极配合。

总体治疗方案的正确性与种植手术的合理性是最终种植重建修复体在其功能与形态方面成功的重要条件，在确定手术计划时须从①患者颅颌面缺损骨的质与量。②受植部位的选择与外科模板。③种植体数量的确定。④种植体上部结构的设计。⑤种植系统及种植体的选择。⑥种植术式与种植时机的确定等 6 个方面入手加以考虑。

（一）骨内种植体植入手术

骨内种植体植入术可从以下 3 个方面特征进行分类：一是根据不同种植手术时相分为即刻种植、半即刻种植和延期种植；二是按种植使命分为一期完成植入术（即植入体与基台一体植入并同时完成穿皮过程，又称二段式种植体植入术）和二期完成植入术（即植入体和基台分两次植入，又称两段式种植体植入术）；三是依据口腔内外解剖区域及修复的目的分为口腔内种植术和口腔外颅面赝复体种植术及口腔内外赝复体联合种植术。虽然临床上许多商品化种植系统及相应的不同种类的骨内种植体都有其特定的外科种植程序和要求，而且口内穿龈种植与口外穿皮种植的操作要领有所不同，但其骨内种植的基本步骤与方法大致相仿。

1. 一期手术

（1）术前用药与麻醉：术前可静脉给予 10 ~ 20mg 地西泮（安定），一般选用局部浸润麻醉法；采用 2% 利多卡因肾上腺素局麻药液 10 ~ 20mL 做受植部位骨膜上、下浸润即可。

（2）切口设计与翻瓣：用美兰在受植区皮肤上标记出需种植的部位，植入位点须与骨面垂直，切开皮肤，锐分离翻瓣后显露骨面。

（3）种植窝制备：先用球钻在受植部位的骨面上轻触做一标记，再用裂钻逐级置备相应深度和直径的种植窝，最后在种植体冠部骨边缘成型，以适应种植体冠部的帽檐形状。钻孔同期始终维持适量的水冷却。

（4）植入种植体：在慢速状态下用力扭动手机，以慢速旋入骨孔内，手机自动停止后，若植入体尚未到位，可用手动扳手夹持后逐步旋紧，此过程仍需用生理盐水冷却，然后将覆盖螺帽旋入种植体的内

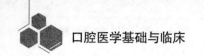
螺孔。随后依次间断缝合骨膜及皮肤，创面常规放置油纱及无菌纱布。

术后注意事项：术后常规给予抗炎及对症治疗，以预防感染和过度水肿。1周内注意保持口腔的清洁，术后7～10d拆线。

2. 二期手术　一期术后3～4个月即可进行第二期穿皮基台连接。

（1）术前准备与麻醉：基本与第一期手术相同。术前根据前次手术记录及局部检查结果，明确第一期植入种植体的确切位置后，术区常规消毒铺巾，局部皮下及骨膜上浸润2%利多卡因肾上腺素5～10mL。

（2）切口设计与组织切除：依据穿皮种植体所在的不同部位，采取相应的手术切口设计，一般沿原切口切开。切除种植体周围皮肤及皮下组织，仅保留骨膜，同时将周边皮肤下方皮下组织做楔形切除，使其周边皮肤变薄，以便能与骨膜接触，达到愈合后皮肤制动的目的。

（3）穿皮环切与基台连接：在皮肤上方触摸到种植体后，用皮肤环形切取器在其上方中点垂直定位，围绕种植体一并环切皮肤及骨膜，使下方种植体冠部外露。卸下覆盖螺帽，将基台连接于植入体上。最后旋入直径10～20mm的愈合帽，在其愈合帽与种植体周围植皮区之间环绕填塞含有抗生素的油纱布，其上覆盖无菌纱布保护。

3. 术后注意事项

（1）术后1～2d去除覆盖的无菌纱布。

（2）术后第3天卸下愈合帽及中间缠绕的抗生素的油纱布，清洗基台及周围皮肤，重新缠绕更换的抗生素油纱布。

（3）术后第10天去除环绕之油纱布，让其开放。

种植体周围组织的卫生保健十分重要。种植体周围的上皮碎屑一般可由患者家属清洁或复诊由专科医师清除。

（4）修复体的连接。基台连接术后3～5周，在种植体穿皮周缘伤口愈合良好条件下，可考虑上部修复体的安装与连接。

（二）颅颌面种植赝复体修复与重建

1. 眶部缺损种植修复与重建　术前、术中注意事项。

对于眼球和眶部肿瘤患者，术前的治疗设计若考虑术后将应用种植赝复体修复时，须注意如下问题。

（1）如因结膜缺损、瘢痕等因素导致上、下睑穹隆消失，眼窝缩小及眼睑凹陷者，种植前应行眼窝眼睑成形术。

（2）手术切除眶部肿瘤的同时，如有可能，尽量保留眉毛，这一解剖结构的保存特别有助于整个眼眶赝复体的真实和美观效果。

（3）眼窝创面的覆盖所选用的皮片不宜过厚，否则眼窝过浅不利在缺损边缘眶骨上植入种植体及其上部支架的连接；也不利于赝复体设计及就位后的稳定性。

（4）植入部位的选择：无骨质缺损的患者植入部位为眼眶的外半侧壁。右眼植入部位多在1点、4点和5点方向。左眼植入部位多见于11点、7点和8点方向。

2. 眼眶种植赝复体附着固位方式的选择　赝复体固位方式的选择主要根据缺损的大小，种植体的位置、方向及种植体的数目而定。眶部种植赝复体固位附着方式主要有以下3种：

（1）杆卡式附着固位。

（2）磁性体附着固位。

（3）球槽附着固位。

3. 眼眶种植赝复体（义眼、义眶）的制作

（1）取印模：根据缺损情况和拟修复范围确定取印模的范围。

（2）修整模型及赝复体制作：①在模型上标记出修复体边缘。②根据测量数据初雕修复体蜡形。③常规装盒冲蜡。④配色：根据不同部位的颜色再分别加入内染色剂。⑤种植体上方安放磁块，特殊处理磁体表面。⑥装胶：装胶时注意按照调色时不同的区域分别填胶。⑦烘烤成型，修整赝复体。⑧试戴：

外染色，制作人工睫毛和眉毛，完成赝复体制作。

4. 耳缺失种植修复与重建

（1）适应证：耳郭先天性、后天发育性畸形，肿瘤术后，外伤或感染等因素所致部分或全外耳缺失者。部分耳缺损或全耳缺失经整形重建外科手术效果不佳或失败者。

（2）手术步骤与方法：手术分两期完成，一期手术及二期手术步骤如前所述。

作为耳赝复体的支持固位需用 2 ～ 4 个种植体，在右耳区植入 2 枚种植体时，理想的种植部位应在 8 点和 11 点；左耳时应在 1 点和 4 点。植入 4 枚种植体时，适宜的种植体部位右耳区可在 7 点、9 点、11 点和 12 点；左耳区相对在 12 点、1 点、3 点和 5 点。种植体相距最小不能短于 1cm，通常大于 2cm 为宜。

（3）术后注意事项：除每周更换愈合帽下方油纱布 2 次，连续 2 周后让其开放之外，其余术后护理同前述。

（4）并发症及其防治：术中并发症主要表现为穿透颞骨骨内板，因此在备置种植窝时，深度应严格控制在 4mm 以内。另外，术前 CT 检查也有助于避免术中并发症的发生。

术后常见的并发症常见为种植体周围炎，通常将种植体周缘皮肤反应分为 0 ～ 4 级：0 级为无炎症反应；1 级指轻微发红；2 级指皮肤充血伴渗出；3 级有炎性肉芽组织；4 级为严重感染而必须取出种植体。种植体周附着皮肤的不稳定、频繁移动是引起皮缘炎症或感染的主要因素。此外，两种植体相距过近（<1cm）或基台松动的刺激、皮肤疾病如皮脂溢性皮炎或局部卫生不良、过多清洁刺激均会导致种植体周围炎。为提高成功率，术中要尽量去除种植体周围足量的皮下组织，移植皮片削薄有利移植成活，同时加强患者卫生习惯和对种植体及周围皮缘的精心护理。

5. 义耳赝复体的制作　义耳赝复体的制作基本同义眼制作相似，包括取模、蜡型的制作、配色、硅橡胶充填、外染色等。

6. 鼻缺损种植修复与重建

（1）适应证：因鼻部或面中 1/3 区恶性肿瘤切除后缺损者。面中份外伤或烧伤等所致鼻部缺损者。鼻部缺损经皮瓣修复失败者。

（2）术前及术中注意事项：计划行全鼻切除时，鼻骨不宜保留。全鼻切除后须修整鼻中隔基底部。有条件时尽量保留前鼻嵴。采用薄断层皮片移植覆盖手术切除后遗留的受植区创面。

（3）手术步骤及方法：手术分两期完成，具体步骤和方法如前所述。

根据缺损的形态和范围，最常见的植入部位为额骨、颧骨、残留的上颌骨和上颌结节。

7. 术后面部缺损区临时修复体　对于面中份恶性肿瘤患者，手术切除的洞穿性缺损畸形的遗留会造成心理上的严重创伤。为此，在手术前先取面部模型，肿瘤切净后即刻取制面部印模，记录缺损部位及相邻结构的三维形态。再根据石膏模型，参照术前面部模型制作符合患者面部形态的鼻部临时假体，并在术后 24h 内放置于患者面中份缺损区。

8. 上颌骨缺损的颧骨种植修复与重建

（1）适应证：肿瘤及外伤造成的上颌骨和腭骨缺损。上颌骨牙槽骨严重吸收的无牙颌患者或上颌游离端缺失患者。

（2）颧骨种植体的形态及规格：颧骨种植体由螺纹状的种植体根部和光滑的头部组成，长度由 30 ～ 52.5mm 不等。头部与根部成 45° 或 55° 角，以弥补种植方向与颌平面的交角。

（3）手术方法：手术通常于全麻下进行。在上颌牙槽嵴顶做切口，翻瓣暴露眶下神经。在上颌窦靠近颧骨的部位开窗。翻开窦黏膜，使操作可以在直视下进行。开窗的同时也有利于备洞时的散热，逐级备洞，低速自攻植入颧骨种植体，其长度用特殊的测量仪确定。种植体植入后，顶部放入覆盖螺帽，关闭窗口。

手术钻孔时要注意：①必须用大量的水冲洗，防止骨坏死。②不要将软组织吸入种植窝，妨碍骨结合，导致种植失败。③植入颧骨部分不可以太靠近眶侧壁，防止损伤眶内容物。

术后 6 个月放置基台并制作临时义齿。

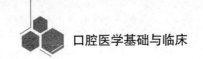

（4）修复方法：通常采用螺丝固位的固定式修复，可以更好地调整咬殆。但由于种植体头部偏腭侧，容易产生较大的悬臂作用，故也可采用杆卡式固位的义齿修复。

（三）术后观察及处理

1. 一般处理　术后常规全身用药，抗炎及对症治疗。

颅面部种植手术应保持术区皮肤清洁，颧骨种植手术应保持口腔清洁。

家庭护理：每天一次用普通清洁剂及清水清洗假体，桥基和接触支架用湿盐水纱布每日擦洗干净，清除桥基周围的所有废屑。

2. 并发症的观察及处理

（1）种植体松动或脱落：由于种植体没有达到完整的骨结合可以导致种植体松动或脱落。因此，对于种植体的植入应有一套完整的方案，包括术前定位设计、术中精确植入及术后护理。当种植体发生松动或脱落时，可将种植体取出，局部严密缝合，待骨愈合后行二次手术。

（2）种植体周围皮肤炎：由于种植体周围皮肤与基台之间存在微小间隙，不易清洁，容易发生慢性炎症。所以对于种植体基台及赝复体应每日清洗，定期随访观察。

（3）赝复体变色及破裂：引起赝复体变色及脆性加大导致的破裂因素主要有：紫外线照射、空气污染、湿度和温度的改变、清洗赝复体的操作，以及使用化妆品等。因此，赝复体在 1 ～ 3 年内一般需要重新制作。

第四节　种植体周围病

种植体周围病（peri-implant disease）为种植体周围组织的病理改变的统称。它包括种植体周围黏膜炎（peri-implant mucositis）：炎症仅累及种植体周围软组织；种植体周围炎（peri-implantitis）：除软组织炎症外尚有深袋形成及牙槽骨丧失。如不及时治疗，就会导致种植失败。

一、种植体与周围组织的界面结构特点

（一）黏骨膜 - 种植体界面

黏骨膜的成功愈合是种植成功的关键因素之一。与其他种植体不同，牙种植体需要穿透上皮组织，建立一个良好的结缔组织封闭，为种植体提供防止口腔细菌及其毒素进入内环境的一道屏障。

种植体周围的上皮组织类似于自然牙周围的龈组织，也有口腔上皮、沟内上皮和结合上皮，无角化的沟内上皮与角化的口腔上皮相连续，与种植体之间形成种植体龈沟，在健康的位点，龈沟深一般为 3 ～ 4mm。种植体的沟内上皮和结合上皮的细胞层次较真牙少，沟内上皮没有角化，由 5 ～ 15 层基底细胞和基底上细胞组成，结合上皮有 2 ～ 5 层细胞，与种植体表面黏附。对这一附着的超微结构研究显示，结合上皮细胞与种植体表面的附着为基底板和半桥粒，类似自然牙。基底板一半桥粒复合体与种植体表面是化学结合，两者间有 10 ～ 20 mm 无定形糖蛋白层。

种植牙周围结缔组织的排列方向与自然牙不同。由于种植体表面无牙骨质，因此，胶原纤维平行于种植体表一面。对牙和种植体结缔组织成分的分析结果表明，种植体周围结缔组织较牙龈组织的胶原纤维多（85% ：60%），成纤维细胞少（1% ：5%）。换言之，种植体牙槽嵴上部分的钛表面的结缔组织是一种瘢痕组织，胶原丰富，血管很少。沟内上皮与牙槽嵴顶之间是由基本无血管的致密的环形纤维包绕种植体，宽 50 ～ 100μm，约高 1mm，这些胶原纤维与种植体之间经超微结构研究发现，约有 20nm 厚的无定形层将种植体表面与胶原纤维和细胞突起分隔开。结缔组织似乎是粘在种植体表面，这种黏附可能阻挡结合上皮向牙槽嵴顶的根向增殖。但是，与牙齿相比，这层相对无血管的软组织防御机制很弱。

（二）骨 - 种植体界面

对界面区的超微结构研究有许多技术难点，界面的本质仍不完全明确。超微研究发现，在骨整合区域，骨与种植体之间有一层无定形物质，用组织化学染色发现这一物质由蛋白多糖（proteoglycans）和糖胺多

糖（glycosamin-oglycan，GAG）组成，它们的厚度因种植材料的不同在 100～3 000μm 之间不等。这一无定形层与金属种植体表面的连结仍不清楚，可能是直接的化学连结（direct chemical bonding，如离子键 ionic covalent），也可能是弱范德华连结（weak van der waals bonding）或两者的结合，种植材料是决定这一界面性质的最重要因素，这一无定形层将牙槽骨中突出的胶原和细胞与种植体表面分隔。

（三）种植体周围组织的生物学宽度

种植体周围黏膜的生物学宽度：临床健康的种植体周围黏膜颜色粉红、致密。显微镜下可见角化良好的口腔上皮与约 2mm 长的结合上皮相延续，结合上皮与骨之间有一层高约 1mm 的结缔组织相隔，不论是一阶段式还是二阶段种植体，与真牙一样有一恒定的生物学宽度，即包括 2mm 长的结合上皮和 1mm 高的结缔组织，这种附着保护了骨结合种植体免受菌斑及其他刺激因素的损害作用。

Beerglundh 和 Lindhe（1996）为了进一步证实黏膜、种植体附着宽度，在狗的模型上进行研究，拔除所有下颌前磨牙，并植入骨结合种植体。一侧保持原有牙槽嵴黏膜高度，另一侧降低其高度约 2mm，经 6 个月的菌斑控制后，双侧临床健康的种植体周围均有 2mm 长的结合上皮和 1mm 高的结缔组织。这样，尽管在基台两侧黏膜高度不一致，但最终形成的黏膜、种植体附着是相同的，即生物学宽度是恒定的。

（四）种植体周围黏膜的血液供给

牙龈的血供有两个不同来源：首先来源于大的牙槽嵴骨膜上血管，它的分支形成：①口腔上皮下结缔组织乳头的毛细血管。②结合上皮旁的血管丛。第二个来源是牙周膜血管丛，由此分支向冠方，经过牙槽骨嵴，终止于牙槽嵴上方的游离龈。种植体周围无牙周膜，也因而没有牙周膜血管丛。其血供来源于牙槽嵴外侧的大的骨膜上血管，它发出分支形成口腔上皮下结缔组织乳头的毛细血管和结合上皮下方的毛细血管丛及小静脉。由于没有牙周膜血管丛，结合上皮的根方至牙槽嵴上方的结缔组织几乎没有血液供应。

二、病因

（一）种植体表面菌斑中细菌及其产物

虽然菌斑附着于钛表面的速率小于自然牙，但一旦开始堆积，其菌群的致病性是一样的，牙种植体和自然牙一样需要良好的黏膜封闭以保护无细菌的种植体根面。如果这一封闭被破坏，致病菌便获得到达种植体根面的通道，造成牙槽骨吸收，种植体松动以致失败。通过对一系列种植体的口腔微生物的研究得出以下结论：①健康种植体周围的菌群与健康自然牙相似。②因感染而失败或患病的种植体周围的菌群与患牙周病的自然牙相似。③部分缺牙患者的种植体周围的菌群与余留牙相似。④全口无牙患者种植体周围菌群与部分无牙患者的种植体周围的菌群大不相同。⑤种植体周围组织对菌斑引起的炎症防御能力及修复作用较真牙弱。⑥牙列缺损患者种植体周围的牙周致病菌比例明显高于无牙颌患者。

1. 细菌的黏附　在自然的生态系统中，细菌通过短链弱键，主要是疏水作用黏附到物体表面。种植体及其修复体与自然牙一样，表面都覆盖着一层源于唾液糖蛋白的获得性膜，获得性膜上的受体就是细菌细胞黏附的特异结合位点。首先移居在获得性膜上的是血链球菌（strepto-coccus sanguis），并与获得性膜形成复合体。细菌的移居受黏附素介导，并能被细菌细胞表面的蛋白酶所阻断，或被直接抗黏附素蛋白的抗体与细菌细胞共孵而抑制细菌的移居。

影响细菌在种植体表面黏附的因素包括：①获得性膜表面受体与细菌表面黏附之间的特异反应。②非特异反应包括疏水性（hydrophobicity）、Zeta 电位（potential）、表面粗糙度（surface roughness）及表面自由能（surface free energy）。后两者对种植体的细菌黏附的影响更为重要。粗糙面则有利于细菌的黏附，粗糙面的菌斑堆积是光滑面的 2～4 倍。上部结构修复体粗糙度（Ra）可有 0.1～2.0μm 的不同。表面粗糙度比表面自由能对菌斑形成的影响更大，因此，应避免对种植体进行刮、擦、磨。

2. 种植体基台的菌斑堆积　动物模型研究及种植体患者的观察都表明，种植体基台的菌斑堆积，会使结合上皮的半桥粒和细胞间桥粒减少，黏膜封闭遭到破坏，上皮的结缔组织有炎性细胞浸润，上皮细胞层附着松散出现溃疡，与牙相比菌斑导致的病损在种植体周围更为明显，累及的组织更广泛。如果菌斑向根方迁移，炎症浸润层可扩散至骨膜上的结缔组织层，并可达骨髓腔。炎症细胞的产物可以导致破骨作用，形成临床及 X 线片上可见的支持骨丧失。如果仔细、经常地去除基台表面菌斑能显著减少袋内细菌总数，增加革兰阳性菌的比例，减少螺旋体、牙龈卟啉单胞菌（P.gingivalis，Pg）、中间型普氏菌（P.intermedia，Pi）的比例，因此，种植体基台是种植体周围细菌的来源，应强调菌斑控制和口腔卫生对种植体患者的重要性。

3. 牙种植体的龈下微生物　与自然牙一样，健康位点主要为革兰阳性球菌和杆菌，优势菌多为链球菌和放线菌。炎症位点以革兰阴性厌氧菌为主，如牙龈卟啉单胞菌（Porphyromonas gingivalis，Pg）、中间型普氏菌（P.intermedia，Pi）、直肠韦荣菌（W. recta）、微小消化链球菌（peptostreptococcusmicros）、核梭杆菌属（fuso bacterium species），螺旋体也能发现少量的伴放线共生放线杆菌（actionbacillus actinomycetem-comitans，Aa）。失败种植体龈下有大量螺旋体、丝状菌、能动菌、弯曲菌、核梭杆菌属和产黑色素普雷沃菌属（black pigmented bacteroides，BPB），螺旋体在活动病损中占较高的比例（可达50% 以上）。总之，感染失败种植体的龈下细菌与成人牙周炎相似。

4. 无牙颌种植体与部分无牙颌种植体　通过相差显微镜、暗视野显微镜及厌氧培养，对无牙颌和部分无牙颌种植体龈下菌斑的研究已确认：部分无牙颌的种植牙和自然牙的龈下细菌种类几乎无差异，但与无牙颌患者种植体的龈下细菌却明显不同，产黑色素普雷沃菌和嗜二氧化碳嗜细胞菌占较高比例，球菌较少，能动杆菌较多，余留牙上的菌落可作为种植体接种或移居细菌的来源。所以要反复强调严格的口腔卫生的重要性，尤其对部分无牙患者。

5. 菌斑导致种植体失败的可能机制　导致种植体失败的机制仍未明确。由于失败种植体的龈下菌群与牙周炎相似，因此认为种植体周围组织的破坏亦是内毒素（endotoxin）、细胞因子、周围组织内各种细胞相互作用的结果。内毒素是革兰阴性菌细胞壁普遍具有的成分，与种植体失败有关的革兰阴性菌包括 Aa、Bf（B.forsythus，福赛类杆菌）、Pg、Pi、Wvecta 和口腔螺旋体（oral spirochetes）。内毒素首先激活巨噬细胞（macrophage）产生蛋白酶，降解胶原和蛋白多糖（proteoglycans），最终降解细胞外基质。进而，被激活的巨噬细胞产生白细胞介素-1（interleukin-1，IL-1）和地诺前列酮（prostaglandin E_2，PGE_2）。

IL-1 有两类靶细胞：巨噬细胞和成纤维细胞。1L-1 刺激巨噬细胞产生更多的 1L-1。IL-1 又用两种方式激活成纤维细胞：一种是激活成纤维细胞产生能降解胶原和蛋白多糖的蛋白酶；另一种是被激活的成纤维细胞产生 PGE_2。

被内毒素激活的巨噬细胞和被 1L-1 激活的成纤维细胞产生的 PGE_2 的靶细胞是破骨细胞。PGE_2 激活破骨细胞，而导致牙槽骨吸收和支持组织丧失。这一完整的循环反应使种植体周围软硬组织遭到破坏。

（二）吸烟在种植体周围病中的作用

长期的纵向研究已证明，吸烟是种植体周围骨丧失有关因素中最为重要的因素之一。其主要依据是：吸烟者每年种植体边缘骨丧失为非吸烟者的 2 倍；如果吸烟者同时伴有口腔卫生不良，其骨丧失量是不吸烟者的 3 倍；吸烟量与骨吸收的高度呈正相关关系；种植术前后戒烟者可减少牙槽骨的吸收。

吸烟危害的可能机制：大多数的研究资料证实，吸烟者与非吸烟者的龈下致病菌（Aa，Pg，Pi）的水平无显著差异，但为什么吸烟者中种植体失败率明显高于非吸烟者？最一致的观点是吸烟对免疫系统的作用。关于吸烟降低免疫功能的机制，可能是尼古丁（nicotine）及其代谢产物——cotinine，能使中性核白细胞氧化破裂（oxidative burst），抑制原发性中性脱颗粒（primary neutrophil cdegranulation）和增加继发性中性脱颗粒（secondary neutrophil degranulation）。无烟性烟草能刺激单核细胞分泌 PGF，和 IL-1β，PGE_2 和 1L-1β 与破骨及骨吸收有关。

体外研究发现，尼古丁能改变成纤维细胞的排列，细胞内空泡随尼古丁水平增加而增加，核仁的数目亦增加，以致影响胶原的合成和伤口的愈合。尼古丁还可减少血浆中维生素 C 的水平，维生素 C 是牙周组织更新和愈合过程中的重要营养物质。另外，吸烟者组织中毛细血管直径变小，形状不规则，血流量有可能减少，不利于伤口的愈合。

总之，吸烟是种植体周围病的主要危险因素，随烟草用量增加，发病的相对危险性增加。当同时有菌斑、牙石存在时，更加重了对种植体周围组织的损害。无烟性烟草能引起与种植体周围组织破坏有关的炎症介质水平升高。对早期种植体周围炎进行治疗并配合戒烟能明显改善预后，曾吸烟者比继续吸烟者的种植体周围组织破坏减轻，继续吸烟者尽管接受治疗，仍可能会有进一步的周围组织破坏。

（三）殆力因素

1. 负载过早　是造成种植体松动的早期因素。手术创伤所造成的骨坏死区必须被吸收和被新骨取代之，才能形成骨结合。如果负载过早，种植体松动就会导致纤维包裹种植体，抑制新骨形成，血管长入坏死区，种植体的松动又刺激了巨噬细胞释放细胞因子和金属蛋白酶。松动又促使种植材料磨损，产生颗粒状的碎屑和金属离子，又进一步刺激炎症细胞释放其他细胞因子和酶，改变间质细胞的分化，导致骨吸收和纤维包裹。愈合期的骨改建速度决定于骨局部坏死的量、骨局部的生理状态及患者的全身状况。因此，推荐种植体维持无负载状态 2 ~ 8 个月，具体时间应根据种植材料、种植部位及是否植骨等而定。

2. 过大的殆力　种植体骨结合后，过大的殆力是失败的原因之一。过大的殆力常见于以下情况：①种植体的位置或数量不利于殆力通过种植体表面合理地分布到牙槽骨。②上部修复体未与种植体精确就位。③修复体的外形设计不良增加了负荷。④种植体植入区骨量不足。⑤由于患者功能异常而有严重的咬合问题。

不伴感染的殆力因素引起的种植体周围病，其临床症状主要是咬合疼、骨丧失及种植体松动，龈下菌斑为球菌和非能动杆菌，以链球菌和放线菌为主。但是随着骨丧失的进展，所形成的深袋易堆积菌斑，出现菌斑和殆力共同导致的骨吸收，所以殆力过大同时伴感染者，形成继发性的微生物相关的炎症反应而导致骨丧失，此时，除了有咬合疼及松动外，还有探诊出血、溢脓等临床症状，龈下菌斑与种植体周围炎的龈下菌群基本相同。

（四）余牙的牙周状况

牙列缺损患者的余留牙的龈下菌斑中细菌可移居到种植体，引起种植体周围炎。正在患牙周炎的患者种植体的失败率高，因此，种植前须先行牙周状况检查及牙周炎治疗，待病情稳定后再决定可否行牙种植修复。

（五）其他因素

某些全身因素不利于种植后的组织愈合，如骨质疏松症、糖尿病、口服避孕药，长期使用皮质激素、抗肿瘤药物，酗酒、精神压力等。手术时创伤过大，植入手术时温度过高(>47℃)亦不利于种植体早期愈合。附着龈的宽度对种植体成功亦有直接影响。

三、临床检查

（一）改良菌斑指数（mPLI）

菌斑是种植体周围组织炎症的主要致病因素，所以几乎对所有的种植体都需进行菌斑指数评价。

Mobelli 等将常用的菌斑指数（plaque index，PLI；Silness 和 Le，1964）略做改动，提出了改良菌斑指数（modification plaque index mPLI）：0：无菌斑；1：探针尖轻划种植体表面可发现菌斑；2：肉眼可见菌斑；3：大量软垢。

Lindquist 将口腔卫生分 3 度：0：无菌斑；1：局部菌斑堆积（小于基台暴露面积的 25%）；2：普遍菌斑堆积（大于基台暴露面积的 25%）。

（二）改良出血指数（mSBI）

多数种植体可获得良好的周围组织状况，很少有牙龈炎症及探诊出血。种植体组织炎症与牙周炎一样，也有组织充血、水肿、探诊出血等典型的临床表现。一些常用的牙周指数，如龈沟出血指数（sulcus bleeding index，SBI；Mhlemann 和 Mazor 1971）、出血指数（bleeding index，BI；Mazza 1981）、牙龈指数（gingival index GI；Le & Silness1967）也常被用来评价种植体周围组织状况。在上述这些指数中，牙龈的外形和颜色会影响其分值，而在种植体周围，软组织多为未角化黏膜，要比角化龈明显的红，而且种植体周围软组织的外形和色泽受术前植入区的软组织状况及种植体表面性质的影响，有些学者将充血和水肿单独记录。Mobelli 等提出改良龈沟出血指数（modifcation sulcus bleeding index，mSBI）：0：沿种植体龈缘探诊

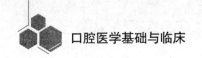

无出血；1：分散的点状出血；2：出血在龈沟内呈线状；3：重度或自发出血。

（三）牙间乳头指数（GPI）

本指数可用来评价单个种植体周围的龈乳头位置，由 Jemt（1997）提出。牙间乳头指数（gingival papilla index）分 5 级表示龈乳头的大小，以通过冠修复体和相邻恒牙唇侧牙龈缘曲度最高点的连线为参考进行测量，测定从该参考线到自然牙、冠的接触点之间的距离：0：无龈乳头；1：龈乳头高度不足一半；2：龈乳头高度超过二分之一，但未达两牙的接触点；3：龈乳头完全充满邻间隙并与相邻牙的乳头一致，软组织外形恰当；4：龈乳头增生，覆盖单个种植修复体和（或）相邻牙面过多。

（四）探诊

多数有关种植体周围组织的研究都将探诊作为重要的检查手段。成功种植体的平均探诊深度（probing depth，PD）小于 3～4mm，故有学者将 PD =5mm 作为种植体周围组织健康与炎症的阈值。失败种植体的 PD 值增大，但 PD 大的并不一定都是失败种植体，因为植入时黏膜骨膜厚度对植入后的袋深有影响。

附着水平（attachment level，AL）能准确地反映组织破坏情况。种植钉与基台连接处可用作参考点。探诊力量的大小、组织的炎症状况对探诊结果有影响，在健康或仅有黏膜炎的种植体，探针尖止于结合上皮的基底，即反映了结缔组织附着水平。种植体周围炎时，探针尖止于炎症细胞浸润的基底，接近骨面。动物实验表明，当使用 0.5N 力进行探诊时，探针尖接近或达到骨面，而使用与牙周探针相似的 0.2N 力时，可获得与牙周探诊意义相似的结果。

探诊检查时应注意：①为减少对钛种植体基台表面的摩擦，推荐用带刻度的塑料或尼龙探针，而不用金属探针。②由于钛种植体周围的界面结构较薄弱，探诊的力量应控制在 0.2N 力，探针的直径 ≤ 0.5mm。③必要时行探诊检查，切忌反复多次探查。

（五）溢脓

与牙周炎一样，种植体周围组织炎症时，龈沟中白细胞数目增多，约为健康种植体的 5 倍，当种植体周围有溢脓时，表明已有大量中性粒细胞浸润，炎症已到晚期。溢脓不能作为种植体周围炎症的早期诊断指标。

（六）松动度

与自然牙不同，即使种植体周围组织的炎症很重，但只要有部分骨结合存在，种植体也可无松动，因而种植体的临床动度不能用于检测早期病变。

牙周动度仪（periotest）近年来被用于种植体动度的检测，以读数（periotest value，PTV）表示，动度越大读数越高，成功种植体的 PTV 多在 −8～+5 之间，失败种植体的 PTV 可达 +50。

（七）X 线检查

成功的种植体周围无 X 线透影区，承受骀力后第一年的骨丧失不大于 2mm，以后每年的骨丧失不大于 0.2mm。由于种植体有明显的肩台、螺纹等外形特征，为骨高度的测量提供了一定的参考依据。用平行定位投照根尖 X 线片及计算机数字减影技术对骨高度进行纵向测量，提高了检测的灵敏度。

种植体周围骨质情况可分 3 度：1：松质骨包绕整个种植体；2：边缘有致密的皮质骨包绕；3：皮质骨包绕整个种植体，此指标不能定量。用平行定位投照根尖 X 线片及计算机图像密度分析仪可进行精确的定量分析。

（八）龈沟液及其成分的检测

与自然牙一样，种植体周围龈沟中也有龈沟液，其生物特性与真牙极相似。因而，龈沟液（GCF）的量及其成分进行监测亦是有价值的生化指标。对 GCF 量的检测结论不尽相同：①临床健康的种植体与自然牙的 GCF 量无明显差异，但另外的学者研究结论是真牙的 CCF 量为上部结构修复后种植体的 2 倍，因为种植体无牙周膜。②种植体的愈合期和功能改建期（大约种植体植入后一年至一年半）GCF 量增加。③种植体周围炎的 GCF 量高于健康种植体。④在有 Aa、Pg、Pi 聚集位点的 GCF 量明显增高。

GCF 中多种酶可作为监测种植体健康状况的生化指标。总的酶活性和浓度均与各临床指标和骨吸收程度呈正相关关系。种植体周围黏膜炎的 GCF 中胶原酶（collage-nase）和弹性蛋白酶（elastase）的活性都较健康种植体高。种植体周围炎 GCF 中的弹性蛋白酶、髓过氧化物酶（myeloperoxidase，MPO）和

β-葡萄糖醛酸酶（β-lucu-ronidase，BG）水平明显高于成功种植体。天门冬氨酸氨基转移酶（aspartate aminotransferase，AST）和碱性磷酸酶（alkaline phosphatase，ALP）在螺旋体阳性位点明显高于阴性位点。因此，这些 GCF 酶水平可作为种植体失败的检测指标。另外，和真牙一样，种植体 CCF 中的糖胺多糖（glycosaminoglycan，GAG，一种组织降解产物）的两种主要成分，即透明质酸（hyaluronic acid）和硫酸软骨素 4（chondroitin 4 sulphate，C4S）与炎症状况有关，失败种植体的 C4S 及透明质酸明显高于成功种植体，它能反映骨吸收的程度。

四、临床分型及临床表现

（一）种植体周围黏膜炎

种植体周围黏膜炎仅局限于种植体周围的软组织，牙龈充血发红，水肿光亮，质地松软，龈乳头圆钝或肥大。刷牙、咬物或碰触牙龈时出血，探诊有出血。种植体与基台接缝处堆积菌斑或牙石，由于牙龈的炎症肿胀，龈沟深度超过 3mm，可达 4～5mm。X 线片检查种植体与牙槽骨结合良好，无任何透影区及牙槽骨的吸收。种植体不松动，炎症的晚期可有溢脓，并会出现疼痛。GCF 量增加，渗出增加，主要病因是菌斑，应着重强调控制菌斑。

（二）种植体周围炎

除了种植体周围黏膜炎的症状外，临床检查附着丧失，探诊深度增加，X 线检查出现透影区，牙槽骨吸收，种植体松动，早期骨吸收仅累及牙槽嵴顶，根方仍保持骨结合状态，种植体可以无松动。龈黏膜可能出现瘘管。单纯因创伤引起的种植体周围炎，如外科创伤、义齿设计不良、负荷过重等，可以只有咬合疼痛，没有感染的相关症状，而且龈下微生物与牙周健康者相似，主要为球菌和非能动杆菌，培养的菌落主要为链球菌属和放线菌属。相反，由于感染而失败者，显微镜下可见螺旋体、能动杆菌及非能动杆菌和球菌，培养的龈下细菌包括：牙龈卟啉单胞菌（Pg）、中间型普氏菌（Pi）、福赛类杆菌（B forsythus）、直肠韦荣菌（W.recta）、微小消化链球菌（peptostreptococcus mlcros），也能发现较少的放线共生放线杆菌（Aa）及较高比例的核梭杆菌属（fuso bacterium species）和产黑色素类杆菌属（black pigmented bacteroides），因此，感染和失败的种植体的龈下细菌与成人牙周炎的龈下菌斑相似。螺旋体在失败种植体的龈下菌斑中占很高比例，推测螺旋体是继发入侵者而不是原发致病菌，因为龈下菌斑中有 Pg 并不一定有牙密螺旋体，但有牙密螺旋体则总是有 Pg，认为 Pg 分泌某些物质刺激牙密螺旋体的生长。

五、种植体周围病的预防

（一）严格选择种植牙的适应证

已决定牙种植的患者必须建立良好的口腔卫生习惯，种植前牙菌斑指数应控制到 0。患边缘性龈炎者已治愈；早期牙周炎者经过系统治疗后病情稳定，牙周组织健康状况已得到恢复；吸烟者同意戒烟；患者有良好的依从性。

（二）定期复查

目前普遍认为种植体的长期成功很大程度上取决于种植体周围软硬组织的健康和适当的咬合力分布。术后至少应每 3 个月复查一次，并参照种植体成功的标准：①种植体无临床动度及 X 线片所示的透射区。②手术后第一年骨吸收不超过 2mm，行使功能 1 年后，每年的垂直骨丧失不大于 0.2mm。③无持久的疼痛、软组织炎症、溢脓及不适。每次复查的内容应包括：①菌斑控制状况。②用手工或自动探针细致地检查 PD 和 AL 随时间的变化。③拍摄标准根尖 X 线片进行数字减影分析，以了解种植体行使功能期的骨变化。④牙龈的颜色变化、外形及肿胀情况。⑤探诊出血及溢脓等。⑥监测种植体周围细菌成分的变化，对于评价种植体周围组织的健康状况、评价致病的病因和选择抗生素等治疗方案均有利。

（三）种植体周围菌斑的清除

1. 自身维护 患者自我维护的方法有局部用 0.12%～2% 氯己定等含漱剂含漱或擦洗，含漱可以每天 2 次，每次 30s～1min。自我用的清洁种植体的工具有间隙刷、单束牙刷、牙线、橡皮头等。

2. 定期的专业去除牙石及菌斑 应定期地到医院请专业医师去除种植体的菌斑及牙石，一般间隔

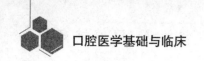

三个月至半年需取下种植体上部结构，使用碳纤维洁牙头的超声洁治既省时，又对钛种植体表面无损伤。塑料洁治器对钛种植体表面亦无损伤，但效率低。橡皮杯和磨光糊剂可用来去除菌斑和抛光。

六、种植体周围病的治疗

种植体周围病的治疗应包括以下步骤：首先要找出原因，如果是菌斑所致，应取下上部结构，清除基台及种植体表面菌斑；如因上部结构的不恰当修复所致，应重新制作上部结构，进行咬合调整，在此同时进行口腔卫生指导。如果已有附着丧失，应进入第二步，拍定位平行投照 X 线片了解牙槽骨吸收的情况。经过治疗后骨丧失仍持续增加，应进入第三步，即手术治疗，包括翻瓣术、引导组织再生术、骨移植术等。

去除种植体的参考指征：①快速进展的骨破坏。②一壁骨缺损。③非手术或手术治疗无效。④种植体周围骨丧失超过种植体长度二分之一以上，且种植体松动。

（一）种植体周围黏膜炎的治疗

种植体周围黏膜炎主要表现为软组织的炎症和水肿，种植体基台周围有菌斑的堆积，探诊有出血，X 线片显示，种植体有稳固的骨支持。主要病因可能是菌斑，治疗也应着重清除菌斑。一般采取非手术治疗。

和牙龈炎的治疗一样，对种植体周围黏膜炎的患者应进行口腔卫生指导，教育患者如果不清除菌斑会导致种植体周围组织病的进展，甚至种植失败。如果牙石存在于种植体—基台表面（应取下基台和修复体进行检查），用碳纤维器械、塑料器械进行清洁，并用橡皮杯加磨光糊剂进行磨光，但不能用不锈钢器械和钛头器械，以防损伤种植体表面。

检查软组织情况，看是否有足够的角化附着龈维持种植体周围封闭，如果需增加附着龈的宽度，可行膜龈手术。

（二）种植体周围炎的治疗

种植体周围炎常因骨丧失和黏膜炎症而有进行性的深袋形成，除了有种植体周围黏膜炎的表现外，X 线片上有明显的骨丧失，探诊深度大于 5mm，常有探诊出血和溢脓。如果此时伴有种植体周围组织的增生，应先取下基台和修复体，可全身用抗生素一周，在不做药敏试验的情况下，常用的抗生素为多西环素和甲硝唑。如有条件做药敏试验，则可根据其结果选用适应的抗生素。当软组织的炎症得到控制后，探诊深度能在早期较准确地反映骨丧失的情况。此时，再拍根尖平行投照 X 线片，检查骨丧失情况。

由于过大的咬合力可造成骨的改变而导致种植体颈部骨的丧失。应全面地检查种植修复体，减少咬合干扰。如果有功能异常性的咬合力存在，应当用适当的咬合夹板或夜间导板。

在纠正咬合关系以及软组织炎症得到控制后 1～2 个月，应对患者进行复查，检查组织对治疗的反应和口腔卫生。如果黏膜表现已属正常范围，出血和渗出已消退，骨水平稳定，那么可以让患者每 3 个月复查一次，每 6 个月拍一次 X 线片检查骨水平。如果探诊深度和 X 线片上的骨丧失进一步增加，应当采取手术疗法来阻止或修复丧失的牙槽骨。如果骨丧失很严重且已扩散到根尖三分之一的种植体松动，那么就应当去除种植体，因为此时种植体几乎不可能行使正常的功能。

手术治疗目前提倡用羟基磷灰石（HA）、同种异体的脱矿冻干骨、自体骨加 GTR 技术来治疗种植体周围的骨缺损。其他一些被推荐使用的方法包括：翻瓣术后清创、牙槽骨外形修整、附着龈加宽术。研究表明种植体周围骨组织有较强的再生能力。

第五节　上颌窦底提升植骨牙种植技术

一、概述

上颌磨牙区由于各种生理、病理性原因，常导致牙槽突高度不足，缺乏足够的骨组织支持，在行牙种植时，上颌窦底至牙槽嵴顶之间骨量不足 10mm 而需在该区植入种植体，一般采用上颌窦底提升植骨牙种植技术来解决骨量不足的问题。

二、诊断

（一）临床表现

上颌后牙区牙槽突低平，后牙区颌间距离过长。

（二）体格检查

1. 一般情况　发育、营养、体重、精神。

2. 局部检查　上颌后部牙槽突高度、丰满度、黏膜软组织厚度。颌间距离，对侧、对颌牙列以及牙槽突情况。全口牙咬𬌗关系。

3. 全身检查　①血常规、出凝血时间、血型。②血压。③心电图。④胸部透视。⑤肝、肾功能检查。

（三）辅助检查

拍摄 X 线曲面断层片，按其放大率计算上颌窦底至牙槽嵴的距离。如有条件可采用三维 CT 行上颌牙槽突断层，这种方法不仅可以准确地测量出上颌窦底至牙槽嵴的实际距离，而且可以显示牙槽嵴的形态。

三、治疗

（一）治疗原则

上颌窦底牙槽突高度不足治疗方法是行上颌窦底提升牙种植技术。

（二）术前准备

全面检查患者全身情况，血常规、出凝血时间、血型、血压、心电图、胸透、肝肾功能。

上颌后部牙槽突高度、丰满度、黏膜软组织厚度，颌间距离，对侧、对颌牙列以及牙槽突情况，全口牙咬𬌗关系。

取上下颌石膏模型，将患者𬌗关系转移到𬌗架，在石膏模型上设计确定种植体植入的方向、位置、数目，确定种植义齿修复后应达到的效果。制作种植定位定向导板。

全口洁治，口内用 0.2% 碘伏消毒。

（三）治疗方案

上颌窦底提升、植骨牙种植，手术是一次完成，还是两次完成，是根据上颌窦底牙槽骨厚度来决定一次手术法即在行上颌窦底提升植骨，或者不植骨同期植入种植体。一般认为，牙槽骨高度至少 5mm 适应于一次手术法。而牙槽骨高度少于 5mm 采取两次法，第一次行上颌窦底提升植骨，6 个月后行种植体植入。

（四）手术方式

有冲顶式、上颌窦开窗法。

1. 冲顶式　此种手术方式最早由 Summers 提出和发展起来，手术器械是一种特殊的 Summers 骨凿形状为圆柱形，顶端呈凹状，直径由小到大分成 6 号。

麻醉：上牙槽后神经、腭大孔、眶下孔阻滞，上颌结节到中线浸润麻醉。

切口：在上颌后牙槽嵴顶顺牙弓方向及颊侧做垂直切口，翻瓣。

先用小直径骨钻备洞，再逐号插入 Summers 骨凿，锤轻敲骨凿，逐渐将骨洞扩张、提升上颌窦底。如需植骨，可用 Summers 骨凿将颗粒状移植骨放入种植窝洞顶，最后安放种植体，缝合牙槽嵴顶及颊侧做切口，1 周后拆线。

2. 上颌窦开窗法　麻醉方法同冲顶式。

切口：从上颌尖牙到第一磨牙龈颊沟横行切口，切开黏膜、骨膜，分离翻起黏骨膜瓣。

显露上颌窦外侧壁骨面，注意勿损伤到眶下神经。

在骨面上用高速水冷手机圆钻磨出开窗进入上颌窦的骨线。形状似长方形，下界位于上颌窦底平面，上界位于眶下孔下 4 ~ 5mm，前后垂直线分别位于拟种植区稍前方及后方，在充分水冷下以点磨式逐渐磨除骨皮质，直到所有切开线口能见到上颌窦淡蓝色的透明窦黏膜。

用钝性器械轻敲将开窗部位之上颌窦侧壁推起，同时使用骨膜剥离器剥离窦底黏膜，窦内黏膜剥离也可用 Tatum's 骨膜玻璃器剥离。黏膜从窦底和窦内侧壁剥离后，将活动骨块进一步推向内并将其向上旋转成水平位，利用鼻黏膜剥离子贴骨壁仔细分离、上推窦黏膜直至植骨高度。切记勿穿通上颌窦黏膜。

修整骨壁下方组织，以备植骨块就位贴附。

取自体髂骨或异体骨，修整后使其与植骨床一致，植入上颌窦底，应使其紧密无明显间隙。

沿着颊沟切口向腭侧分离翻转黏骨膜瓣，显露牙槽突骨面，在设计的位置上逐级钻孔，同时用手指抵住植骨块，使其同时钻通，最后将种植体旋入就位并起到固定骨块作用。

如为延期种植，则用医用不锈钢细丝缝合固定，或用细钛螺钉在非种植区固定该植骨块，1 年后再从牙槽突钻孔，植入种植体。

（五）临床常用的骨移植方式

（1）单纯自体骨移植：是最好的骨移植材料，常作为评价骨移植的金标准。所以临床只要有可能，应尽量采用自体骨移植。但临床上采取髂骨或肋骨需第二术区病员常难以接受，如果所需骨量少，则可以采取口内取骨方式，口内取骨部位：下颌升枝，颏部，上颌结节，下颌正中联合。

（2）单纯骨代用品移植：只有少数具有骨诱导特性，多数仅具备骨引导特性，所以单纯骨代用品移植仅限于骨缺损较小者。

（3）骨代用品＋自体血或血小板富集凝胶。

微信扫码
◆临床科研
◆医学前沿
◆临床资讯
◆临床笔记

参 考 文 献

[1] 潘亚萍. 口腔内科. 辽宁：科学技术出版社，2009.

[2] 王翰章. 口腔颌面外科手术学. 北京：科技文献出版社，2009.

[3] 赵铱民. 口腔修复学. 第7版. 北京：人民卫生出版社，2012.

[4] 于飞. 口腔常见疾病. 江苏：江苏科学技术出版社，2011.

[5] 曹采方. 临床牙周病学. 北京：北京大学医学出版社，2012：210-211.

[6] 陈慧. 现代临床口腔病诊疗学. 北京：科学技术文献出版社，2012.

[7] 周学东，王翰章. 中华口腔医学. 2版. 北京：人民卫生出版社，2009.

[8] 张震康，俞光岩. 实用口腔科学. 第7版. 北京：人民卫生出版社，2009.

[9] 樊明文. 牙体牙髓病学. 4版. 北京：人民卫生出版社，2012：232-245.

[10] 郑家伟. 口腔颌面外科学精要. 上海：上海科学技术出版社，2014：61-72.

[11] 樊明文. 复合树脂多层美学修复一基础理论与临床，北京：人民卫生出版社，2011.

[12] 罗颂椒. 当代实用口腔正畸技术与理论. 北京：科学技术文献出版社，2010.

[13] 冯崇锦. 口腔科疾病临床诊断与治疗方案. 北京：科学技术文献出版社，2010.

[14] 王志刚，楚金普，吉雅丽. 实用口腔疾病治疗学. 郑州：郑州大学出版社，2009.

[15] 王红梅. 回顾口腔正畸临床与基础研究及进展. 中国医药科学，2012，2（10）：38-39.

[16] 陈启林. 错颌畸形患者口腔正畸治疗的疗效观察. 临床合理用药杂志，2015，5（21）：125.

[17] 陈晖. 唐山市中老年人牙列缺损与修复情况的调查分析. 山东医药，2010，50（12）：83-84.

[18] 陈晖，王晓波，张丽萍，等. 牙列缺损的牙位易感性分析. 中国医药，2010，12：1180-1181.

[19] 陈晖，李跃，李丽娜，等. 术前放松训练对口腔焦虑患者的临床研究. 中国煤炭工业医学杂志，2015，12：2137-2140.

[20] 白明，王国立，胥佳利，等. 唐山市中老年人牙体缺损及修复情况调查. 中国煤炭工业医学杂志，2014，10：1668-1671.

[21] 顾金良，陈晖，王晓波，等. 观察金属烤瓷联冠对牙周病患者修复治疗的效果. 中国地方病防治杂志，2014. S2：174-175.

[22] 孙鹏，张辉，韩永成，等. 北京市2011-2012年12岁儿童口腔健康调查分析. 北京口腔医学，2013，21（4）：230-233.

[23] 傅锦业，高静，郑家伟，等. 口腔癌相关危险因素的流行病学调查分析. 中国口腔颌面外科杂志，2011，9（4）：316-322.

[24] 左金华，韩其庆，郑海英，吴文，等. 实用口腔科疾病临床诊治学. 广州：世界图书出版广东有限公司，2013：47-57.

微信扫码
◆临床科研
◆医学前沿
◆临床资讯
◆临床笔记